Was Du ererbt von Deinen Vätern hast,
erwirb es, um es zu besitzen!

Intuition, Geschicklichkeit und heilende Hände
waren die Basis meiner bäuerlichen ostfriesischen Ahnen
bei ihrer segensreichen Arbeit als Knochenbrecher.

Intuition ist die Grundlage erfolgreicher Forschung
durch genaue Beobachtung.

Intuition und Geschicklichkeit ist die Basis ärztlicher Kunst.

Intuition, Geschicklichkeit und heilende Hände
sind die Voraussetzungen für
Heilung selbst in aussichtslosen Fällen.

Peter-Hansen Volkmann

ÖKOSYSTEM MENSCH

GESUNDHEIT IST MÖGLICH

Bibliografische Information Der Deutschen Nationalbibliothek
Die Deutsche Nationalbibliothek verzeichnet diese Publikation in der Deutschen Nationalbibliografie; detaillierte bibliografische Daten sind im Internet über <http://dnb.d-nb.de> abrufbar.

Hinweis: Das Lesen dieses Buches kann keine persönliche medizinische Beratung und Behandlung ersetzen. Weder Autor noch Verlag können für Risiken und
Schäden haften, die aus den im Buch gemachten Hinweisen entstehen.

1. Auflage 2002 CO'Med Verlags GmbH, Hochheim in Zusammenarbeit mit VBN-Verlag Lübeck
2. stark erweiterte und überarbeitete Auflage 2009 (bestehend aus den beiden Teilen Ökosystem Mensch & Kochbuch) VBN-Verlag, Lübeck
Lektorat: Dr. Inge Ziegler, Grasbrunn
Umschlag: Gepa Schwickerath, Hamburg
Satz: Gepa Schwickerath, Hamburg
Titelfoto: Gepa Schwickerath, Hamburg
Porträt Rückseite: Michael Ruder, Stuttgart
Logos: Heike Lenz, AltaMediNet GmbH, Hemmingen
Druck: Clausen & Bosse, Leck

ISBN 978-3-980685-09-2

INHALTSVERZEICHNIS

DANKSAGUNG

Dieses Buch wäre nie geschrieben worden, wenn sich meine Patienten mit den unterschiedlichsten Krankheitsbildern nicht vertrauensvoll in meine Hände begeben hätten. Die oft vor Behandlungsbeginn gestellte Frage „Sind Sie wirklich Spezialist für dieses seltene Krankheitsbild?“ konnte ich in den meisten Fällen durch eine Erläuterung der erwarteten Regulationsblockaden und der ganzheitlichen Ursachen ihrer Beschwerden beantworten. Ich bin der Spezialist für Ihr gestörtes Ökosystem, das sich durch seine eigene, unendliche Weisheit selber heilen kann – wenn wir es denn nur lassen – und ganzheitlich an den richtigen Stellen unterstützen! Nicht ich heile Sie, sondern Ihr eigener Körper wird aktiv, wenn Sie Ihr Verhalten usw. an Ihre persönlichen Bedürfnisse anpassen. So gilt der erste Dank meinen Patienten, die voll Vertrauen meinen Ratschlägen willig folgten und damit ihre Gesundheit zurück gewannen – in oft aussichtslosen Lagen.
Mein Dank gilt vielen guten Geistern, die mich durch Anregungen, Hinweise und Fragen motivierten, dieses Buch in deutlich erweiterter Form und besonders schöner Ausstattung neu aufzulegen. Durch das besondere Engagement von Frau Dr. rer. nat. Inge Ziegler wurde der Aufbau umstrukturiert und an die um viele interessante Praxisfälle erweiterten Inhalte angepasst. Darüber hinaus achtete sie in Zusammenarbeit mit der Ökotrophologin Frau Claudia Reimers aus unserem Hause darauf, dass die Texte für Laien noch besser verständlich wurden. Die grafische Gesamtgestaltung des Buches lag in den Händen von Frau Gepa Schwickerath, die nicht minder engagiert durch eine völlige Überarbeitung und neue Entwürfe von Diagrammen das Verständnis insbesondere der wissenschaftlichen Grundlagen des Buches förderte. Meine Frau Irmtraut hat die im Familien- und Freundeskreis immer wieder geschätzten Rezepte zu einem eigenen, herausnehmbaren Rezeptband zusammengestellt. Nicht zuletzt danke ich ihr, dass sie mich von manchen Dingen

frei hielt und – sich an Georg Friedrich Lichtenberg orientierend – durch ihre wunderbare Frischkost meine Gedanken immer wieder beflügelte.
Allen Genannten wie hier namentlich nicht Genannten danke ich recht herzlich. Ich wünsche dem Leser viel Vergnügen und persönlichen Nutzen aus den hier vorgestellten Ernährungs- und Lebensgrundsätzen mit der hypoallergenen orthomolekularen Therapie (hoT).

Lübeck, im März 2009
Ihr Peter-Hansen Volkmann

VORWORT

Seht Ihr den Mond dort stehen?
Er ist nur halb zu sehen
und ist doch rund und schön.
So geht es manchen Sachen,
die wir getrost verlachen,
weil unsere Augen sie nicht sehn!

Gedicht von Matthias Claudius

Nach intensiver Überarbeitung und Erweiterung liegt Ihnen die zweite Auflage des Ökosystems Mensch vor. Die hier vorgestellten innovativen Behandlungsverfahren mit der hypoallergenen orthomolekularen Therapie (hoT) und die damit verbundenen ganzheitlichen Therapieansätze sind bisher relativ wenig bekannt. Die Therapieerfolge auch bei scheinbar austherapierten chronisch Kranken mögen für manchen Therapeuten überraschend klingen. Sie sind jedoch Ausdruck der „unendlichen Weisheit des Patienten", wie Dr. George Goodheart, der Entdecker der Applied Kinesiology (AK) gern sagte. Heilung ist nur möglich, wenn wir einerseits den Körper von Giften z.B. aus der Nahrung und Umwelt entlasten, um ihn anderseits durch eine Zufuhr hochwertiger Vitamine, Spurenelemente, Wasser usw. in seiner Regulationsfähigkeit und Ausleitung zu unterstützen. Dazu sind die von mir für meine Patienten entwickelten streng hypoallergenen, d.h. besonders reinen und ohne Zusatzstoffe in Deutschland gefertigten Nahrungsergänzungen und Darmsanierungen die Grundlage.
Angesichts moderner Lebensweise mahnte mein alter Lehrer Prof. Niedermeier oft: „Häufiges ist häufig – und Seltenes ist selten!" Vor diesem Hintergrund ist die gute Wirkung standardisierter hoT-Regime bei meinen Patienten mit „normaler Ernährung" zu verstehen! Gerade die Fallbeschrei-

bungen aus meiner Praxis zeigen dem Leser in aller Deutlichkeit, dass der Mensch nicht aus der Summe seiner Facharzt-Organe und Diagnosen, sondern aus einem organischen, sich frei selbstregelnden Ganzen besteht. – Dass Ihre Gene nicht allein über Ihre Gesundheit bestimmen, sondern dass Sie die persönliche Auswirkung genetischer Faktoren in weitem Umfang selber steuern können, zeigen die Fälle der Rubrik Genetik (siehe S. 281). Neben der zur Zeit in Mode stehenden Genetik gibt es jedoch viele unterschiedliche, lange bekannte Erklärungsmodelle für Krankheiten, die zumeist weiterhin stimmen. Zum Beispiel erkannte man schon im Altertum die Wichtigkeit der Zahngesundheit als Ausdruck der körperlichen Gesundheit, den wir auch in einigen Praxisfällen wiederfinden.

Unser Gesundheitswesen steht auf dem Kopf. Die heutige Sichtweise, zuerst schulmedizinisch z.B. mit Antibiotika, Schmerzmitteln oder Cortison zu behandeln, um dann, wenn die Schulmedizin mit ihrem Latein am Ende ist, zum Naturheilkundler zu gehen, ist unter logischen Aspekten nicht nachvollziehbar.

Ein offenes Ökosystem wie der Mensch ist ein natürlich sich selber regelndes Netzwerk vergleichbar einem gesunden See, einem Forellenbach usw. Was liegt also näher, als dieses komplexe System zunächst auch nur liebevoll z.B. mit der hoT, Ernährungsumstellung, Homöopathie usw. zu behandeln? Nur dort, wo der Körper sich nicht ausreichend selbst helfen kann, sind eine zerstörende oder blockierende medikamentöse Therapie, der Stahl oder der Strahl eine sinnvolle Alternative.

Ich wünsche Ihnen viel Freude bei der Entdeckung meiner ganzheitlich heilenden und vorbeugend gesund erhaltenden Pflege für das ganze Ökosystem Familie!

Lübeck, im März 2009

Peter-Hansen Volkmann
Arzt – Naturheilverfahren
Allgemein- und Sportmedizin

GELEITWORT

Was Peter-Hansen Volkmann über das Ökosystem Mensch schreibt, sollte Allgemeinwissen werden und so auch in den Biologieunterricht der Schulen einfließen: Die junge Generation wird in Zukunft immer gesundheitsbewusster leben müssen, wenn sie die vielfachen, sich immer noch steigernden Umwelt- und Klimabelastungen gesund durchstehen will.

Die im Organismus ablaufenden Prozesse, die so vielfältigen Selbstregulationen, beginnen wir erst jetzt – im Öko-Zeitalter – als eine höchst sensible Feinabstimmung nachzuvollziehen. Diese Sichtweise führt uns aber auch zu neuen Erkenntnissen über die Gesundheit wie auch über die Ätiologie von Krankheiten. Je besser wir diese Zusammenhänge verstehen, desto früher, d.h. präventiver und gesundheitsbezogener, können wir Entgleisungen in den körpereigenen Prozessen vorzubeugen lernen.

Hier liegt der therapeutische Ansatz von Herrn Volkmann: Dem Organismus rechtzeitig das zuzuführen, was er zu einer besseren Bewältigung diverser Belastungen benötigt. Es scheint dem Fachmann wie dem Laien verwunderlich, warum es so oft die gleichen Substanzen sind, die bei den verschiedensten Krankheiten wirken und hilfreich sind – und dies nicht nur vorbeugend, sondern auch heilend. Es geht letztlich um die Erfahrung, was die auf vielen Ebenen eher unspezifische Eigenregulation des Organismus samt Wechselwirkungen harmonisiert. Dass die sich aus dieser Erkenntnis ergebende therapeutische Wirkung keine Illusion ist, beweisen die Erfolge bei einer erstaunlichen Vielzahl von Indikationen.

Volkmann arbeitet seit mehr als 15 Jahren in seiner Praxis mit der Ernährungsumstellung auf frische Ökokost sowie mit besonders reinen Vitaminen, Spurenelementen usw. Damit begründete er seine innovative Form der Orthomolekularen Medizin, die hypoallergene orthomolekulare Therapie (hoT). Durch die Standardisierung der ersten Therapieschritte zur Entgiftung, Ausleitung und orthomolekularen Darmsanierung ohne Diät schafft die hoT für den Therapeuten eine wesentliche Erleichterung bei der Lösung chronischer Gesundheitsprobleme. Man könnte sagen: Was Schüßler für die Homöopathie war, ist Volkmann für die moderne Orthomolekulare Medizin.

Mit der von ihm aufgebauten deutschen Firma zur Herstellung dieser hoT-Therapeutika hat er im Unterschied zu den großen, übermächtigen Pharmakonzernen ein Kleinunternehmen geschaffen, das den großen Vorteil hat, dass seine Produkte in eigener ärztlicher Praxis und in einem großen ärztlichen Freundeskreis tausendfach erprobt sind. Hier kommen die Erkenntnisse zur Weiterentwicklung nicht über Tierversuche zustande, was ja bei biologischen Präparaten ohnehin nicht gewünscht ist, sondern aus der eigenen Praxis. Weil alle seine Produkte frei von chemischen Zusatzstoffen sind, die Nebenwirkungen auslösen könnten, steht dem Körper die reine Substanz sofort zur Verfügung. Die in die Produktentwicklung einfließenden Erfahrungen aus vielen Praxen direkt vom Patienten haben darüber hinaus den großen Vorteil, dass zeitnahe Rückmeldungen und Verlaufskontrollen schneller und effektiver umzusetzen sind als bei Präparaten von Großherstellern. So sind im Bedarfsfall während der Entwicklung eines neuen Produktes schnell Modifikationen und Erweiterungen möglich, die kurzfristig dem Patienten wieder zu Gute kommen.

In diesem Kontext bringt Volkmann auch immer wieder neuartige hoT-Präparate und einfach zu handhabende Kombinationen heraus, die den Anforderungen neuer therapeutischer Methoden entgegenkommen, wie aktuell das Itis-Protect (siehe S. 224) für die Zahnmedizin zur Verbesserung der Einheilung und des Erhaltes von Implantaten sowie zur Behandlung der therapieresistenten Parodontose.

Das völlig überarbeitete und um viele therapeutische Erfahrungen erweiterte Ökosystem Mensch möge das Gesundheitsbewusstsein seiner Leser anregen. Betroffene wie Therapeuten, aber insbesondere auch Lehrer, die jungen Menschen das Rüstzeug für ein selbstbestimmtes Leben in Gesundheit geben wollen, seien die Ernährungsgrundsätze besonders empfohlen, die in den Rezepten des kleinen Kochbuches kultiviert werden und die in der Schulküche nachgekocht werden könnten.

Ihnen allen empfehle ich auf Ihrer Suche nach Heil und Heilung: Möge dieses

Buch für Ihre ganze Familie ein zuverlässiger Begleiter sein, der Ihnen auch in scheinbar schwierigen Krankheitsfällen Ihre Therapieentscheidung für eine sanfte Ökosystempflege erleichtert.

Baierbrunn, im März 2009
Dr. Jochen Gleditsch

EINFÜHRUNG

„Der Schmerz – Dein Freund" heißt es in einem amerikanischen Ratgeber zur Selbsthilfe bei akuten und chronischen Schmerzen.

Der Schmerz ist ein wichtiges Warnsignal des Körpers, das uns etwas sagen will. Auf dem Weg in Regulationsstörungen oder Stoffwechselentgleisungen warnt der Körper durch den Schmerz vor Entwicklungen, die er selber nicht mehr ohne unsere Rücksichtnahme und Unterstützung regeln kann. Leider haben wir heute meistens verlernt, in den eigenen Körper hinein zu horchen und uns zu fragen: Was meinst Du mit Deinem Signal?

Hinzu kommt, dass der Schmerz – ähnlich wie Fieber – zwar ein präzises Zeichen ist, das aber nicht eindeutig, sondern sehr vieldeutig ist. Wie das Fieber bei einem Kleinkind beispielsweise von einem Virusinfekt, aber auch von einem bakteriellen Infekt, von einer zu geringen Trinkmenge, von Umweltbelastungen, von unverträglichen Nahrungsstoffen oder Nahrungsmittelzusatzstoffen kommen kann, so hat der Schmerz viele unterschiedliche Ursachen. Und genauso vielfältig wie die Schmerzursachen, so vielfältig sind auch die kausalen Behandlungsverfahren, die den Schmerz an seiner tatsächlichen Wurzel packen.

In diesem Buch möchte ich Ihnen einige Therapieansätze für chronisch Kranke vorstellen, die völlig ohne die Ihnen bekannten Schmerzmedikamente wie Diclofenac, Ibuprofen oder auch Cortison, Methotrexat (MTX) usw. auskommen. Der Vorteil für Sie als Leser liegt in der Vermeidung all der bekannten unangenehmen Nebenwirkungen der oben angesprochenen Medikamente wie z.B. Magen-Darm-Störungen, Magengeschwüre, Zwölffingerdarmgeschwüre, Reizdarm, Verstopfung, erhöhtes Krebsrisiko, Asthmaanfälle usw., um nur einige zu nennen. Wir – Patient und Arzt – suchen gemeinsam nach den tatsächlichen Auslösern von Regulationsstörungen oder Schmerzen, um dann an Ihre persönlichen Ursachen angepasste Lösungen zu entwickeln.

Beim Lesen dieses Buches werden Sie eine Menge über sich selber, über die Regulation in Ihrem Körper und über mögliche Störeinflüsse von außen lernen. Wer diese Zusammenhänge einmal für sich selber erkannt und nachvollzogen hat, wird zukünftig auf manches überflüssige Medikament verzichten und sein Leben in aktiver Gesundheit genießen können.

Verzichten ist heute ein unangenehmes Wort, nicht wahr? Verzichten in diesem Sinne heißt jedoch nicht, Dinge zu lassen, die uns wirklich gut tun, sondern die Dinge so zu tun, dass sie uns gut tun! Wenn Sie den Begriff Ökokost hören, haben Sie vielleicht zunächst Bedenken. Haben Sie sich schon einmal überlegt, dass die Menschen bis in die 1960er Jahre nur Ökokost gegessen haben, weil es damals kaum manipulierte Lebensmittel gab? Ob Ludwig XIV, Mozart oder Einstein – alle Menschen vor uns lebten und schwelgten genussvoll in Ökokost!

In der auf Seite 47 folgenden schematischen Übersicht finden Sie die häufigsten Ursachen und Zusammenhänge, die chronische Krankheitsprozesse oder Schmerzen auslösen. Allergien oder beispielsweise Schmerzen sind nach meinen Erfahrungen Alarmsignale des Körpers, die z.B. den Mangel an hoT-Substanzen (hypoallergenen orthomolekularen Therapeutika) wie Vitamine, Spurenelemente und ungesättigte Fettsäuren oder die Überlastung mit unverträglicher Nahrungschemie, Stoffwechselschlacken von dysbiotischen Keimen usw. anzeigen.

Ziel dieses Buches ist es, Ihnen grundlegende Zusammenhänge aufzuzeigen, nach denen sich das Ökosystem Mensch selber regelt. Dabei lernen Sie sowohl helfende Ansätze kennen und anzuwenden wie auch Belastendes zu meiden.

Der zentrale Ansatz meiner Therapien ist immer wieder die Pflege des Ökosystems mit den Substanzen, die heute in der normalen Ernährung meistens in zu geringer Menge zur Verfügung stehen: Mineralien, Spurenelemente von Chrom über Mangan bis Selen und Zink sowie die verschiedenen Vitamine und Omega-Fettsäuren. Diese werden mit meiner hypoallergenen orthomolekularen Therapie (hoT) als reine Substanzen zugeführt. Rein heißt in diesem Fall, dass sie keinerlei Fertigungshilfsstoffe wie Rieselhilfen, Schmiermittel für die Tablettiermaschine oder Farben und Aromen enthalten. Wegen der fehlenden Hilfsstoffe können derartige Therapeutika ausschließlich z.B. als lose Pulver oder als durchsichtige ungefärbte Kapselprodukte vorkommen. Hypoallergen sind diese Präparate deshalb, weil sie „unter der Allergieschwelle“ der Konsumenten liegen. Sie lösen nur in extremen Ausnahmefällen Allergien aus. Sie sind selbst für Multiallergiker wie Umweltkranke regelmäßig hilfreich bei der Normalisierung einer überschießenden Immunregulation in den kybernetischen Regelkreisen. Diese Regelkreise sind Wechselbeziehungen unterschiedlicher Signalgeber aus Geweben oder Flüssigkeiten, die z.B. die Körpertemperatur, den Blutdruck oder die Entwässerung des Körpers durch die Nieren steuern.

Akuten Heuschnupfen beispielsweise behandele ich durch sehr hohe Dosen Zink, d.h. mit bis zu 250 mg reinem Zink pro Tag. Unter einer solchen Therapie können Sie zusehen, wie der Heuschnupfen innerhalb von Stunden oder wenigen Tagen zurückgeht bzw. verschwindet. Nebenwirkungen gibt es bei einer solchen kurzfristigen Behandlung überhaupt nicht, weil der Körper endlich ausreichend Substrat hat, um seine Selbstregulation besser arbeiten zu lassen.

Für Zink beispielsweise sind bisher mehr als 300 Enzym- und Hormonsysteme im Körper bekannt, die von einer optimalen Zinkversorgung abhängig sind. Fehlt dies Spurenelement, dann konzentriert der Körper die wenigen zur Verfügung stehenden Moleküle offenbar dort, wo sie am wichtigsten sind und wo ein Mangel den größten Schaden im Körper anrichten würde.

Da eine gesunde Grundregulation auch eine ausreichende Entgiftung und Entschlackung sicherstellen muss, kommt es bei einem längerfristigen Mangel an hoT-Substanzen zu einer zunehmenden Vergiftung der Grundsubstanz.

Die Grundsubstanz ist ein scheinbar ungeordneter Raum, der alle Zellen umgibt und durch die alle Informationen von Zelle zu Zelle weitergeleitet werden müssen. Es ist leicht nachzuvollziehen, dass die zunehmende Anreicherung der Umgebung der Zellen mit Schlackenstoffen den Informationsfluss stören kann, zumal die in der Grundsubstanz lagernden Stoffwechselschlacken auch den pH-Wert und damit das Säure-Basen-Gleichgewicht (siehe S. 33ff.) im Gewebe maßgeblich steuern und verändern können.

Eine Überlastung der Grundsubstanz mit Giftstoffen ist Ursache vieler chronischer Erkrankungen. Deshalb ist die Mobilisierung und Ausleitung der ef-

fektivste und wichtigste Beitrag zur Ökosystem-Pflege des Menschen.
So genannte unheilbare chronische Krankheiten sind unter dieser Art von Pflege oft innerhalb von wenigen Monaten heilbar. Dazu gehört die Endometriose ebenso wie die Neurodermitis als Infektionskrankheit oder der Bandscheibenvorfall. Dazu kann auch der Morbus Crohn und die Colitis gehören, die offenbar ebenfalls chronische Infektionskrankheiten sind. Ganz sicher gilt das für die inzwischen mehr als 30 % Refluxkranken.
Dabei hat die hoT eine vergleichbare Funktion im Körper wie z.B. die Düngung im Gartenbau: Die Zufuhr fehlender Substanzen verbessert sichtbar das Aussehen, die Blühwilligkeit und den Ertrag von Pflanzen.
Beim Menschen ist das nicht anders! Innerhalb von zwei bis drei Monaten kann man vielen Patienten äußerlich ansehen, dass sich innerlich vieles zum Besseren gewandelt hat. Die Aura erstrahlt wieder!

Darm und Symbiose

Gesundheit und Schmerzfreiheit sind ohne einen gesunden Darm nicht möglich. Das ist weder originell noch neu, denn schon die Alten wussten vor mehreren hundert Jahren: Der Tod sitzt im Darm!
Was aber sind die Kennzeichen eines gesunden Darmes? Diese Frage lässt sich am besten beantworten, wenn wir uns die einzelnen Abschnitte, die Funktionen und Aufgaben des Magen-Darm-Traktes einmal klar machen.
Die Hauptfunktionen sind die Zerteilung, Verdauung und Aufnahme der zugeführten Speisen sowie die Ausscheidung von Stoffwechselschlacken. Die Zerteilung beginnt mit einem gesunden, voll funktionsfähigen Gebiss im Mund. Dort werden jedoch nicht nur alle groben Teile zerkleinert, sondern es wird mit dem Speichel gleichzeitig die Verdauung gestartet. Dafür ist im Speichel das Ptyalin – ein Kohlenhydrat spaltendes Enzym – enthalten. Wer einmal lange ein Stück Brot oder Getreideflocken gekaut hat, weiß, dass sich eine zunehmende Süße des Mundinhaltes entwickelt. Das ist einer zunehmenden Bildung von Zucker durch Abspaltung von großen Kohlenhydratmolekülen zuzuschreiben.
Außerdem sind im Speichel entsäuernde Substanzen wie z.B. Carbonate enthalten, die gemeinsam mit den auch enthaltenen Abwehrstoffen die Immunität in der Mundhöhle sichern.
Kleine Moleküle wie die Einfachzucker, Traubenzucker, aber auch beispielsweise wasserlösliche Vitamine oder bestimmte Pharmaka können schon in der Mundhöhle von den Schleimhäuten aufgenommen werden und stehen dem Körper daher schnell zur Verfügung.
Der geschluckte Speisebrei wandert durch die Speiseröhre, in der eine weitere geringe Aufnahme von Inhaltsstoffen stattfinden kann, und weiter durch

den schließfähigen Mageneingang in den Magen. Der Schließmechanismus ist wichtig, um ein Aufsteigen von Mageninhalt und Magensäure, die das Sodbrennen verursacht, zu verhindern. Ein normaler Magen fasst etwa 1,0 bis 1,5 l Inhalt und ist selbst im Ruhezustand mit etwas Magensaft gefüllt. Im Magen herrscht ein sehr saures Millieu mit einem pH-Wert von ca. 1.0, das sich unter Zufuhr von Speisebrei bis auf einen pH-Wert von 4.0 erhöhen kann. Die Säureproduktion verläuft über die Abgabe von Wasserstoffionen mit den ca. drei Litern Magensaft, die je nach Nahrungsaufnahme pro Tag gebildet werden. Außerdem werden in den Magensaft Eiweiß spaltende Enzyme, so genannte Pepsine, in einer nicht aktiven Form abgegeben. Erst durch die Magensäure kommt es zu einer Umwandlung in die aktive Eiweiß spaltende Form. Durch diese Form der Abgabe wird eine sonst mögliche Selbstverdauung der Zellen der Magenschleimhaut vermieden.

Die Verdauungsaufgaben des Magens liegen in der Eiweißspaltung sowie in der Vorbereitung der Fettverdauung durch Emulgation. Dabei wird wässeriger Magensaft mit den Speisefetten zu einer trübmilchigen Flüssigkeit vermischt, in der winzige Fetttropfen für die weitere Verdauung durch Galle- und Bauchspeicheldrüsensekrete transportiert werden. Die im Magen weiter zerkleinerten Speisen werden in einem auch vom Dünndarm gesteuerten Rhythmus durch den Magenpförtner in den oberen Dünndarmabschnitt, das Duodenum, weitertransportiert.

Dort findet durch die Zufuhr von Galle und Bauchspeicheldrüsensekreten eine Neutralisation und leichte Alkalisierung des Speisebreis statt. Außerdem beginnt hier die Fettverdauung und die Aufnahme der kleinen Fetttröpfchen in die Darmschleimhaut.

Der Dünndarm ist medizinisch bisher wenig erforscht. Das liegt unter anderem daran, dass man bisher keine Möglichkeit direkter Sicht in diesem Gebiet hatte. Das hat sich durch die Einführung der so genannten Kapselendoskopie geändert. Dabei wird eine winzige Kapsel, bestehend aus einer Kamera mit eigener Beleuchtung und Stromversorgung sowie mit einer Sendeeinheit, vom Patienten geschluckt. Während der gesamten Magen-Darm-Passage werden in Sekundenabständen Photos gemacht und an einen vom Patienten getragenen Empfänger gesendet. Dieses neue Verfahren wird mittelfristig die Erkenntnisse der Medizin im Dünndarm deutlich erweitern und mit man-

chem bisherigen Vorurteil vom „sterilen Dünndarm“ aufräumen.
Der Dünndarm mündet in den Dickdarm durch die Dünndarmklappe, die einen Rückstrom von Speisebrei aus dem Dickdarm unterbinden soll. Der Dickdarm hat hauptsächlich resorbierende, d.h. Nährstoffe aufnehmende Aufgaben. Sicherlich werden auch im Dickdarm noch einige Verdauungsschritte in Abhängigkeit vom pH-Wert erst möglich.
Die letzte auch durch einen Klappenmechanismus abgetrennte Station des Dickdarmes ist das so genannte Sigma, benannt nach seiner S-Form. Es mündet in den Enddarm, der seinerseits die Innenseite des Anus – des Darmausgangs – bildet. Die das Sigma nach oben abschirmende Klappe ist nach dem Anatomen Houston benannt. In der deutschen Anatomie spielt sie eher eine untergeordnete Rolle. Sie ist jedoch insofern wichtig, als sie an dem so genannten gastocolischen Reflex beteiligt ist. Dieser Reflex verknüpft die Magenfunktion in Abhängigkeit vom Füllungszustand des Magens mit der Ausscheidung von Stuhlgang: Ein sich füllender Magen sorgt für die Information an die Houstonklappe, im Dickdarm Platz zu schaffen für nachdrängende Nahrung. Leider ist dieser Darmreflex bei vielen Menschen gestört. Auf dem Bauernhof kann man ihn jedoch beim Füttern sehr schön beobachten. Der Weg hinter den Kühen ist während der Futteraufnahme der Kühe wegen der allenthalben fallenden Kuhfladen etwas gefährlich.
Der Weg des Speisebreis vom Mund über den Magen, Dünn- und Dickdarm bis zum Enddarm ist jedoch ohne helfende Bakterien nicht denkbar. Diese „Symbionten“ genannten Bakterien gehören zu unterschiedlichen Gruppen. Laktobazillen und Bifidobakterien siedeln vor allem im Dünndarm. Colibakterien und darmspezifische Streptokokken als uns helfende Formen der ansonsten meist krank machenden Bakterienfamilie sind im Dickdarm angesiedelt. Erst diese Symbionten ermöglichen einen wirklich ökologischen, Energie sparenden Verdauungsstoffwechsel. Sie bilden beispielsweise B-Vitamine im Dickdarm oder helfen mit ihren Stoffwechselschlacken, die Darmwände vor einer Besiedelung mit krank machenden Keimen zu schützen. Damit vertreiben sie z.B. Durchfall erregende Keime oder auch Candidapilze, die in einem gesunden Darmmillieu nicht überleben können.

Digeston – das Resorptionssegment

Digestion und Absorption – Verdauung und Stoffaufnahme aus dem Darm – laufen im Darm segmental ab. Dabei handelt es sich wahrscheinlich um jeweils relativ kurze, zwischen 14-18 cm lange funktionelle Darmsegmente mit fließenden Übergängen, die hochspezialisierte Enzymausstattungen und Resorptionsmechanismen haben.

An diese angepasst hat sich bei einem symbiotisch besiedelten Darm eine lokale Bakterienflora etabliert. Sie stellt gemeinsam mit den Enzymen der Darmwand sowie mit Enzymresten im Speisebrei und Puffersystemen aus oralen Darmabschnitten die optimale Verdauung sicher.

Zum Aufbau und Erhalt einer physiologischen Darmfunktion sind essenziell und sinnvoll:

- → Physiologische Mastikation und Salivation – d.h. gesundes ausreichendes Kauen und Einspeicheln
- → Evolutionär bewährte Nahrung aus Frischkost in gutem Reifezustand mit natürlicher Vitamin- und Mineralstoffausstattung
- → Ausreichender Rohfaser- und Ballaststoffanteil zur Pflege und zum Erhalt der gesunden Darmflora
- → Traditionelle Milchsäurekonservierungen
- → Ggf. hoT-Substitution zur Wiederherstellung einer physiologischen Darmfunktion

Belastungen und Störungen der Symbiose resultieren sicher aus:

- → Unzureichendem Kauen, Lückengebiss, Amalgam, Speichelbildungsstörungen
- → Nahrungsmittelchemikalien, besonders Konservierungsstoffe oder Antibiotika, Glutenunverträglichkeit bei Zöliakie
- → Mangelernährung mit unreif geerntetem oder überlagertem Gemüsen und Obst
- → Fertiggerichten, Konserven, „Normalkost“
- → Einseitiger abwechslungsarmer Ernährung
- → Umweltnoxen wie z.B. Formaldehyd, das die Leber in Essigsäure umwandelt und damit die Säure-Basen-Balance verschiebt (siehe S. 33).

Die segmentale symbiotische bakterielle Besiedelung ist bisher wissenschaftsmedizinisch nicht geklärt, da es an Möglichkeiten der lokalen Zuordnung bestimmter Bakterien im lebenden gesunden Darm fehlt. Das Universitätswissen vom sterilen Magen und Dünndarm ist jedoch inzwischen widerlegt. Eine Studie[1] konnte mehr als 100 lebensfähige Keimspezies allein im sauren Magen nachweisen, die zum Teil wohl auch den Dünndarm besiedeln.

Darmpassage

Um die oben geschilderten Zusammenhänge zu verdeutlichen, verfolgen wir einmal die Reaktionen, die von den Darmzotten im gestörten, belasteten Darmmilieu ausgehen.

Lokale Reizungen führen zu einer ungenügenden Verdauungsleistung durch gestörte Sekretion oder Aufnahme von Nährstoffen aus dem Darm an der gereizten Stelle. Diese umschriebene Reizung wird einerseits an das autonome Nervensystem (ANS) weitergemeldet, führt aber lokal auch zu einer Zotten- und Darmschwellung mit anschließender Durchblutungsstörung sowie zu einer Lymphabflussstörung im gestauten Gewebe. Dadurch kann es zum Einstrom von Entzündungszellen und ggf. von Darmbakterien in die irritierte Darmwand kommen.

Außerdem werden Nährstoffe, die eigentlich an der gestörten Stelle aufgenommen oder abgebaut werden sollten, im Darm zu einer dafür weniger geeigneten Stelle weitertransportiert. An jener Stelle können diese Stoffe dann ihrerseits zu lokalen Störungen Anlass geben, weil die Enzymsysteme oder die Keimbesiedelung dort nicht optimal auf die erforderlichen chemischen Reaktionen vorbereitet sind. Bei solchen Verschiebungen kann man wie nach dem Verzehr von Zusatzstoffen bzw. E-Stoffen (siehe S. 88ff.) das Darm-Resonanz-Syndrom (siehe S. 145ff.) beobachten.

1 Bik et al.: Molecular analysis of the bacterial microbiota in the human stomach, PNAS, January 17, 2006, Vol. 103. No 3, 737

Ausscheidungswege des Körpers zur Entgiftung

Der Körper regelt seine Entgiftung über verschiedene Ausscheidungswege und Ausleitungsmechanismen. Ohne regelmäßige Ausscheidung z.B. über den Stuhlgang und über den Urin ist Leben nicht möglich. Je nach Ernährung und Umweltbelastungen werden verschiedene Substanzen jedoch erst nach mehreren Passagen der Leber und der Lunge als Bronchialschleim einer letzten Entgiftung zugeführt. Beachten Sie in diesem Zusammenhang den Praxisfall Nr. 24 auf S. 265ff.

In der folgenden Tabelle finden Sie zur Orientierung eine Zuordnung von Ausscheidungswegen. Dieser Überblick ist nur ein allgemeiner Hinweis auf die zu Grunde liegenden Mechanismen. „Schweiß" steht beispielsweise für viele wasserlösliche Stoffe, die eben auch auf diesem Wege ausgeleitet werden können. Das erklärt einen Aspekt der positiven Wirkung der Sauna: „Verbrennen" durch Überhitzung in der Unterhaut und Ausschleusung im Schweiß.

Veränderungen sehen wir auch bei den Nasensekreten, die in einer Fastenphase ganz anders zusammengesetzt sind und dann meistens ohne Borkenbildung ausleiten.

Eiweißreiche Ausscheidungen enthalten oft geringe Anteile an Fettsäuren. Sie können deshalb auch fettlösliche Giftstoffe aus dem Körper ausschleusen. Das gilt beispielsweise für die starken Borken in der Nase.

Andererseits wird durch Muttermilch diese Entgiftung für die Mutter auch forciert, so dass die gesundheitsbewusste Stillempfehlung lautet: bis zu 6 Monate lang stillen! Der Säugling hat in dieser Zeitspanne mehr Vorteile von der optimalen Eiweißzusammensetzung der Muttermilch als Belastungen durch ausgeschiedene Giftstoffe wie PCB, Chlorkohlenwasserstoffe, Quecksilber u.ä. zu erwarten sind. Wie bei vielen Fragen zur Gesunderhaltung sind auch hier bestimmte Vorteile gegenüber bekannten Nachteilen zum Wohle eines gesunden Ökosystems abzuwägen.

Amalgamquecksilber wird auch während der Schwangerschaft auf das Kind übertragen. Das ist oft der erste Schritt in eine Allergieentwicklung beim Säugling.

Tab. 1: Verschiedene Ausscheidungswege und -produkte

Frauen	Ausscheidungsorgan	Männer
Haare	Haarbalg	Haare
Tränen	Augen	Tränen
Sekrete	Nase/Mund	Sekrete
Sekrete	Bronchien	Sekrete
Gase	Lunge	Gase
Fettlösliche Gifte	Leber	Fettlösliche Gifte
Stuhl/Durchfall	Darm	Stuhl/Durchfall
Leber-Stuhlgifte	Darm	Leber-Stuhlgifte
Urin/Salze/ wasserlösliche Gifte	Niere/Blase	Urin/Salze/ wasserlösliche Gifte
Talg/Sekrete/ Schweiß/Wärme	Haut	Talg/Sekrete/ Schweiß/Wärme
Schuppung/Eiter	Haut	Schuppung/Eiter
Menstruationsblutung	Gebärmutter/Scheide	---
Ausfluss/Zellen	Scheide	---
Ausfluss/Darmsekrete	Freie Bauchhöhle/Scheide	---
Kind/Fruchtwasser/Nachgeburt	Gebärmutter	---
Wochenfluss	Gebärmutter	---
Milch/Sekrete	Brust	---
---	Hoden/Penis	Sperma/Sekrete
Geschlechtshormone/ Salze/Schweiß	Achselhöhle	Geschlechtshormone/ Salze/Schweiß
Geschlechtshormone	Urogenitalregion	Geschlechtshormone

Die hoT bietet uns hier die Möglichkeit, vor der Schwangerschaft eine maximale Entgiftung des Körpers durchzuführen. Während einer Schwangerschaft kann u.U. durch Selen die Ausleitung von Quecksilber auf das Kind reduziert werden. Spurenelemente allgemein in Verbindung mit Magnesium und Calcium sowie mit ungesättigten Fettsäuren bieten eine gute Grundvoraussetzung für die gesunde Entwicklung des Kindes. Durch eine sachkundig durchgeführte hoT wird ein belasteter Organismus innerhalb von ca. 6-8 Wochen schonend entgiftet und über die zugeführten Substanzen in vielen

Regelkreisen deutlich verbessert. Unterstützt wird diese Entgiftung entscheidend durch eine erhöhte Trinkmenge, die mindestens 1,5 bis 2 l reines Wasser pro Tag enthalten sollte. Tee, Kaffee oder Cola-Getränke sind in diesem Sinn keine Flüssigkeit zur Ausleitung!

Säure-Basen-Gleichgewicht

Seit mehr als 100 Jahren – oder seit Hildegard von Bingen – kennen einige Ärzte die grundlegenden Zusammenhänge zwischen der Ernährung und einer sauren oder basischen Stoffwechsellage. Sauer heißt in diesem Sinn, dass dem Körper entweder zu viele freie Wasserstoffmoleküle (H_2) zugeführt werden, oder dass er aus bestimmten Gründen vermehrt Säuren im Körper bildet. Diese Gründe können beispielsweise eine Entzündung, aber auch eine chronische Belastung mit Formaldehyd in der Atemluft oder Stress sein. Formaldehyd wird in der Leber zu Essigsäure abgebaut und stellt damit eine relativ starke Säure im Stoffwechsel dar.
Basen stellen dem Stoffwechsel so genannte Hydroxylgruppen (OH-Gruppen) zur Verfügung, die erst durch die Anlagerung eines freien Säureteiles neutralisiert werden können. Basen entstehen vor allen bei der Verdauung von Gemüse oder Kartoffeln.
In der Tabelle 2 auf der S. 36 ist nachzulesen, wie wir über unsere Nahrung das Gleichgewicht von Säuren und Basen in unserem Körper beeinflussen können.
Aber warum und wofür ist das wichtig? Entzündungen laufen z.B. immer in einer sauren Umgebung unter Erzeugung saurer Stoffwechselschlacken ab. Wer eine chronische Entzündung hat, wird stets reichlich saure Stoffwechselschlacken produzieren. Die Ausscheidung dieser Säuren ist jedoch oft gestört.
Nach einem akuten Infekt wie z.B. einer Grippe kann es ebenfalls wegen fehlender Spurenelemente wie Zink oder Kobalt zu einer dauerhaften Verschiebung unseres inneren Säure-Basen-Gleichgewichtes kommen.
Die körpereigene Regulation dieses Gleichgewichtes geschieht über die Abatmung von Kohlendioxid durch die Lunge, über die Ausscheidung von Säuren durch die Haut als Schweiß und über die Nieren mit dem sauren Urin. Zur inneren Pufferung eines solchen Ungleichgewichtes baut der Körper Knochenmasse ab, um vor allem durch Calciumphosphat bzw. -carbonat die überschüssige Säure im Blut zu neutralisieren. Bei einer chronischen Störung des Säure-Basen-Gleichgewichtes werden in einem stark sauren Urin reichlich Puffermineralien des Knochens ausgeschieden, die dem Körper dann

langfristig fehlen. Dieser regulative Zusammenhang ist eine oft vernachlässigte Ursache für die immer mehr zunehmende Osteoporose in der Bevölkerung, die unter „Normalkost" mit Cola heute auch schon in jungen Jahren auftreten kann!

Hormonelle Regulationsstörungen, Spurenelementmangel in Verbindung mit Fehlernährung, Dysbiose des Darms, Rauchen, Alkoholgenuss, Cola, Stress und zu wenig sportliche Betätigung können zusätzliche Osteoporose-Auslöser sein.

Den Ausgleich des Säure-Basen-Ungleichgewichts können wir zum Teil über eine gezielte Umstellung unserer Ernährung erreichen. Eine Therapie nach F.-X. Mayr mit einer milden Ableitungsdiät nach Dr. E. Rauch ist in solchen Fällen auch für eine kurzfristige Darmentlastung zur Entgiftung und zur Symbioselenkung angezeigt.

Bei Vorliegen einer chronischen Erkrankung reicht eine Kostumstellung jedoch oft nicht aus. Deshalb sollte man zur hypoallergenen orthomolekularen Therapie (hoT) greifen und z.B. Mineralstoffe in Form von Calcium- oder Magnesiumcarbonat regelmäßig bis zu einer grundlegenden Besserung der Urin-pH-Werte zu sich nehmen.

Über den Tag wechselnde Urin-pH-Werte zwischen 6,0 und 8,0 sind für eine optimale Funktion unserer Organe und Gewebe unerlässlich, weil viele lebenswichtige Enzym- und Hormonsysteme pH-Wert-abhängig gesteuert werden. Das gilt insbesondere für die Entgiftungsfunktionen des Körpers!

Allgemein bekannt ist z.B., dass der Speichel normalerweise alkalisch mit einem pH-Wert von 8,0 ist. Entgegengesetzt ist die saure Magensäure mit pH-Werten bis 2,0 zusammengesetzt, während im Dünndarm wieder beim Zufluss von Galle und Bauchspeicheldrüsensekret ein basischer pH-Wert von ca. 8,0 herrschen sollte. Der Dickdarm ist normalerweise leicht basisch bis neutral.

Zur einfachen pH-Wert-Kontrolle im Körper ist es wichtig, die Säureausscheidung im Urin mehrfach täglich mit pH-Wert-Teststreifen zu kontrollieren. Dabei sind Werte von pH 5,0 bis 6,9 sauer, der Wert von 7,0 ist der Neutralpunkt, während 7,1 und darüber liegende Werte basisch sind.

Das Therapieziel bei der Säure-Basen-Therapie ist ein im Tagesverlauf wechselndes pH-Wert-Profil mit Werten zwischen 6,2 und ca. 8,0.

Bei einer biologisch ausgeglichenen pH-Wert-Kurve ist der Morgenurin meist sauer, wird ca. 2 Stunden nach dem Frühstück basisch bis pH 8,0, um gegen Mittag wieder sauer zu werden. Ca. 2 Stunden nach dem Mittagessen kommt es abermals mit dem so genannten Basenfluten zu basischen pH-Werten über 7,0, die gegen Abend wieder unter 7,0 absinken können.
Im Zuge einer solchen über den Tag schwankenden pH-Wert-Kurve ist für alle Enzym- und Hormonsysteme des Körpers wiederholt eine optimale Funktionsfähigkeit sichergestellt. Dadurch optimieren wir die Entschlackung des Körpers und vermeiden Blockaden!
Eine derartige pH-Wert-Optimierung ist die sanfteste und beste regulative Allergie-Therapie! Das zeigt sich z.B. kurzfristig daran, dass durch eine Verschiebung eines langfristig zu sauren pH-Wertes des Urins in den Basenbereich eine Pollinosis, d.h. ein Heuschnupfen oder andere Allergien weniger stark belasten. Im günstigsten Fall kann eine akute allergische Reaktion durch die Gabe von Calcium-Magnesiumcarbonat-Kapseln, u.U. in Kombination mit Vitamin C oder zusätzlicher Echinacin-Urtinktur-Gabe völlig abklingen! Eine solche „Wunderheilung" regelt der Körper gelegentlich innerhalb von Minuten bis Stunden!
Die folgende Tabelle gibt einen Anhalt für saure oder basische Eigenschaften der Nahrungsmittel. Da die Bewertung auch von dem Ausgangswert der Beurteilung, insbesondere vom Reifegrad und Alter der Nahrungsmittel sowie von deren Zubereitung abhängt, geben die Tabellen nur einen groben Anhalt wieder. Eine pH-Wert-Messung im Urin kann die Wirkung in Ihrem Körper am einfachsten wiedergeben.

Tab. 2: Saure und basische Nahrungsmittel

Saure Nahrungsmittel	**Basische Nahrungsmittel**
Backobst, geschwefelt	Äpfel, vollreif
Blattkohlarten	Ananas
Du darfst und weitere Light-Produkte	Auberginen und Avocados
Feinmehle aller Art	Bananen
Fertigbackwaren	Beerenobst
Fertiggerichte/Nudeln	Bohnen
Fleisch z.B. Schwein, Rind, Lamm	Broccoli
Fisch	Blumenkohl
Gerste	Buchweizen
Hafer	Frische Fruchtsäfte in Bio-Qualität
Hirse	Gurken
Huhn	Kaltgepresste Öle
Kaffee	Karotten
Kuchen	Kartoffeln
Margarine	Knoblauch
Magerjoghurt	Linsen
Magermilch	Mais
Meerrettich	Mandeln
Nutella	Melonen
Pfeffer	Nüsse aller Art
Roggen	Pistazien
Schokolade	Reife Hülsenfrüchte z.B. Erbsen
Sirup/Honig	Reife Oliven
Tomaten	Rote Beete
Truthahnbrust	Salat
Thunfisch	Sahne/frische Vollmilch
Vollkornflocken	Sellerie
Vollkornbrot	Spargel
Vollkornmehle	Spinat
Weißbrot	Zitrusfrüchte
Weizen	Zucchini
Zucker	Zwiebeln

Studie zur Entsäuerung mit dem Reha 1 Paket

In der folgenden Praxisstudie[1] wurde an zehn Patienten untersucht, welche Wirkungen mit der standardisierten Orthomolekularkombination Reha 1 Paket erzielt werden können. Die Studie wurde von Dr. Michael Worlitschek[2] in seiner Allgemeinarztpraxis durchgeführt, der uns auch freundlicherweise den folgenden Text zur Veröffentlichung zur Verfügung gestellt hat.
Die Azidose, d.h. die Übersäuerung des Körpers, spielt eine große Rolle in chronischen Krankheitsprozessen sowie in der naturheilkundlichen Arztpraxis. Verschiedene Behandlungsmöglichkeiten wie die Gabe von Natriumbicarbonat als Basentherapie werden konventionell angewandt.

Latente Azidose

Bei der latenten Azidose liegt eine geringe pH-Wert-Veränderung vor, die Pufferkapazitäten im Blut können jedoch erheblich reduziert sein. Für den Körper ist es lebenswichtig, dass sich der pH-Wert im Blut nur in minimalen Schranken bewegt, zwischen 7,35 und 7,50. Dies ermöglichen die Puffersysteme im Blut (Phosphatpuffer 5 %, Proteinatpuffer 7 %, Hämoglobinpuffer 35 %, Bicarbonatpuffer 53 %). Erschöpfen sich diese Puffersysteme, so werden oder müssen nicht ausgeschiedene Stoffwechselendprodukte im Proteoglykan/Glykosaminoglykan-Netz gespeichert werden. Dieser Zustand wird als latente Azidose bezeichnet.

Azidosetherapie

Die Hauptstrategie der Azidosetherapie ist die Zufuhr von Natriumbicarbonat. Dadurch kann der Hauptpuffer im Blut, das Natriumbicarbonat am zügigsten aufgefüllt werden. Die Volksmedizin kennt die Gabe von Natriumbicarbonat z.B. als Speisesoda bei Magendruck oder Völlegefühl nach dem Essen. Dabei kommt es als kausale Wirkung zwar zur vermehrten Bildung von Salzsäure in das Magenlumen, zugleich aber zur Bildung von körpereigenem Natriumbicarbonat aus Kochsalz, Kohlensäure und Wasser. Dieses Na-

1 Worlitschek M.: Entsäuerung mit einer Orthomolekularkombinationen zur Revitalitsierung, EHK 2008; 57: 676-680

2 Korrespondenzadresse: Dr. Michael Worlitschek, Facharzt für Allgemeinmedizin – Naturheilverfahren, Marktrichterstraße 3, 94065 Waldkirchen, Mail: mw@worlitschek-dr.de.

triumbicarbonat wird auf dem Blutwege zu Leber, Bauchspeicheldrüse und Dünndarmdrüsen geleitet und steigert deren Verdauungsleistung.
Weitere Möglichkeiten der Basenzufuhr sind:

- → Citrate, die als Fruchtsäuresalze im Körper oxidiert werden, z.B. Magnesiumcitrat, Kaliumcitrat.
- → Milchsäurepräparate: vor allem rechtsdrehende Milchsäure, sowohl in Reinform als auch in homöopathischer Verdünnung.
- → Gärungsmilchsäure aus Brottrunk als Wirksubstanz.
- → Ein Gemisch aus Gelée Royale, Propolis-Extrakt, Blütenpollenextrakt und Honig hat ebenfalls eine basische Pufferwirkung.
- → Alle Mineralcarbonate (z.B. Magnesiumcarbonat, Calciumcarbonat, Kaliumcarbonat) haben eine basische Pufferwirkung.

Konzept der Praxisstudie

Das wissenschaftliche Interesse führte zur Fragestellung, welche Veränderungen sich im Säure-Basen-Haushalt ereignen, wenn eine in der Therapie bereits bewährte Orthomolekularkombination zur Revitalisierung eingenommen wird. In die Studie aufgenommen wurden zehn Probanden, darunter vier männliche (Durchschnittsalter: 61,5 Jahre) und sechs weibliche (Durchschnittalter: 60,7 Jahre). Unter dieser Behandlung wurden von den Patienten viele positive Befundänderungen berichtet. Befindensverbesserungen konnten zum Teil auch bei oben beschriebenen Gaben verschiedener Basenpräparaten beobachtet werden.
Die eingesetzte Orthomolekularkombination bestand aus dem Reha 1 Paket:

- → *Lachsöl:* 510 mg pro Kapsel, Einnahme 3 x 1 vor dem Essen
- → *Spurenelemente Kombination* mit Zink, Mangan, Chrom und Selen, Einnahme 3 x 1 zum Essen
- → *Vitamin B-Komplex plus* mit Zink, Mangan, Vitamin B1, Vitamin B2-Riboflavin, Vitamin B3-Niacin, Vitamin B5 Ca-D-Pantothenat, Vitamin B6, Vitamin B12, Folsäure, Biotin und Inulin, Einnahme 3 x 1 zum Essen
- → *Magnesium-Calcium:* Magnesium und Calcium als Carbonate, Einnahme 3 x 1 nach dem Essen.

Messmethoden

Veränderungen im Säure-Basen-Geschehen können sowohl durch die venöse Blut-Titration als auch durch die Säure-Basen-Messung im Urin nach Sander exakt gemessen werden. Messungen nur des pH-Wertes im Urin mittels des Indikatorstreifentests sind zur exakten Erfassung der Säure-Basen-Situation nicht ausreichend. Bei der *venösen Blut-Titration* wird der pH-Wert des Blutes gemessen sowie durch ein einfaches Titrationsverfahren die Pufferkapazität im Vollblut und im Plasma bestimmt. Daraus errechnet sich der Intrazellulärpuffer (IZP) und in Beziehung zum Hämatokritwert der Intrazellulärwert-neu. Normalwerte sind > 20 mmol/l bzw. > 80 mmol/l. Diese Untersuchung kann nicht versandt werden und muss im eigenen Praxislabor erfolgen. Zudem wurde eine *Säure-Basen-Messung* im Urin nach Sander durchgeführt. Im einfachen Urinstreifentest können nur freie Säuren oder Basen gemessen werden. Erst durch die Titration können gebundene Anteile erreicht werden. Diese Messungen erfolgten im Fachlabor.

Abb. 1: Urinmessung nach Sander

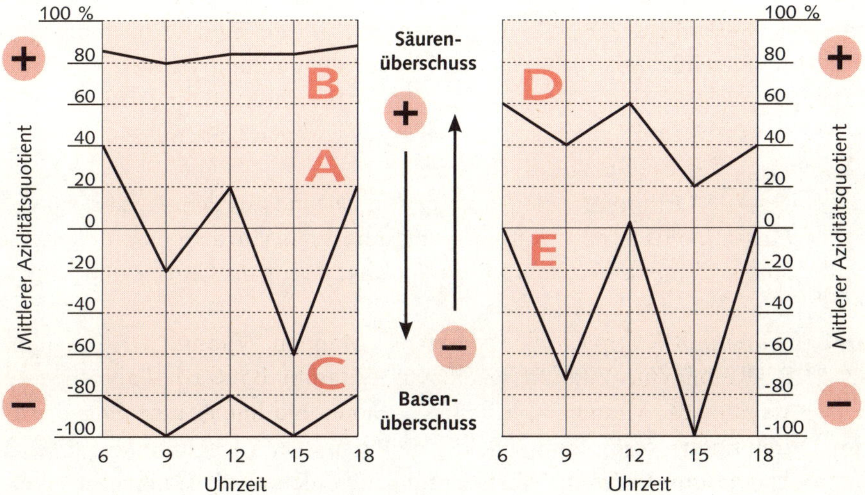

A = Normalstadium, **B** = sehr schwache Übersäuerung,
C = schwere Alkalose, **D** = mittelschwere Übersäuerung, **E** = leichte Alkalose.

Ergebnisse

Die Studie mit 10 Probanden wurde im Juni/Juli 2008 durchgeführt. Bei einer Substitution erwartet man generell eine Verbesserung von erniedrigten Normalwerten. Diese Erwartung ist auch beim Säure-Basen-Haushalt zutreffend, sollen doch die Pufferkapazitäten wieder ansteigen, um die Säurefluten durch falsche Ernährung und negative Lebenseinflüsse abzufangen. Interessanterweise ergab sich unter dem Reha 1 Paket jedoch nicht das erwartete Reaktionsmuster.

Die Einnahme erfolgte über vier Wochen nach Abnahme des Bluttestes und der Durchführung des Sander-Testes, danach wieder Blut- und Urintest. In der nachstehenden Tabelle sind die erhobenen Labordaten dargestellt.

Tab. 3: Messwerte nach der Orthomolekulariaeinnahme im Vergleich zu vorher

	IZP-neu [mmol/l]	**+/-**	**Sander-Test** [Aziditätsquotient in %]	**+/-**
Fall 1	73 > 68	- 5	36 > 61	- 25
Fall 2	74 > 71	- 3	52 > 50	+ 2
Fall 3	70 > 72	+ 2	63 > 57	+ 6
Fall 4	72 > 78	+ 6	34 > 57	- 23
Fall 5	81 > 73	- 8	35 > 50	- 15
Fall 6	76 > 74	- 2	42 > 64	- 22
Fall 7	74 > 72	- 2	27 > 40	- 13
Fall 8	71 > 71	+/- 0	72 > 57	+ 15
Fall 9	64 > 74	+ 10	56 > 67	- 11
Fall 10	69 > 69	+/- 0	45 > 69	- 22

IZP = Intrazellulärpuffer
+/- = Abweichung zu den Werten vor der Substitution

Im Durchschnitt veränderte sich der IZP-neu von 71,8 mmol/l auf 72,2 mmol/l, eine unwesentliche Verbesserung. Der Sander-Test hingegen „verschlechterte" sich von 46,2 auf 57,2, damit 11 Punkte.

Abb. 2: Kompartimente im Säure-Basen-Haushalt

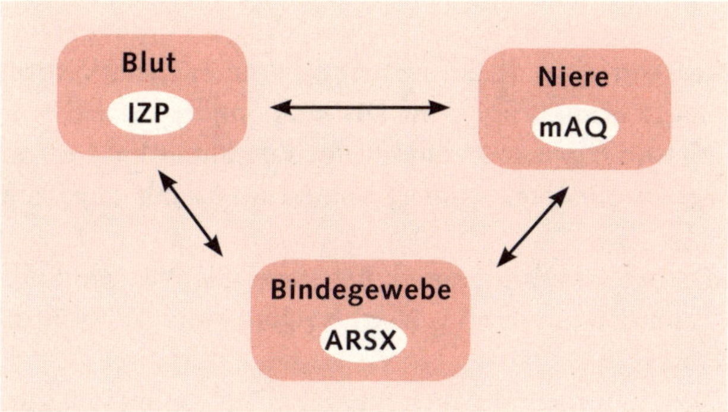

ARSX = Arthuser Rückenschmerzindex
IZP = Intrazellulärpuffer
mAQ = mittlerer Aziditätsquotient[1]

Im Einzelnen ergaben sich erhebliche Verschiebungen, so dass die einzelnen Fälle näher erläutert werden müssen. Wesentliche Veränderungen der ergänzenden Laborparameter hatten sich bei überwiegenden Normalwerten nicht ergeben.

Fall 1: Krankenschwester, 29 J. Bis jetzt keine entscheidenden Erkrankungen, kurz vor Studie Fehlgeburt, 1 Kind von 2 Jahren. Nach meiner Einschätzung ist sowohl im Bluttest, als auch besonders im Urintest die schwere psychische Belastung ausgedrückt. Keine Befundänderung.

Fall 2: Elektriker, 57 J. Bereits in Vorruhestand, psychische Belastung durch behinderten Sohn, beschäftigt sich schon länger mit Entsäuerung, aber trotzdem im Sander-Test nach der Definition eine „schwere" Übersäuerung. Hier ist auf jeden Fall eine Interaktion im Sinne der Tabelle 3 eingetreten, da sich der Proband entscheidend besser fühlte, die Kopfschmerzen bei chronischer Migräne haben sich wesentlich reduziert.

1 Nach Worlitschek, M.: Praxis des Säure-Basen-Haushalts, Haug Verlag 2008

Fall 3: Bäuerin, 71 J. schon mehrfach Thrombophlebitiden gehabt, sowohl im Blut als auch im Sander-Test Verbesserungen, fühlt sich wesentlich kräftiger.
Fall 4: Steinbrucharbeiter, verrentet, 58 J. Polyarthritis rheumatica. Verbesserung im Blut, „Verschlechterung" im Urin. Der Erst-Sander-Befund war für die Diagnose fast nicht akzeptierbar, durch die Einnahme kam es im Gewebe zur Aktivierung, chronischer Schmerzzustand insgesamt erheblich gemindert.
Fall 5: Hausfrau, 68 J. Diabetes mellitus, gute Einstellung mit Diät und Sulfonylharnstoff, keine Veränderung im HbA1-Wert, war subjektiv belastbarer, "ganzer Körper war leichter".
Fall 6: Hausfrau, 62 J. Weichteilrheuma, auch hier Säureausleitung im Urin, fühlte sich allgemein besser, die vorbestehenden nächtlichen Beschwerden beider Hände sind weg.
Fall 7: Hausfrau 66 J. Zustand nach Mammacarcinom links 2005, auch hier zunächst auffallend guter Sander-Test mit 42, Säureaktivierung um 22 Punkte, Belastung durch Tochter mit Down-Syndrom, fühlt sich nicht mehr müde.
Fall 8: Geschäftsführer einer Lackierfirma, 57 J. Der Sander-Test von 72 spiegelt den Arbeitsstress wider, eine Verbesserung, d.h. Stressabbau konnte um 15 Punkte im Sander-Test nachgewiesen werden. Patient fühlte sich entscheidend besser, selbst der größte Arbeitsaufwand konnte problemlos erledigt werden. Bemerkenswert: 2 Wochen später kam der Patient mit Angina-pectoris-Symptomatik vorbei, entsprechende Untersuchungen waren unauffällig. Möglicherweise konnte ein schlimmeres Geschehen durch die vorhergehende Reha 1 Therapie vermieden werden.
Fall 9: Hausfrau 68 J. Weichteilrheuma, insgesamt deutlicher Rückgang der Beschwerden, aber auch hier Säureausleitung, Sander-Test um 11 Punkte schlechter.
Fall 10: ehemaliger Gärtner, 74 J. "fühlte sich wie neugeboren", wohl erklärbar durch die Säureausleitung mit Verschlechterung des Sander-Tests um 22 Punkte. Patient hatte bei vergleichbarer Studie mit einem Honigpräparat fast identische Blutbefunde, der Sander-Test war dort um 2 Punkte schlechter geworden.

Diskussion

Orthomolekulartherapie heißt, das „richtige" Teilchen zur rechten Zeit an den rechten Ort zu bringen. Der Zusammenhang zwischen körperlicher Leistung und der notwendigen Zufuhr von Kalorien ist hinreichend bekannt. Völlig unbekannt scheint dagegen der Zusammenhang zwischen geistiger Leistungsfähigkeit, Stressbelastbarkeit und -verarbeitung bzw. hormoneller Anforderung und ausreichender orthomolekularer Versorgung. Mit steigender geistiger Anforderung steigt parallel der Bedarf an Orthomolekularia.
Zugleich verarmt der Körper unter Stress an basischen Puffersubstanzen, es entsteht die latente Azidose. Damit einher geht eine Verschlackung der extrazellulären Matrix. Die Transitstoffwechselwege werden durch eine dichtere Struktur des Proteoglykan/Glykosaminoglykan-Netzes behindert und es kommt zu einer zunehmenden Verschlackung der Grundsubstanz. Die Altersdemenz mit all ihren Folgen hat hier sicher ihren Ursprung.
Die Gabe des Reha 1 Paketes hat die Grundregulation reaktiviert und eine naturgemäße Entgiftung und Ausleitung eingeleitet (siehe Abb. 3). Die scheinbare Verschlechterung des Sander-Wertes ist als Reinigungsreaktion zu verstehen. Die Verminderung der Beschwerden der Teilnehmer spricht eindeutig dafür und konnte durch die Messergebnisse eindruckvoll belegt werden.

Herde und Störfelder

Beide bioenergetischen Phänomene sind sicher auch auf Interaktionen mit der Matrix zurückzuführen. Es ist deshalb von grundlegender Bedeutung, zunächst eine Milieuveränderung in der Grundsubstanz zu erreichen, und dann erst weitere gezielte therapeutische Maßnahmen zu ergreifen. Wo Energie frei fließen kann, reduzieren sich chronische Krankheitsprozesse.
Interessanterweise bestätigt diese Studie einmal mehr, dass neben Zahlen und verbesserten Laborwerten das persönliche Befinden des Patienten besonders wichtig ist. Die Wertigkeit realer Zahlen reduziert sich deutlich, wenn eine gesunde Leistungsfähigkeit des Patienten wieder erreicht wird und seit langem belastende Beschwerden verschwinden.

Abb. 3: Regulation des Säure-Basen-Gleichgewichts[1]

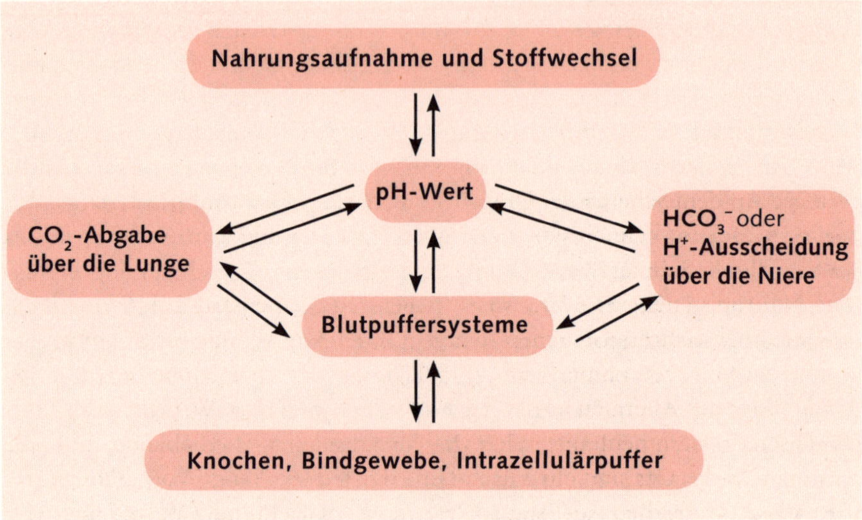

1 Nach Worlitschek, M.: Praxis des Säure-Basen-Haushalts, Haug Verlag 2008

Wie Sie auf dem Schema der Ursachen für chronische Krankheit und Schmerz auf S. 47 sehen, kennen wir inzwischen sehr verschiedene Auslöser für das gleiche Signal Schmerz.

Die Nahrung (siehe S. 62ff.) spielt dabei heute eine ganz besondere Rolle, weil sie über mehrere Ursachen zu einer möglichen Allergie- und Schmerzentwicklung beitragen kann. Bekannt sind Ihnen sicher so genannte Unverträglichkeiten oder Allergien auf Weizen, Milch, Nüsse usw. Weniger bekannt ist in diesem Zusammenhang, wie es zu solchen Unverträglichkeitsreaktionen kommen kann. Oft sind chronische Infekte, die eine lange Vorgeschichte haben, die tatsächlichen Auslöser einer Allergieentwicklung. Oft sind aber auch Chemikalien wie Farben oder Aromen, die mit der Nahrung oder Medikamenten regelmäßig in größerem Umfang zugeführt werden, die eigentlichen Ursachen. Da diese Chemikalien vom Körper meistens nicht verstoffwechselt werden können, verschlacken sie darüber hinaus die Grundsubstanz und belasten die Entgiftung.

Als weiteren Anlass kennen wir **Umweltnoxen**. Das sind z.B. künstlich hergestellte Gifte aus der Umwelt wie PCB, Bitumenausdünstungen oder Formaldehyd aus chemisch bearbeiteten Möbelteilen oder Fußböden. Hinzu kommen z.B. Permethrin oder Pyrethroide usw. als Insektizide in Teppichen, die massiv in Ihre neurohormonelle Regulation eingreifen können und durch Änderungen der Stoffwechsellage zu einer Allergie auf die verschiedensten Stoffe führen können. Den Pyrethroiden wird gern Harmlosigkeit bescheinigt, weil sie *„natürlich"* seien. Tatsächlich handelt es sich um starke Nervengifte, die auch den Menschen dauerhaft schädigen können. Die meisten Menschen tragen zudem ständig eine Sammlung schädlicher Stoffe mit sich herum: Alle **Zahnersatzmaterialien** geben in unterschiedlichem Maße körperfremde Stoffe ab, die je nach Sensibilität auch schwere Krankheiten auslösen können (siehe S. 54ff.). Auch **Elektrosmog oder Erdstrahlen** (siehe S. 167ff.) können im Einzelfall für Störungen der Grundregulation mit folgender Krankheits- und Schmerzentwicklung verantwortlich sein.

Die Auswirkung von so genannten **Subluxationen** (siehe S. 155ff.), d.h. von geringen Blockaden einzelner Gelenke, werden regelmäßig übersehen, da sie im Röntgenbild nicht nachweisbar sind. So kennen wir auch Patienten mit einer Gelenkblockierung in der Wirbelsäule, die selber keinerlei Schmerz an der betroffenen Stelle empfinden.

Die gesamte Regulation des Meridiansystems wird jedoch durch derartige Blockaden gestört, so dass der Körper zunehmend aus der gesunden in eine krank machende Stoffwechsellage driftet. Die Grundregulation des ganzen Körpers ist auch durch den Kauapparat mit zu beeinflussen. Das macht das Auftreten von Migräne nach einem Zahnarztbesuch deutlich. Es kann jedoch auch lange nach einer Änderung der Zahnversorgung zu einer chronischen Krankheitsentwicklung kommen. Wenn chronische Schmerzen nach Unfällen auftreten, kann das **Unfallgedächtnis** (siehe S. 159f.) an der Unterhaltung der Schmerzen beteiligt sein.

Langjährige Dysbiosen (siehe S. 143ff.), d.h. Fehlbesiedelungen des Darmes mit krank machenden Keimen wie Candidapilzen, Amöben usw., können sich im gestörten Darm entwickeln. Die Keime und ihre Stoffwechseltoxine belasten die Funktionsfähigkeit der Schleimhäute, so dass es zu Verdauungs- und Aufnahmestörungen der Inhaltsstoffe aus dem Speisebrei kommt (siehe S. 154).

Viele dieser schädlichen Einflüsse kann unser Körper lange Zeit kompensieren – vorausgesetzt er ist orthomolekular, das heißt mit Mineralien, Spurenelementen, Vitaminen, Fetten usw., gut versorgt. Selbst gesunde Ökokost ist jedoch inzwischen durch sauren Regen relativ verarmt an essentiellen hoT-Substanzen, so dass sich bei den meisten Menschen ein **orthomolekularer Mangel** (siehe S. 101ff.) zeigt, der wiederum selbst zahlreiche Erkrankungen auslösen kann.

Abb. 4: Ursachen chronischer Krankheiten →

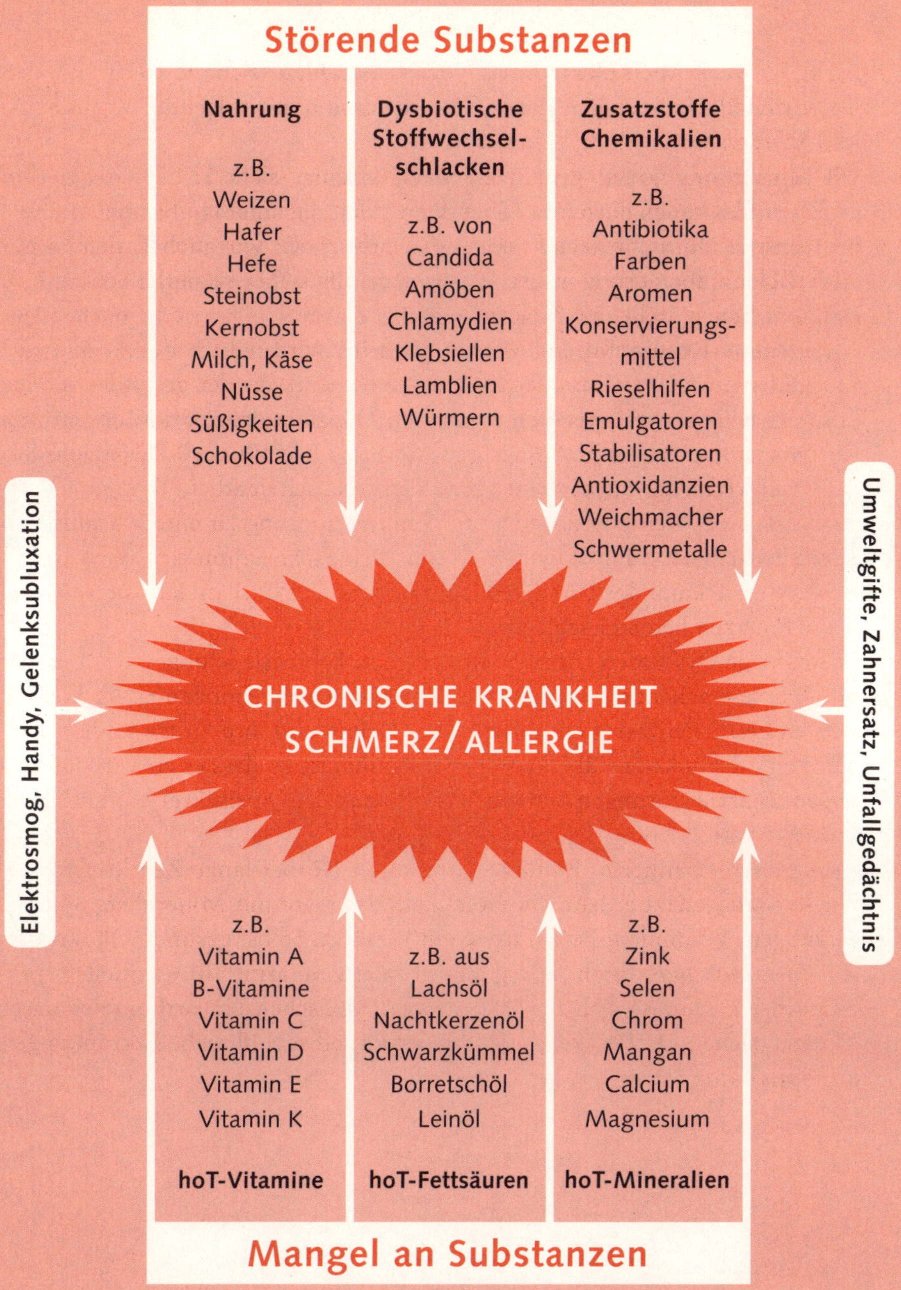
Störende Substanzen
Nahrung
z.B.
Weizen
Hafer
Hefe
Steinobst
Kernobst
Milch, Käse
Nüsse
Süßigkeiten
Schokolade
Dysbiotische Stoffwechselschlacken
z.B. von
Candida
Amöben
Chlamydien
Klebsiellen
Lamblien
Würmern
Zusatzstoffe Chemikalien
z.B.
Antibiotika
Farben
Aromen
Konservierungsmittel
Rieselhilfen
Emulgatoren
Stabilisatoren
Antioxidanzien
Weichmacher
Schwermetalle
Elektrosmog, Handy, Gelenksubluxation
CHRONISCHE KRANKHEIT
SCHMERZ/ALLERGIE
Umweltgifte, Zahnersatz, Unfallgedächtnis
z.B.
Vitamin A
B-Vitamine
Vitamin C
Vitamin D
Vitamin E
Vitamin K
hoT-Vitamine
z.B. aus
Lachsöl
Nachtkerzenöl
Schwarzkümmel
Borretschöl
Leinöl
hoT-Fettsäuren
z.B.
Zink
Selen
Chrom
Mangan
Calcium
Magnesium
hoT-Mineralien
Mangel an Substanzen

Die drei Hauptursachen chronischer Erkrankungen sind:

1. eine unnatürliche Ernährung mit Fastfood, Cola etc., gentechnisch veränderter Nahrung bei Soja oder Mais, die neben unbekannten, potentiell allergisierenden neuen Eiweißen usw. viele krank machende Chemikalien wie Konservierungsmittel, Farben usw. enthalten kann,
2. eine chronische Fehlbesiedelung des Darmes mit krank machenden Keimen, die auch durch ihre Stoffwechselschlacken den Patienten belasten,
3. ein hoT-Mangel, der sich zunehmend blockierend auf die Entgiftung, Entschlackung und Ausleitung sowie auf den Neuaufbau essenzieller körpereigener Substanzen auswirkt.

Schulmedizinische Therapie als Krankheitsursache

Bei den in diesem Buch angesprochenen unterschiedlichen Krankheiten handelt es sich nach meinen Erfahrungen um Regulationsstörungen, die sehr oft auf immer wieder gleiche Gründe zurückzuführen sind. Entsprechend finden wir in der schulmedizinischen Therapie immer wieder die gleichen Behandlungsstrategien:

1. Oft wird ein entzündungshemmendes Medikament wie beispielsweise Cortison in verschiedenen Zubereitungen und Verbindungen gegeben. Ziel ist eine Linderung der Krankheitszeichen, wie z.B. Hauterscheinungen bei Ekzemen, Reduzierung von Durchfällen bei chronisch entzündlichen Darmerkrankungen oder von Schmerzen bei Gelenkerkrankungen.
2. Als Alternative werden so genannte NSAR (Nichtsteroidale Antirheumatika) als Schmerzmittel und zur Entzündungshemmung eingesetzt. Dazu gehört neben Aspirin z.B. Diclofenac oder Ibuprofen.
3. Zusätzlich finden sich Immunsuppressiva wie Methotrexat (MTX) oder Salazosulfapyridin (Azulfidine) bzw. Abkömmlinge wie Mesalazin in der häufigen Anwendung.
4. Eine weitere häufig eingesetzte Gruppe von Therapeutika sind Antibiotika, mit denen heute sehr oft und reichlich therapiert wird, ohne die Zusammenhänge von Antibiose und z.B. Immunsystem im Darm zu beachten.
5. Wenn der Patient auf gar nichts anspricht, werden aus therapeutischer Hilflosigkeit Antidepressiva eingesetzt. Die lösen zwar keine Probleme, aber der Patient ist vielleicht weniger traurig.

Die oben angesprochenen Medikamente werden bei so unterschiedlichen Erkrankungen wie Neurodermitis, Akne vulgaris, Rheuma, chronischen Darmerkrankungen, Fibromyalgie, Asthma bronchiale, Multipler Sklerose oder Morbus Bechterew, eine genetisch beeinflusste Wirbelsäulenerkrankung, in unterschiedlichen Dosierungen und Kombinationen eingesetzt.
Bei einer derart breiten Anwendung einiger weniger Stoffgruppen stellt sich für den in ökologischen bzw. systemischen Zusammenhängen denkenden

Therapeuten die Frage, warum die gleichen Substanzen immer wieder Verbesserungen des Befindens trotz teilweise extrem unterschiedlicher Krankheitserscheinungen bewirken.
Getreu der Devise meines alten internistischen Lehrers *„Seltenes ist selten und Häufiges ist häufig!“* stellen sich die inneren Zusammenhänge bei vielen chronischen Krankheiten, unabhängig von ihrem äußeren Erscheinungsbild, als drei Hauptursachen dar:

1. Durch häufigen Einsatz von **Antibiotika** kommt es zu einer negativen Auslese überlebender Darmkeime. Viele empfindliche Symbionten (helfende Darmbakterien) werden von der Antibiose abgetötet. Nur die härtesten Arten überleben und nisten sich nun in den verbleibenden Nischen mit zu ihnen passenden Keimen zu einem für den Menschen krank machenden Biotop ein. Wie eine Studie[1] des Jahres 2007 zur bakteriellen Besiedelung des Darmes nach Antibiotikatherapien darüber hinaus eindrucksvoll nachwies, waren auch sechs Monate nach Abschluss der Antibiose noch negative Veränderungen im Keimspektrum der Probanden nachweisbar, die eindeutig Folge der Antibiotikagabe waren. Das Ergebnis der Antibiose ist damit die langfristige Fehlbesiedelung des gesamten Magen-Darm-Traktes mit einer Anhäufung von Giftstoffen aus dem Bakterienstoffwechsel auch in den Darmschleimhäuten. Diese belastenden Ausscheidungen sind Futter für unerwünschte Keime wie z.B. für den Helicobacter pylori oder Protozoen und schaffen damit ihr eigenes symbiotisches Biotop. Wie Pilze im feuchten Badezimmer wachsen, so sind sie auch als anpassungsfähige Keime in anderen feuchten Biotopen stets anzutreffen. Eine zunehmende Besiedelung des Darms durch Pilze ist das logische und allgemein bekannte Ergebnis.
2. Dieser Prozess wird unterstützt durch die tägliche Zufuhr von **Nahrungsmittelchemikalien**. Ein Konservierungsstoff in einem Nahrungsmittel z.B. ist außerhalb des Körpers keimtötend oder Wachstum hemmend für Bakterien. Deshalb setzt die Industrie diese Substanzen ein. Wenn ein Mensch

1 Kira O'Day: Gut Reaction: Pyrosequencing Provides the Poop on Distal Gut Bacteria. Public library of science, 18.11.2008.

diesen Konservierungsstoff – im weitesten Sinne ein Antibiotikum – regelmäßig zu sich nimmt, irritiert die Substanz die Darmschleimhaut und stört dadurch die normale Enzymproduktion. Außerdem hemmt oder zerstört diese Substanz die empfindlichen Keime im Darm und lässt nur die widerstandsfähigsten überleben. (Das erklärt, warum z.B. Klebsiellen, von denen ich noch vor dreißig Jahren in meiner Ausbildung lernte, dass sie nur im Abwassersystem der Stadtreinigung anzutreffen seien, heute oft in der Mischflora der Scheide einer „gesunden" Frau anzutreffen sind!)

3. Eine zunehmend gestörte Verdauung der Speisen mit verminderter Aufnahme der lebenswichtigen Nahrungsbestandteile wie Vitamine, Mineralien, Spurenelemente und ungesättigte Fettsäuren ist die logische Folge. Der daraus entstehende **hoT-Mangel** verschärft die energetischen Störungen in der Grundregulation sowie in den Meridianen. Mangelnder Energiefluss ist das typische Kennzeichen einer Krankheitsentwicklung.

Diese komplexen logischen Zusammenhänge sind zwar mit den Mitteln einer Naturheilkundepraxis gegenüber den schulmedizinischen Kritikern nicht zu beweisen, weil ein einfaches lineares Denken einem komplexen Denkansatz gegenübersteht. Sie beweisen sich aber täglich bei den Therapieerfolgen. Gerade die chronischen Krankheiten entziehen sich einer erfolgreichen heilenden Behandlung in der Schulmedizin. Dort spricht man von Krankheitsmanagement, nicht wie in der Naturheilkunde von Gesundheitsmanagement!
Von der Vorstellung eines gestörten Gleichgewichtes zwischen Verdauung und Stoffaufnahme ausgehend, versuchen wir durch aufgeschlossene, reine und deshalb nicht mehr zu verdauende hypoallergene Orthomolekularia den Zellstoffwechsel der Darmwände zu verbessern.
Leider hat sich heute die Einstellung zum Körper und zur Krankheit gewandelt. Manche denken, man brauche nur eine Pille oder ein neues künstliches Gelenk, und schon sei die Gesundheit wieder hergestellt. Oft berichten Patienten über ein neues Knie, ein neues Hüftgelenk, über die Entfernung der Gallenblase, Gebärmutter oder Eierstöcke.
„Sie glauben ja gar nicht, mit wie wenig eigenen Teilen die Menschen heute durchs Leben kommen!" lautet meine traurige Antwort auf derartige Mitteilungen.

P1

Praxisfall Nr. 1: Blasenentzündung – kann man die operativ beseitigen?

Die alte Dame war schon einige Zeit in meiner Praxis wegen diverser Zipperlein, die sich inzwischen in Wohlgefallen aufgelöst hatten. Heute war unser Abschlussgespräch, bei dem wir unseren Konsultationsrhythmus abstimmen wollten: einmal oder zweimal im Jahr, z.B. im Frühjahr auch für die Reiseberatung im Sommer und vor dem Winter zur Optimierung ihrer Infektabwehr?
Dann kam sie zu einem bedrückenden Thema. Ihre Enkelin, das Kind von Eltern, die nichts von Naturheilkunde hielten, sei fast von Geburt an blasenkrank. Die Kleine hatte seit sie auf der Welt ist regelmäßig übers Jahr Antibiotika bekommen, weil die Blase immer nur eine bis zwei Wochen reizlos sei. Als Dreijährige war sie zum ersten Mal an der Blase operiert worden, um die Harnröhre zu verlegen und damit die „Grundlage" der Infektanfälligkeit zu beseitigen. Leider hatte die vom Professor Oberarzt ausgeführte Operation nicht den gewünschten Erfolg gehabt. Nun hatte der Klinikchef das Kind selber noch einmal nachoperiert, um es „richtig zu machen" und damit das Problem endgültig zu lösen. – Und nun war es vier Wochen nach dieser Operation schon wieder die dritte Antibiose, weil sich die Entzündungsneigung wohl doch nicht operieren ließ.
Ob ich vielleicht etwas für das arme Kind tun könnte, auch wenn die Eltern nicht an meine Therapien glauben? Es könne so doch nicht weitergehen! Dauernd Antibiotika seien doch wirklich nicht gesund – in dem Alter? – Oder?
Einige Wochen später wurde mir die Kleine in der Praxis vorgestellt – von ihrer Großmutter. Ein aufgewecktes süßes Mädchen mit großen Augen und dunklen Haaren. Ob ihr etwas weh tue? Immer der Bauch und „da unten"! Die allgemein-internistische Untersuchung war unauffällig bis auf den insgesamt druckschmerzhaften, geblähten Bauchraum als Reaktion auf chronische Dysbiosen, Allergien und Nahrungsmittelunverträglichkeiten. – „Ja! Heuschnupfen hat sie auch im Frühjahr!" Die rechte Schulter stand zu hoch als Hinweis auf die Medikamentenbelastung der Leber und ihre Fußgewölbe waren schon eingesunken. – Das ist ein Hinweis auf Funktionsstörungen der Fuß- und Wadenmuskulatur, die durch das dauerhafte Krankheitsgeschehen

wie die beiden Operationen mit Vollnarkose im Abstand von vier Monaten natürlich auch gestört war.
Die AK-Testung (siehe S. 189ff.) nahm ich an der kleinen Patientin ohne Surrogat (siehe S. 284) vor, weil sie sehr gut mitmachte. Alle Testmuskeln und Meridiansysteme gestört, Bauchraum gestört, die Candida-Nosode stabilisierte den Muskeltest. Damit war die Therapie klar: Wohlfühlpaket, danach schrittweise Darmsanierung (siehe S. 127). Wegen des akuten Blasenbrennens hatte ich noch ein homöopathisches Komplexmittel zur zusätzlichen Medikation mit getestet.
Nach knapp vier Wochen sah ich die Kleine wieder: Ein strahlendes Kind ohne Bauch- und Blasenschmerzen. Die Nachtestung ergab außerordentlich gute Ergebnisse der Meridianregulation. Die Darmsanierung war innerhalb von zwei Monaten abgeschlossen und das Kind springt seither auf gut geformten Fußgewölben munter durchs Leben.

Nachzutragen bleibt, dass ich den menschlich sehr netten Klinikchef zufällig einige Jahre später auf einer Zugreise traf. Zufällig kamen wir ins Gespräch. Zufällig kam ich auf diesen Fall – und einen Fall mit Hodentumor (siehe S. 256f.). „Das ist ja hoch interessant! Das werde ich mir genau ansehen, wenn ich wieder in meiner Klinik bin!“ Meine mehrfachen Anläufe zu einem fest vereinbarten Gespräch in der Folgezeit blieben leider „aus Termingründen“ erfolglos.
Nach einer amerikanischen Metaanalyse haben Kniegelenk-Operationen in ca. 80 % keinen Einfluss auf eine Arthroseentwicklung und sollten deshalb deutlich seltener durchgeführt werden!
Stents zur Erweiterung von Arterioskleroseplaques in den Herzarterien sind Bypass-Operationen am Herzen deutlich unterlegen, erhöhen das Infarktrisiko und werden viel zu oft mit falscher Indikation durchgeführt!
Medikamente zur Behandlung von Depressionen sind wenig effektiv, haben viele unerwünschte Nebenwirkungen und sind meistens nicht indiziert! (Johanniskraut ist demgegenüber effektiv – aber einfach zu billig für das deutsche Gesundheitswesen!)
30 Jahre wissenschaftlich gesicherter Hormonersatz in den Wechseljahren – State of the Art! – Jetzt der wissenschaftliche Irrtum nach Goldstandard?

Trotzdem wollte der Lübecker Gynäkologiechef meinen Vortrag zur orthomolekularen Schmerztherapie in der Sultan Quaboos Universität in Muskat/ Oman mit dem Hinweis auf fehlende Doppelblindstudien in Frage stellen – bis ich ihn mit seinen eigenen Waffen schlug. Ich erinnerte ihn an die Doppelblindstudien zu Hormonersatz, Lipobay, Trasylol und Vioxx und stellte seine daraus gezogenen Lehren berechtigerweise in Frage.
Wissenschaft war einmal etwas, das Wissen schafft! Heute ist diese Wissenschaft leider oft zu etwas geworden, was Leiden schafft!

Zahnersatzmaterialien

Wie bereits erwähnt, können Zahnersatzmaterialien verschiedene Erkrankungen bis hin zu schweren chronischen Leiden auslösen.
In einem Fall war der Patient seit mehr als zwei Jahren neurologisch erkrankt. Man hatte alles an ihm untersucht, aber es gab weder eine tatsächlich nachweisbare Nervenstörung noch eine Stoffwechselveränderung, die ein derartiges Verhalten des Patienten erklärt hätte.

P2

Praxisfall Nr. 2: Zahnersatzmaterialunverträglichkeit

Die Wirbelsäule war das Hauptproblem des Patienten. Vor allem im Lendenwirbelbereich hatte er seit Jahren immer wieder Schmerzen, die auch durch wiederholtes Einrenken nicht zu kurieren waren. Irgendwann hatte er von mir gehört und den Weg auf sich genommen, um eine Alternative zur dauernd eingeschränkten Lebensqualität zu suchen. Die Anamneseerhebung war erschwert durch dauernd einschießendes Grimmassieren, verbunden mit einschießenden unwillkürlichen Kopfbewegungen und Augenrollen. Da der Patient bei der Befragung zur Vorgeschichte diesbezüglich von sich aus gar nichts sagte, versuchte ich diese nervösen Störungen zunächst zu ignorieren. Die Wirbelsäule war erwartungsgemäß schief bei bestehender Beinlängendifferenz. Die linke Schulter stand als Hinweis auf chronische Darmstörungen höher, die Fußgewölbe waren nahezu vollständig zu Plattfüßen eingesunken.

Die verstärkte Schwielenbildung durch Fehlbelastung der Füße machte dem Patienten offenbar auch wenig aus. Während der internistischen Untersuchung fragte ich beiläufig, wie lange die Kopfzuckungen schon bestünden. Die waren nach Auskunft des Patienten etwa drei Jahre zuvor aus unerklärlichen Gründen innerhalb weniger Wochen aufgetreten. Man hatte ihn in einer Universität seiner Heimatstadt fast vier Woche stationär durchuntersucht und nichts gefunden. Neurologisch sei alles völlig in Ordnung.
Bei der Untersuchung des Mundes war mir schaumiger feinblasiger Speichel und eine deutlich sichtbare Rötung der Zunge aufgefallen.
Der Patient trug eine Ober- und Unterkiefer-Vollprothese aus Kunststoff. Meine Frage, seit wann er denn die Oberkieferprothese trüge, beantwortete der Endfünfziger mit „Mehr als dreißig Jahre."
Auf meine Nachfrage, seit wann das aktuelle Modell eingegliedert worden sei, führte zu einem Zeitraum von ca. dreieinhalb Jahren. Die Antwort auf meine weitere Frage, ob die Prothese problemlos vom Körper angenommen worden sei, offenbarte das ganze Spektrum von Unverträglichkeitsreaktionen, die man sich vorstellen kann:
Mehr als sechs Monate hatte er oft sogar mehrfach pro Woche seinen Zahnarzt aufgesucht, weil er Druckstellen, unklare Schwellungen der Mundschleimhäute, Zahnschmerzen trotz nicht mehr vorhandener Zähne, Geschmacksstörungen von Zungenbrennen über Chemie- und Metallgeschmack bis zu Einschränkungen normaler Geschmacksempfindungen hatte. Hinzu kamen fast ständig zermürbende Schmerzen in der Halswirbelsäule, die aber sowohl orthopädisch als auch radiologisch unauffällig sein sollte. Der Zahnarzt hatte diesen Fall als Probleme eines schwierigen Patienten verstanden, der immer etwas somatisierte. Die Prothese sei technisch und zahnmedizinisch völlig in Ordnung, hatte er dem armen Prothesenträger wiederholt bestätigt. Als ich den Patienten fragte, ob er denn keine Zusammenhänge zwischen der Eingliederung der offenbar für ihn unverträglichen Prothese und den etwa sechs Monate später beginnenden Nerven-Muskelstörungen in der Kopf-Halsregion sähe, führte dies zu grenzenlosem Erstaunen. „Kann es da denn einen Zusammenhang geben?"
Der Zusammenhang war schnell geklärt beim Verträglichkeitstest mit der AK. Das Material war offenbar noch immer eine starke Belastung für den Pati-

enten, so dass ich ihm empfahl, wann immer möglich, die Prothese nicht zu tragen und sie nur zum Essen einzugliedern. Ich bat ihn außerdem, sich mit seinem Zahnarzt zu besprechen, damit wir schnellstmöglich eine Materialtestung mit Zahnersatzmaterial-Proben durchführen könnten. Nach einigen Tagen rief er mich an, um mir mitzuteilen, dass der Zahnarzt an solchen Hokuspokus nicht glaube und sich geweigert hätte, ihm entsprechende Proben auszuhändigen. Daraufhin rief ich den zahnärztlichen Kollegen an, um ihm die bioenergetischen und chemischtoxischen Zusammenhänge zu erklären. Er war auch bei dem Gespräch mit mir zunächst ablehnend, so dass ich ihm mitteilte, ich würde meinem Patienten einen anders arbeitenden Kollegen zur zahnärztlichen Versorgung empfehlen. Nach einer Unmutsäußerung war die Bereitschaft zur Zusammenarbeit plötzlich da.

Der Patient brachte wenige Tage später die Materialproben zum Test mit, die wir in den bei uns entwickelten Testbogen (siehe S. 335) für Zahnersatzmaterialien übertrugen und anschließend mit der AK testeten. Glücklicherweise waren verträgliche Substanzen dabei, so dass innerhalb einer weiteren Woche eine neue Oberkieferprothese gefertigt und eingegliedert war. Schon bei dem Besuch zum Test hatte der Patient mir berichtet, dass seine innere Anspannung sowie die „komische Muskelspannung" im Gesicht und Hals sich etwas gebessert hatte.

Innerhalb von etwa vier Wochen nach Eingliederung der neuen Oberkiefer-Vollprothese hatte sich die gesamte neurologische Symptomatik von den Augen über die Mund- und Wangenzuckungen bis zu den Halsverspannungen in Nichts aufgelöst. Die Lendenwirbelblockierungen hatten sich unter einer umfassenden hoT parallel dazu auch gelöst, so dass der Patient nach insgesamt 3-4 Monaten Behandlung als geheilt entlassen werden konnte.

Dieser Fall ist deshalb so erschreckend, weil er zeigt, wie wenig man oft in der heutigen Medizin durch logische Argumentation erreicht. Welche Folgen das für den Patienten haben kann zeigt der nächste Fall.

Praxisfall Nr. 3: Zahnersatzmaterialunverträglichkeit

Eine junge Frau, die sporadisch in meine Behandlung kam, stellte sich wegen Mundbrennen und Herpesblasen um den ganzen Mund herum bei mir vor. Die Beschwerden bestanden seit einigen Tagen und waren „einfach so" aufgetreten. Beim Blick in den Mund fand ich eine provisorische Versorgung im Oberkieferseitenzahnbereich rechts und links, für die gerade Metallbrücken beim Techniker vorbereitet wurde.

Auf meine Frage, seit wann die Provisorien eingegliedert seien und seit wann die Beschwerden bestünden, kam die prompte Antwort: „Seitdem die neuen Teile im Mund sind, das heißt seit drei Tagen." Meine Nachfrage, ob sie denn nicht beim Zahnarzt vorgesprochen hätte wegen ihrer Beschwerden, zeigte sich einmal mehr das Unverständnis mancher Kollegen: Von den Provisorien könnte derartige Erkrankungen gar nicht ausgehen, hatte man ihr erklärt. Mein Vorschlag, zumindest die Materialien der neuen Brücken zuvor zu testen, wurde sowohl von der Patientin als auch vom Zahnarzt abgelehnt. Der Auftrag sei schon im Labor und die von mir angesprochenen Gesundheitsstörungen könnten von Zahnersatz sicher nicht ausgehen.

Die Patientin hatte von mir eine naturheilkundliche Salbe gegen ihren Herpes sowie Zink zur schnellen Besserung bekommen und rief nach einigen Tagen an, dass der Herpes gut abheile. Nach etwa zwei Wochen sah ich die junge Frau wieder. Sie kam nun nicht wegen oraler Probleme, sondern wegen beidseitigen Hüftgelenkschwellungen, verbunden mit starken Schmerzen in den Gelenken. Auf meine Frage, was denn passiert sei, war wieder nichts geschehen, was solche Entzündung auslösen konnte. Allerdings waren jetzt ihre neuen Brücken – aus einer Palladiumverbindung und Kunststoffen gefertigt – eingegliedert!

Ein kurzer AK-Test der beiden Brücken zeigte die Materialunverträglichkeit. Die sofort veranlassten Laboruntersuchungen waren unauffällig, die Diagnostik des anschließend eingeschalteten Rheumatologen blieb ebenfalls völlig ohne Befund, wobei jedoch auf einen möglicherweise zielführenden Leukozytentransformationstest (LTT) auf die eingesetzten Materialien aus Kostengründen verzichtet wurde

Mein mehrfacher Hinweis auf den Zahnersatz als eindeutigen Auslöser blieb ungehört, sowohl von der Patientin als auch von der Kasse. Eine neue Prothetik hätte die Kasse und die Patientin knapp zehntausend Mark gekostet. Das war einfach zu teuer. Nach fast einem Jahr Arbeitsunfähigkeit wurde für diese junge Frau von 36 Jahren ein Rentenverfahren wegen dauerhafter Erwerbsunfähigkeit eingeleitet!

Vielleicht abschließend ein Hinweis an zahnärztliche Kollegen: In allen Fällen von Carotisstenose in meiner Praxis habe ich eine Zahnersatzmaterialunverträglichkeit (ZMU) beim Test der im Mund befindlichen Materialien gefunden. Ich möchte daraus nicht ableiten, dass von Zahnersatzunverträglichkeiten immer eine Carotisstenose ausgelöst wird. Allerdings scheint es so, dass eine derartige Materialunverträglichkeit auch immer eine Rolle in diesem Verschlussprozess der Kopfarterien spielt.

P4

Praxisfall Nr. 4: Amalgamquecksilber-Vergiftung

Vor einigen Jahren kam eine junge Frau in meine Praxis, die ein Orthopäde aus einer anderen Stadt zu mir geschickt hatte. Bei ihm war sie als neue Patientin zur 47. Chirotherapie innerhalb eines Jahres für die Halswirbelsäule erschienen. Sie klagte über dauerhafte, starke, seit vielen Jahren bestehende Kopfschmerzen. Der Kollege lehnte im Gegensatz zu anderen Fachkollegen eine derart unsinnige Behandlung ab und schickte sie zu mir.

Sie brachte eine Arztliste von mehr als 50 Ärzten quer durch die ganze Bundesrepublik mit, in der alle Facharztgruppen gleich mehrfach vertreten waren. Leider hatten alle Konsultationen bisher wenig Erfolg gebracht bei ihrem chronischen Schulter-Halswirbelsäulen-Kopfschmerzsyndrom. Nachdem „alles ohne Erfolg gemacht" worden war, was üblicherweise bei derartigen Schmerzkranken unternommen wird, hatte ich nach anderen als den üblichen Ursachen zu suchen.

Bei der gründlichen Untersuchung der Patientin fiel neben Haltungsstörungen und offenbar chronischen Darmstörungen auf, dass der ganze Mund voll recht minderwertig aussehendem korrodiertem Amalgam war. Auf Befragen gab sie an, dass das Amalgam aus DDR-Zeiten stammte. Aus Gesprächen mit engagierten naturheilkundlich arbeitenden Zahnärzten und aus entsprechender Literatur weiß ich, dass DDR-Amalgam zum Devisensparen mit weniger Silber gefertigt wurde. Dass diese Mischungen minderwertig waren und mehr Quecksilber im Körper freisetzten, wussten viele Verantwortliche durchaus. Aber Devisensparen war eben das Ziel. Die Gesundheit der Werktätigen wird dabei leicht zur Nebensache – wie wir ja auch bei uns im „reichen Westen" alle Tage wieder erleben können.

Die AK-Testergebnisse ergaben neben den erwarteten Darmbelastungen mit Candida bzw. mit durch Metronidazol zu behandelnden Keimen auch einen Hinweis auf eine Schwermetallbelastung. Da schon vereinzelt mit Nystatin und Diäten eine Candidasanierung versucht worden war, begannen wir zunächst mit dem Aufbau einer umfassenden orthomolekularen Versorgung. Dazu gehörte neben viel Zink auch Selen, Mangan, Chrom, aber auch Magnesium, Calcium, ungesättigte Fettsäuren als Fischöl sowie verschiedene Vitamine von A+E über Vitamin B-Komplex plus bis Q10 Vitamin C.

Nach einer Vorbehandlung von ca. 10 Wochen, die der Patientin erstmalig zumindest zeitweise eine völlige Schmerzfreiheit brachte, führten wir einen Schwermetalltest mit Dimaval durch. Dabei wird nach einer Nüchternurinabgabe das Präparat Dimaval (ein Schwermetallfänger, chemisch ein Chelat) in die Vene gespritzt und nach exakt 45 Minuten abermals Urin abgegeben. Beide Urinproben werden anschließend im Labor untersucht und sowohl die so genannte Leerausscheidung, also ohne Dimaval, als auch die Belastungsausscheidung gemessen.

Das Ergebnis war eine einzige Katastrophe. Wir hatten den wahrscheinlich weltweit höchsten Spitzenwert bei Quecksilbervergiftungen durch Amalgam gefunden: Fast 5000 Mikrogramm pro Milliliter bei einem Grenzwert für Gesunde von nicht mehr als 20 Mikrogramm!

Sofort begannen wir mit der Ausleitung des Quecksilbers in vielen etwa 4-wöchigen Zyklen, die jeweils wieder durch eine reine Substitutionsphase von ca. 4 Wochen unterbrochen wurden. Die Patientin wurde annähernd 3 Jahre auf diese Weise ausgeleitet, wobei es ihr innerhalb weniger Monate unter der Ausleitung oft richtig gut ging.

Als wir schon weitgehende Schmerzfreiheit bei voller Arbeitsfähigkeit erreicht hatten, zog die Patientin mit ihrer Arbeitsstelle in einen gerade neu errichteten Neubau. Innerhalb weniger Stunden stellten sich am neuen Arbeitsort wieder schwere Kopfschmerzen in Verbindung mit Durchfällen, Darmkrämpfen und wechselnder Übelkeit ein. Andere Kolleginnen hatten zum Teil auch Probleme mit Kopfschmerzen, Augenbrennen, Schulter-Arm-Syndromen, Hauterkrankungen sowie Dysmenorrhöen oder Zyklusstörungen usw.
Vom Arbeitgeber wie Betriebsarzt wurden diese Symptome im Zusammenhang mit Umweltbelastungen wie üblich negiert, so dass die Patientin letztlich allein mit ihren Problemen fertig werden musste.
Wir hatten die Luft vom Arbeitsplatz mit der AK bei der Dame getestet und als Ausgleich verschiedene ungesättigte Fettsäuren neben den Spurenelementen, Vitamin B-Komplex plus und Q10 Vitamin C gefunden. Im nächsten Halbjahr nahm die Patientin, wenn sie arbeiten musste, bis zu 50 Kapseln verschiedener Öle täglich neben den angesprochenen anderen Orthomolekularia. Meinen Vorbehalt, dass das vielleicht doch etwas viel Öle seien, die sie neben einigen Teelöffeln Leinöl täglich nahm, konterte sie mit dem Hinweis, sonst nicht arbeitsfähig zu sein.
Inzwischen hat die Patientin ihre Arbeitsstelle gewechselt und nimmt wieder normale Dosen jener Orthomolekularia, von denen sie das Gefühl hat, sie aktuell zu brauchen. Dieses Gefühl hat sie in zahllosen Gesprächen über gesunde zusatzstofffreie Ernährung, Selbstbeobachtung und Selbstversuchen innerhalb von etwa 2 Jahren entwickelt. Die innere Sicherheit dieser Selbstbeobachtung wurde ihr selber erst richtig klar, als sie in Frankreich an einer Hochzeit teilgenommen hatte. Wir hatten zuvor noch einmal eingehend besprochen, wie sie sich verhalten solle bei dem zu erwartenden 12- bis 15-gängigen Hochzeitsmenü und den verschiedenen Getränken und Weinen.
Nach ihrer Rückkehr berichtete die Patientin ganz stolz: „Ich habe nur das gegessen, was mir beim Ansehen das Gefühl gab, es wäre gut für mich. Genauso habe ich es mit den Getränken gehalten. Wir feierten von nachmittags bis zum nächsten Morgen um 5 Uhr. Um 9 Uhr war das Frühstück angesetzt. Und stellen Sie sich vor: Ich war die Einzige, die fit war nach dieser durchfeierten und durchtanzten Nacht! Jetzt habe ich gewonnen gegenüber dem ganzen Nahrungsmüll, den man heute so angeboten kriegt!"

Nachzutragen ist, dass die Patientin nach fast 3 Jahren Ausleitung mit der Amalgamsanierung der Zähne angefangen hat. Hätte man das vorher gemacht, wissen wir nicht, was man ihr damit gesundheitlich angetan hätte! Dass ihre Krankenkasse zu den Ausleitungen sowie zur Amalgamsanierung durch den Zahnarzt nichts bezahlt und sich auch weigert, einen Zuschuss zu zahlen, ist für Betroffene sicher nicht neu. Immerhin hat der medizinische Dienst der Krankenkassen (MDK) sich schriftlich nach Vorlage unserer Laborbefunde so festgelegt: „Dimaval ist in der Bundesrepublik nur für akute und chronische Quecksilberintoxikationen zugelassen. Das ist hier nicht der Fall!"

Nahrung als Auslöser chronischer Krankheiten

Nahrungsmittelunverträglichkeit

Der Allergiker weiß oft gar nicht, dass er Allergien oder Unverträglichkeiten für bestimmte Stoffe hat. Dieses Nichtwissen wird gestützt durch falsche allergologische Untersuchungsergebnisse von Fachärzten, die mit offenbar wenig zielführenden Methoden nur eingeschränkt nach Allergien und Unverträglichkeiten suchen. Bei mehr als 2 Millionen Substanzen in der Umwelt, von denen sicher mehr als 300.000 eine allergene Eigenschaft haben, ist die Suche mit 30 oder 50 Substanzen keine ausreichende Basis für eine allgemeine Aussage zu bestehenden Allergien. Trotzdem heißt es oft: Sie haben keine Allergie! Anstatt: Wir haben leider nichts gefunden.
Bei einem Gespräch mit einigen ChefärztInnen von Reha- und Kurkliniken haben wir in Baden-Baden im Rahmen der Medizinischen Woche der Naturheilkunde vor einigen Jahren die Verknüpfung von Allergie und Schmerz diskutiert. Dabei war die gemeinsame Einschätzung, dass bei chronisch Kranken und Schmerzpatienten von einer allergischen Mitursache in einer Höhe zwischen 80–90 % auszugehen ist. Vor diesem Hintergrund ist die so genannte maskierte Allergie oder Unverträglichkeit, die eben nicht mit massiven Veränderungen der Immunglobuline oder offensichtlich allergischen Reaktionen einher geht, ein schulmedizinisch schwer zu fassendes Phänomen.
Mit der Applied Kinesiology (AK, siehe S. 189ff.) haben wir die Möglichkeit, „hinter die Fassade" des Patienten zu sehen und auch solche Belastungen zu erkennen. Auch mit der Elektroakupunktur nach Voll (EAV), mit der Bioresonanz oder mit dem Pendel kann man, soweit man damit Erfahrung hat und versucht, sich selber aus dem Schwingkreis herauszuhalten, eine vergleichbare Diagnostik betreiben.
Als häufigste natürliche Allergene kommen bei diesen Untersuchungen Weizen, Milch und Eier, aber auch Nüsse, Äpfel, Sellerie sowie verschiedene andere Getreide und Gemüse vor.
Die heute üblichen Nahrungsmittelzusatzstoffe verursachen eine Vielzahl von Unverträglichkeiten, die sich jedoch der allergologischen Untersuchung oft entziehen. Diese Substanzen sind nach meiner Einschätzung die Hauptauslöser z.B. des Aufmerksamkeitsdefizit oder Hyperkinetischen Syndroms

(ADHS, siehe S. 238ff.) der Kinder, das heute schulmedizinisch gern mit Ritalin behandelt wird. Eine Ernährungsumstellung wäre sicher sinnvoller!
Um die Frage nach unklaren Auslösern als Betroffener abzuklären, sollte z.B. der Schmerzpatient ein Schmerztagebuch führen, wie ich es auf S. 278ff. beschrieben habe. Bei einer kritischen Selbstbeobachtung kann man dadurch mit ziemlich großer Sicherheit bestimmte belastende Nahrungsmittel herausfinden und diese zumindest zeitweise bewusst vermeiden. Kommt es unter der Meidung nicht zu einer eindeutigen Besserung der Schmerzen, spielen entweder noch andere Nahrungsmittel oder bisher nicht erkannte Ursachen eine wichtige Rolle im Schmerzprozess.
Gerade während der Beobachtung von Nahrungsmittelunverträglichkeiten sollte man versuchen, aus ökologischen Quellen zu schöpfen. Das erspart anschließend die Diskussion, ob ein bestimmtes Gemüse vielleicht unverträglich ist oder ob es tatsächlich nur die Reste der darin befindlichen Spritzmittel aus dem konventionellen Produktionsprozess sind.

Konventionelle, schlechte Ernährung als Krankheitsursache

Welch schwerwiegende Folgen eine konventionelle Ernährung haben kann, veranschaulicht der folgende Praxisfall:

Praxisfall Nr. 5: Frühberentung wegen Kardiomyopathie

P5

Vor ca. 10 Jahren war der Patient schon einmal bei mir gewesen, weil er mehr als 12 Jahre an einem unheilbaren nässendblutigen Ekzem der linken Hand gelitten hatte. Die dermatologische Diagnose eines Ordinarius in der Universität hatte gelautet: Nickelallergie – weil der Patient in seiner Freizeit als Tambourmajor einer Schützenkapelle aktiv war. Der Einwand des Patienten, er halte den Tambourstab in seiner Rechten und außerdem sei der Knauf in seiner Hand aus Silber, wurde schnell entkräftet. Im Silber sei natürlich auch Nickel, und die Entwicklung auf der nicht betroffenen Körperseite sei geradezu typisch für derartige Allergien. Wir hatten damals mit einer Darmsanie-

rung und Kostumstellung auf natürliche Nahrung innerhalb weniger Wochen Erfolg bei dieser obskuren Nickelallergie.
Nun war der Patient schon 9 Monate krank geschrieben und sollte mit seinen 42 Jahren wegen einer unheilbaren Erkrankung des Herzens berentet werden. Da er eine noch kleine Tochter hatte, die „er gerne noch aufwachsen sehen wollte", suchte er nach Möglichkeiten, seine Herzkrankheit soweit möglich zu lindern. Auf meine erstaunte Frage, warum er denn erst nach fast einem Jahr Krankheit zu mir käme, gestand er verschämt, er hätte mich seit damals „glatt vergessen, weil es mir doch immer gut ging!"
Die Herzkrankheit des Patienten stellte sich als schwere Kardiomyopathie heraus. Das ist eine Veränderung der Herzmuskeln, wobei sich das Muskelgewebe auflockert, Fettgewebe eingelagert wird und die Kraft der Herzmuskulatur ständig sinkt. Als Resultat einer solchen Erkrankung findet der Kardiologe verdickte aufgelockerte Herzmuskeln sowie erweiterte Herzkammern, die nur noch relativ schlecht geleert werden. In diesem Fall kam ein so genannter Mitralklappenprolaps hinzu. Das ist eine instabile Aufhängung der Mitralklappe, die den linken Vorhof mit der linken Herzkammer verbindet und für einen guten Ventilschluss bei der Herzarbeit sorgt. Das Ergebnis einer solch komplexen Erkrankung des Herzens ist eine sehr stark verminderte Herzleistung und damit eine stark verminderte Belastbarkeit des Patienten mit deutlich eingeschränkter Lebensqualität. Bei diesem Patienten hatte sich die körperliche Leistungsfähigkeit derart reduziert, dass er nur noch ca. 50 m langsam gehen konnte. Nach ca. 2-3 km Autofahrt war er „völlig fertig" und konnte das Fahrzeug nicht mehr selber weiter fahren. Unser Gespräch über Ernährung ergab, dass er alle Regeln, die er seinerzeit bei seiner ersten Therapie in meiner Praxis gelernt hatte, in seinem stressigen Arbeitsalltag als Reisender wieder abtrainiert hatte. Angesichts seiner jetzigen Situation war er jedoch „zu allem bereit!"
Die allgemein-internistische Untersuchung ergab neben einem starken Übergewicht diffuse Störungen im Bauch und Ödeme an beiden Beinen, die vor allem am Abend noch verstärkt seien. Diese Wassereinlagerungen waren auch die Ursache für seinen schlechten Schlaf, der 3-4 mal pro Nacht wegen Wasserlassens unterbrochen wurde, obwohl er erst spät zu Bett ging. An dieser schweren Herzleistungsschwäche hatten auch die „starken Medika-

mente" kaum etwas geändert.
Die orthopädische Untersuchung zeigte neben statischen Störungen vom Senk-Spreiz-Knick-Fuß über Hüftgelenkschmerzen mit Bewegungseinschränkungen beidseits und Schulterschmerzen bei Schulterhochstand rechts als Hinweis auf eine Leberüberlastung einen Beckenschiefstand sowie eine schiefe Wirbelsäule. Es war eigentlich nichts belastbar und nichts im Lot.
Krankheit ist in Abhängigkeit von der Schwere durch Energieblockaden in mehreren Meridianen gekennzeichnet. Gesundheit ist gekennzeichnet durch freien Fluss der Meridianenergie. Der AK-Test bestätigte die schlechte Regulation in allen Meridianen.
Wir begannen mit einer umfassenden hoT inklusive Q10 Vitamin C von Beginn an. Gerade diese Kombination ist gemeinsam mit Selen sehr wichtig für die Herzfunktion. Die Ernährung wurde komplett auf Ökokost umgestellt. Alle mit E-Stoffen belasteten Nahrungsmittel waren zu meiden.
Wir sahen uns in Abständen von etwa zwei Wochen, da eine Abschlussuntersuchung zum Rentenverfahren in der ihn betreuenden Universität in knapp vier Monaten anstand. Angesichts der kardiologischen Befunde war diese Zeit zur Verbesserung der gesundheitlichen Situation recht kurz. Deshalb wurde sie intensiv genutzt. Wir führten neben der hoT ca. 5 Wochen eine Potenzierte Eigenblutbehandlung (siehe S. 318f.) mit ausgetesteten Homöopathika dreimal wöchentlich durch.
Die subjektive Situation des Patienten änderte sich zügig innerhalb von ca. 6 Wochen. Er fühlte sich belastbarer, fuhr entgegen meinem Rat wieder bis zu 600 km allein mit dem Auto und mutete sich auch höhere Belastungen z.B. bei Spaziergängen zu. Nach Ablauf von ca. 4 Monaten kam „der Tag der Wahrheit" anlässlich der Untersuchung in der Universitäts-Kardiologie. Obwohl wir vereinbart hatten, er möge mich kurzfristig nach Ablauf der Untersuchungen informieren, blieb der Patient zwei Wochen fort, ohne sich mitzuteilen.
Dann kam er, um mir die Ergebnisse zu bringen. Auf meine Frage „Wie war's in der Uni?" entgegnete er „Große Konfusion!" Meine erstaunte Bitte um Aufklärung förderte die folgende Geschichte zu Tage: Es waren von verschiedenen Kardiologen unterschiedliche Untersuchungen inklusive Laboruntersuchungen vorgenommen worden. Bei der Besprechung der gesammelten

Befunde nach ca. 10 Tagen war kein Kardiologe bereit, die Befunde mit dem Patienten in ihrer tatsächlichen Konsequenz zu diskutieren, weil man den Auftrag „Abschlussuntersuchung für Frühberentung" vom zuweisenden Facharzt wahrzunehmen hatte.
Entgegen allen Erwartungen und Erfahrungen hatten sich jedoch wirklich alle Messdaten normalisiert. Lediglich der linke Ventrikel war noch einen Millimeter breiter als die Norm bei der Größe und dem Gewicht des Patienten vorsah. Der zuvor bestehende Mitralklappenprolaps war nicht mehr nachweisbar. Die Ergometerbelastung hatte fast normale Werte ergeben, so dass der Patient eigentlich gesund war.
Diese Mitteilung verbunden mit dem Vorschlag, eine 6-wöchige Reha-Maßnahme zur Wiedereingliederung in den Beruf einzuleiten, machte ihm der Chefkardiologe persönlich. Dabei interessierte dieser sich beiläufig, was der Patient denn in der Zeit von der letzten bis zu dieser aktuellen Untersuchung gemacht hätte. Nachdem der Patient bereitwillig berichtet hatte, was wir therapeutisch gemacht hatten und wie wir vorgegangen waren, legte der Professor nach Aussage des Patienten begütigend seine Hand auf die linke Schulter des Patienten und meinte „Was Sie da für teures Geld gemacht haben, kann ja wohl nicht schaden. Aber davon kommt die Befundbesserung ganz sicher nicht!"
Was uns einmal mehr die unendliche Weisheit mancher deutscher Professoren vor Augen führte.

Schokolade, Nutella und Co.

Das Süße im Leben ist für viele der Ausgleich für Stress, Überarbeitung oder auch zeitweilige körperliche Einschränkungen wie zum Beispiel in den letzten Tagen vor oder während der Regelblutung.
Der Griff zu Schokolade oder Gummibären wird dann gern als Sucht oder Drang bezeichnet, dem man sich nicht entziehen könne. Besonders oft anzutreffen ist dies Verhalten bei sitzenden Tätigkeiten im Büro. Vor allem Damen haben eine oder zwei Schubladen voll verschiedener bunter süßer Dinge, die ihnen das Leben erleichtern sollen.
Sprechen wir dann in der Praxis über die Grundlagen gesunder Ernährung vor allem im Hinblick auf Pilzinfektionen, dann heißt es oft: „Darauf kann

ich auf keinen Fall verzichten. Das schaffe ich einfach nicht!"

In diesem Zusammenhang ist es wichtig, sich einmal mit der Zusammensetzung der heute zumeist angebotenen Süßigkeiten zu befassen. Wenn wir das Kleingedruckte in der Zutatenliste lesen wollen, benötigen wir oft eine Lupe. Die macht sich aber meistens bezahlt, weil viele Verbraucher zwar gern etwas naschen möchten, aber auf die dort verzeichneten E-Stoffe ganz gern verzichten würden. Wir finden dort neben verschiedenen Farbstoffen z.B. künstliche oder so genannte naturidentische Aromastoffe. Dabei handelt es sich um Chemikalien, die nach dem Deutschen Lebensmittelrecht zugelassen sind. Auf S. 89ff. finden Sie einige kommentierte Tabellen derartiger Substanzen.

Diese Chemikalien zeichnen sich neben ihrer oft allergenen Potenz auch dadurch aus, dass wir sie nicht normal verstoffwechseln und abbauen können. Damit belasten sie im Laufe der Zeit bei langfristigem Konsum immer mehr unsere Grundsubstanz und führen zu einer zunehmenden Regulationsstarre, weil die normale Informationsübertragung im Körper immer mehr blockiert wird. Gerade als „Seelentröster" in Prüfungsvorbereitungen oder bei der Menstruation haben solche den ganzen Körper schon beim Essen irritierenden Produkte gar nichts zu suchen. Die heute scheinbar üblichen Regelschmerzen kann man unter einem hoT-Defizit regelmäßig mit Schokolade, Nutella oder anderen modernen Süßigkeiten wie auch Cola usw. auslösen und ganz gezielt verstärken.

Ähnlich ist es bei Prüfungen: Ein Blackout, eine plötzlich auftretende vollständige Leere im Hirn unter dem Prüfungsstress, kann durch genau diese Produkte ausgelöst werden. Die oft mit Stress einhergehenden Verspannungen im Schulter-Nacken-Halswirbelsäulenbereich sind ein weiteres Symptom für die schlechten Eigenschaften solcher Kost. Vielleicht beobachten Sie sich das nächste mal genau in Ihrem eigenen Verhalten: Wann empfinde ich Stress und wie verhalte ich mich darunter? Zu welchen Nahrungsmitteln greife ich bei Stress vermehrt? Ändert sich in solchen Situationen mein Ernährungs- und mein Trinkverhalten?

Wahrscheinlich werden Sie deutliche Unterschiede im Verhalten finden, die Ihnen zuvor gar nicht bewusst waren. Wenn Sie nun auf diese Änderungen reagieren und die hier angesprochenen Fehler reduzieren oder meiden, wer-

den Sie schnell feststellen, dass Ihnen nicht der Stress oder die aktuelle Situation Probleme machte, sondern die Dinge, die wir hier ansprechen.
Haben Sie sich einmal über diese Empfehlungen hinweggesetzt und merken, dass es Ihnen plötzlich sehr schlecht geht, dass Sie zum Beispiel starke Kopfschmerzen entwickeln, dann gibt es noch eine gesunde logische Alternative zur sonst fälligen Schmerztablette:
Sie trinken innerhalb einer knappen Stunde möglichst viel reines klares Wasser. Es sollte mehr als ein Liter sein, zwei Liter wären besser. Innerhalb von ein bis zwei Stunden spülen Sie nun die belastenden Gifte und Chemikalien über die Nieren aus dem Körper hinaus. So schnell wie sie gekommen sind verschwinden nun die Kopfschmerzen oder Nackenproblemen – nur durch „Auswaschen"!

P6 Praxisfall Nr. 6: Morbus Perthes – Hüftkopfnekrose

Der Knabe sollte so schnell wie möglich operiert werden. Seine linke Hüfte zeigte eine Auflösung des Hüftkopfes, die man durch eine Operation aufhalten wollte. „Oft hilft eine Operation" hatte man den Eltern in der Klinik erzählt.
Im Alter von knapp sechs Jahren ist eine solche Operation ein Eingriff mit bleibenden Folgen. Das war den Eltern bewusst und so nahmen sie eine weite Anfahrt in Kauf, in der Hoffnung, dem Kind eine solche Maßnahme zu ersparen. Das mit einer Krücke hereinhumpelnde Kind machte einen aufgeweckten Eindruck und konnte bei den Untersuchungen schon sehr gut mitmachen. Eine gewisse Überdrehtheit sah ich im Zusammenhang mit einer vermuteten Fehlernährung. Auch hier waren alle Regelkreise gestört, die allgemeinärztlich-internistische Untersuchung war bis auf den gestörten Darm unauffällig. Als zentrale Auslöser der Hüftkopferkrankung stellte sich dann ein weit über das Normale hinausgehender Süßigkeitenverzehr heraus. Durch die vielen konsumierten E-Stoffe und Zuckerersatz war es zu massiven Störungen der Darmbesiedelung und Darmfunktion gekommen. Diese stand in Wechselwirkung mit dem nun erkrankten Hüftkopf.

Gemeinsam besprachen wir Alternativen hinsichtlich der süßen Dinge und starteten eine hoT-Grundversorgung. Innerhalb weniger Wochen hatte sich das Gangbild deutlich gebessert. Gegen bestehende Nahrungsmittelunverträglichkeiten führten wir parallel eine Bioresonanzbehandlung durch.
Nach ca. vier Wochen begannen wir mit der Darmsanierung von Candida und dem Aufbau einer gesunden Darmflora. In insgesamt etwa zwölf Wochen hatte sich das Verhalten des Kindes sowie die Beweglichkeit der Hüfte völlig geändert: Der zuvor unruhige und z.T. aggressive Knabe war ausgeglichen und konnte sich nun auch länger allein beschäftigen. Die Hüfte war nach seinem eigenen Empfinden gesund, was durch die Ultraschalluntersuchung sowie eine Röntgenkontrolle in der Klinik bestätigt wurde.
Bald nach unserem letzten Termin begann die Vorweihnachtszeit. Wir hatten ein weites Spektrum an Süßigkeiten für den Kleinen zusammengestellt, so dass ich guten Mutes war. Mitte Januar stand das Kind mit einem Mal wieder vor mir: An der Krücke humpelnd, mit Schmerz verzerrtem Gesicht. „Alles ist wieder wie vorher. Die wollen mich operieren!"
Auf meine Frage, wie denn die Ernährung in den letzten zwei Monaten gewesen wäre, mieden Mutter und Sohn meinen Blick. Langsam kam dann heraus, dass die ganze Familie der einhelligen Meinung war, dass von Süßigkeiten noch niemand krank geworden sei. In der Klinik hätte man ihnen gesagt, dass ein Perthes mit dem Darm überhaupt nichts zu tun hätte. Genauso wenig wie mit der Ernährung, meinte der Orthopäde. Also hatte sich die Mutter dem allgemeinen Druck gebeugt und das Kind naschen lassen, wie in der schlimmsten Zeit zuvor. Nun stand die Frage an „Willst Du Dich noch einmal streng an unsere Ernährungsempfehlungen halten, sollen wir alles nach und nach wieder zu korrigieren versuchen, oder willst Du operiert werden?" Die Operation wollten Mutter und Sohn soweit möglich vermeiden. Also begannen wir abermals mit einer hoT-Basistherapie, mit der zweiten Darmsanierung und begleitend diesmal mit einer Akupunktur mittels Laser: schmerzlos und trotzdem effektiv, weil mit der Energiezufuhr der Energiefluss im Meridiansystem schnell angeregt wird.
Bei einem anderen Kind hatte der erste Laser-Hautkontakt zu dem erstaunten Ausruf „Was machst Du denn mit mir?" geführt. Auf meine Frage, was denn passiert sei, entgegnete das Kind: „Es ist, als wenn Du das Licht in mir

anmachst, wenn Du an den einen Punkt kommst."
Aus der Akupunktur kennen wir beispielsweise den Zusammenhang von Nierenmeridian und Knochen. Je nach Betrachtung ist energetisch alles mit allem vernetzt im Sinne einer kybernetischen, sich gegenseitig regelnden Steuerung des Körpers.
Im Mai waren wir endlich soweit, dass sich sowohl das Befinden als auch die Befunde des Kindes normalisiert hatten. Die inneren Zusammenhänge von gesunder naturnaher Nahrung, gesundem oder krankem Darm sowie Gesundheit im Allgemeinen als auch Erkrankung des Knochensystems ist seither in der Familie verinnerlicht.

Inzwischen hatte ich noch zwei Kinder im Vorschulalter mit Morbus Perthes einer Hüfte in meiner Behandlung. Beide sind wie der folgende Fall eines Morbus Perthes im Erwachsenenalter völlig ausgeheilt – ohne Operation und ohne die damit verbundenen Risiken und Spätfolgen für Kinder, die noch im Wachstumsprozess stehen.

P7 Praxisfall Nr. 7: Morbus Perthes im Erwachsenenalter

Im Frühsommer 2008 kam ein Mittdreißiger mit zwei Krücken in meine Praxis gehumpelt. Seine rechte Hüfte dürfe er nicht belasten und sie täte sehr weh. Eine Operation sei zwar dringend von mehreren Orthopäden und einer renommierten Spezialklinik empfohlen worden, aber ein befreundeter Zahnarzt hätte ihm abgeraten und meine Praxis als Alternative empfohlen. Er selber würde eine OP wenn möglich gern umgehen, meinte er beim Erstgespräch mit einem schmerzverzerrten Gesicht – denn die kranke Hüfte zeichnete sich neben einer deutlichen Bewegungseinschränkung durch Dauerschmerzen aus. Die Röntgenbilder hatten die Diagnose Hüftkopfnekrose bestätigt. Es gab neben den Umbauarbeiten im abgestorbenen Knochen schon deutliche Verformungen und eine Abflachung des einst runden Hüftgelenkkopfes. Der Knorpel war in der Belastungszone völlig abgebaut.
Der mäßig übergewichtige Konditor hatte sich neben seiner Arbeit überwie-

gend von den ihn umgebenden Torten und Feingebäck ernährt. Er liebe Süßes, war seine einfache Erklärung. Gegen die Schmerzen in der Hüfte halfen die verordneten Schmerzmittel wenig. – Kaum verwunderlich bei dem Chemikalienmix, den er täglich als Hauptnahrungsquelle verzehrte. Wir sprachen also über Ernährung – naturnah, frisch und ökologisch. Er hatte sich bereits bei einzelnen Orthopäden nach einem möglichen Zusammenhang zwischen seiner Erkrankung und seiner Ernährung erkundigt. „Da gibt es überhaupt keine Zusammenhänge. Manche trifft's, andere nicht!" war die einhellige Meinung der Knochenspezialisten.
Bei der körperlichen Untersuchung war die Hüfte kaum rotationsfähig und in der Beugung bei ca. 70 Grad schmerzhaft blockiert. Klopfen auf den Hüfthöcker provozierte starke Gelenkschmerzen. Nach der AK-Untersuchung des Gelenk-Muskelsystems, die eine massive Regulationsstörung aller Meridiansysteme anzeigte, begann ich mit der oralen Testung meiner Orthomolekularia. Zuvor hatte ich mit positivem Ergebnis auf Candida und Amöben getestet. Nun erhielt der Bäcker 3-SymBiose plus zur Darmsanierung in den Mund – und konnte plötzlich seine kranke Hüfte schmerzfrei bis 90 Grad beugen! Weitere orale Teste erweiterten den Bewegungsumfang in der ersten Sitzung auf ca. 120 Grad schmerzfrei. Lediglich bei starker Belastung im AK-Test am ausgestreckten Bein waren noch leichte Restschmerzen in der Hüfte zu provozieren.
Abschließend erhielt der Patient eine ausgetestete Potenzierte Eigenblutbehandlung (siehe S. 318f.). Durch diese Spritzenbehandlung wurde er völlig schmerzfrei und konnte sein Hüftgelenk aktiv ca. 140 Grad beugen. Belasten sollte er die Hüfte natürlich noch nicht, denn die mechanischen Zerstörungen des Hüftkopfes mit Auflockerung der Knochenstruktur brauchen zur Heilung mehrere Wochen bis Monate. Wir starteten auch in diesem Fall mit dem Reha 1 Paket und vereinbarten vier Wochen später telefonisch die Fortführung der Therapie mit der ODS 1K in modifizierter erweiterter Form. Etwa acht Wochen später sah ich den Patienten wieder. Er hatte nur noch eine Unterarmgehstütze dabei, die er jedoch beim Betreten meines Sprechzimmers unter dem Arm trug. Seine Schmerzen waren fast völlig verschwunden und traten nur nach Überlastung oder falschem Essen auf. Der Nahrungszusammenhang war ihm selber zunehmend bewusst geworden, weil die Schmerzen

immer nach auswärtigem Essen wieder aufgeflackert waren. Wir leiteten die weitere Darmsanierung des Dickdarmes mit einer modifizierten ODS 2 ein, die in verschiedenen Variationen bis Anfang Januar 2009 fortgeführt wurde. Der zur Zeit der Nekrose nicht mehr nachweisbare Knorpel war schon nach etwa vier Monaten hoT und gesunder Frischkost bei einer Röntgenkontrolle wieder deutlich sichtbar. Das war für den Patienten eine hinreichende Erklärung, warum seine zerstörte Hüfte inzwischen schmerzlos frei beweglich und voll belastbar geworden war. Nachdem eine MRT-Untersuchung im Herbst Anlass zur Hoffnung auf völlige Wiederherstellung des Hüftkopfes gegeben hatte, steht nach einem Jahr hoT eine abschließende Magnetresonanz-Untersuchung der Hüfte an, um zu beurteilen, wie weit sich die Gestalt des Hüftkopfes in alter Form tatsächlich wieder aufgebaut hat.
Der Selbständige arbeitet seit dem Spätherbst 2008 wieder voll in seinem Betrieb und hat weder subjektiv noch objektiv Probleme mit seiner Perthes-erkrankung. Selbst lange Spaziergänge oder Ausdauersport auf Breitensportniveau sind problemlos möglich. Über das zu Therapiebeginn selber vermutete Burnout-Syndrom hatte der Patient seinerzeit mit mir gar nicht gesprochen. Es ging ja nur um seine Hüfte. „Den Weihnachtsstress habe ich super überstanden – viel besser als in den Vorjahren! Und das Leben macht einfach wieder mehr Spaß! Kommt das alles von Ihren Vitaminen?" Ich denke, ja!

P8 Praxisfall Nr. 8: Bandscheibenvorfall

Seit mehreren Jahren war der Geschäftsmann nur noch eingeschränkt arbeitsfähig. Sein Verbrauch von Valoron hatte sich auf 50 ml in 24 Stunden eingestellt. Unter dieser viel zu hohen Medikation hatte er trotzdem Schmerzen und fand nur etwa 2-3 Stunden Schlaf pro Nacht. Die radiologischen Untersuchungen „in der Röhre" hatten einen doppelten Bandscheibenvorfall in der Halswirbelsäule und zusätzlich zwei Bandscheibenvorfälle in der Lendenwirbelsäule dargestellt. Nach diesen Untersuchungen hatte er sich in zwei Universitätskliniken zur Beurteilung und eventuellen Planung einer Bandscheibenoperation vorgestellt. Die Beurteilung durch den Neurochirurgen mit

der Besprechung der Operationsrisiken war ihm ein Horror gewesen, so dass er sich weiter mit Valoron behalf, ohne wirkliche Hilfe zu haben.
So kam er eines Tages in meine Praxis: grau im Gesicht mit tiefen Falten, die ihn wesentlich älter erscheinen ließen als seine 42 Jahre.
Die Haltung war ein Bild des Jammers, aber auf Rückfrage hatte er schon immer so gestanden: Gebeugte Schultern und Rücken, vorgestreckter Kopf, einwärts gestellte Füße mit einer Kniegelenkbeugung im Stehen von ca. 30 Grad. Meiner Aufforderung, sich einmal aufzurichten, konnte er nicht nachkommen, weil er völlig verspannt und blockiert war.
Bei der allgemein-internistischen Untersuchung war der Bauch insgesamt sehr druckschmerzhaft, die Haut schlaff, grau und trocken schuppend. Die Laborwerte waren bis auf eine Leberwerterhöhung unauffällig. Da er glaubhaft versicherte, keinen Alkohol zu trinken, waren das offenbar die Auswirkungen seines massiven Schmerzmittelgebrauchs. Orthopädisch war er von Kopf bis Fuß nur eingeschränkt funktionsfähig. Der vorgestreckte Kopf brauchte eine zusätzliche Nackenstütze im Liegen, die Hüften konnten weder richtig gestreckt noch vollständig gebeugt werden. Die Knie waren auch im Liegen um ca. 30 Grad angewinkelt. Auf nochmalige Nachfrage und Bitte, die Knie einmal kurz durchzustrecken, kam wieder sein Hinweis, das gehe nicht und sei schon immer so gewesen. Bei der passiven Bewegung seiner Arme und Beine prüfte ich dann noch einmal auch die Beweglichkeit beider Knie: Beim Versuch der Streckung hörte ich jedesmal ein trockenes „tock-tock-tock" als Geräusch für einen knöchernen Anschlag und eine Sperre der Gelenkbewegung. Auch wenn dies sehr ungewöhnlich war, akzeptierte ich diese Kniebefunde als sozusagen persönliche Note des Patienten.
Die anschließenden AK-Untersuchungen zeigten das übliche Bild von komplexen Regulationsstörungen. Es waren alle Meridiane durch maximalen Stress gestört. Der Patient zeigte einen so genannten generellen Hypertonus der Muskulatur. Dabei sind alle Muskeln übermäßig angespannt und über ihre Meridianpunkte sowie über eine manuelle Behandlung der jeweiligen Muskeln nicht zu erweichen. Die Testungen förderten neben der Candidose eine Protozoenerkrankung sowie breite hoT-Defizite zu Tage. Wegen der extremen Schmerzen entschloss ich mich, den Patienten mit der so genannten „Visceralen Osteopathie" (VO, siehe S. 199) zu behandeln. Dabei handelt

es sich um eine ärztliche Behandlung – wie das Wort schon sagt – mit den eigenen Händen des Arztes.

Bei der von mir modifizierten Form der Visceralen Osteopathie therapiere ich sowohl bestimmte Akupunkturpunkte im Sinne einer Akupressur als auch aus der AK bekannte Reflexzonen von Muskeln und Organen. Eine gezielte Behandlung dieser Reflexzonen mit den Händen verbessert einerseits die Durchblutung der entsprechenden Gewebe und zum anderen die lymphatische Regulation und Entgiftung.
In dieser Behandlung zeigen sich beispielsweise auch Überschneidungen verschiedener Denkweisen der regulativen Medizin: Während ich im Meridian-Denken Blasen- und Nierenpunkte unterhalb und oberhalb des Schambeines behandele, behandele ich gleichzeitig im osteopathischen Sinne die mittlere und untere Lendenwirbelsäule. Das ist auch das Gefühl, was sensible Kranke unter der zunächst meist sehr schmerzhaften Massage zum Ausdruck bringen: „Wenn Sie dort drücken, zieht es bis in den tiefen Rücken, als wenn sich dort etwas löst!"
Außerdem wird bei der VO eine sanfte, atemabhängige Massage der Baucheingeweide vorgenommen. Dabei werden sowohl der Dünndarm als auch der Dickdarm in seinen verschiedenen Anteilen behandelt. Außerdem werden die oft etwas schlaff hängenden Nieren in ihre normale Lage in den hohen Oberbauch zurückmassiert und z.B. auch die Papille, das ist die Einmündung des Gallen- und Bauchspeicheldrüsengangs in den Dünndarm, behandelt.
Gegen Ende der Bauchbehandlung führe ich eine atemabhängige pulsierende Leberkompression, d.h. eine Druckbehandlung der Leber, durch. Dadurch wird die Leberdurchblutung und -entgiftung kurzfristig angeregt. Durch diese gesteigerte Blutwäsche der Leber werden leider auch bisher nicht richtig verstoffwechselte Giftstoffe in die Blutbahn transportiert. Das führt gelegentlich nach der Behandlung bei einigen Patienten zu Kopfschmerzen, die sich allerdings meistens innerhalb kurzer Zeit wieder beruhigen.
Zum Abschluss dieser Behandlung führen wir eine so genannte Durabehandlung durch. Dahinter steht die Idee, eventuell bestehende Verklebungen der Dura – das ist die harte Hirnhaut, die auch den Rückenmarkkanal auskleidet – durch eine pulsierende Welle des Hirnwassers zu lösen. Nach Abschluss

dieser komplexen Ganzkörperbehandlung frage ich die Patienten stets, wie sie sich fühlen, wenn sie in ihr Innenleben schauen.

Wie meistens nach dieser manuellen Therapie, so war auch in diesem Fall die Antwort: „Ich fühle mich lockerer, entspannt. Ich könnte so liegen bleiben und erst einmal schlafen!"
Während ich meine Eintragungen in der Karteikarte machte, stand der Patient auf, um sich anzuziehen. Als er stand, fragte er mich erstaunt, was ich mit ihm gemacht hätte. Im Aufblicken von meiner Arbeit nahm ich den Grund seiner Frage erstaunt gewahr: Er hatte fast komplett gestreckte Knie und seine Kopfhaltung hatte sich weitgehend normalisiert.
Als wir ins Wartezimmer zu seiner inzwischen mehr als 2 Stunden wartenden Frau kamen, blickte sie zunächst eher gelangweilt ihren Mann und dann mich an. Plötzlich wurde sie hellwach. „Was haben Sie denn mit meinem Mann gemacht? Der ist ja gewachsen!" Genau so war es. Durch eine völlig geänderte Haltung aufgrund einer entspannteren und weitgehend normalisierten Muskelfunktion hatte sich der Patient, der beim Betreten meines Sprechzimmers ca. 5 cm kleiner war als ich, um fast 10 cm aufgerichtet und hatte seine Abiturgröße von etwas über 180 cm wieder erreicht.
Als wir uns einige Tage später zur nächsten Behandlung wieder sahen, war er zwar wieder etwas in seine alte Fehlhaltung zurückgefallen. Er hatte aber nach der Behandlung das erstemal mit wesentlich weniger Valoron fast 7 Stunden durchgeschlafen.
Die ganze Therapie dieses wirklich hartnäckigen Falles dauerte ca. 6 Monate bis zur dauerhaften Schmerzfreiheit. In dieser Zeit hatte die Familie des Patienten vieles über gesunde Nahrung und gesundes Verhalten gelernt. Trotz der nicht zu reduzierenden Umweltbelastungen, mit denen der Unternehmer täglich in seinem Betrieb konfrontiert war, hatten wir gemeinsam Strategien zur Minimierung dieser Belastungen entwickelt.
Die abschließenden radiologischen MRT-Untersuchungen zeigten uns einmal mehr, was der Körper in seiner „unendlichen Weisheit" – wie Dr. George Goodheart, der Begründer der AK es gern nennt – alles selber viel besser regeln kann, als die Ärzte dieser Welt: Die Bandscheibenvorfälle hatten sich komplett zurückentwickelt.

Als Arzt kann ich einem kranken Körper nur immer wieder meine Hilfe anbieten. Wenn wir die richtigen Angebote machen, wird der Körper zu Problemlösungen befähigt, von denen der Mediziner nur träumen kann.

Cellulite

Cellulite ist das typische äußere Zeichen einer Vergiftung des Unterhautfettgewebes durch Stoffwechselschlacken von belastenden Darmkeimen wie Candidapilzen usw. Verschärft wird die Problematik durch Transfette aus Pommes frites ebenso wie aus Chips und Schokolade, die zusätzlich wie andere Süßigkeiten reichlich belastende Nahrungsmittelchemikalien in den Körper einführt (Hinweise zu süßen Alternativen finden Sie auf S. 314ff.). Zu wenig Bewegung an frischer Luft ist ein weiterer Belastungsfaktor, wie sich an Leistungssportlerinnen zeigt, die meistens wesentlich weniger unter Cellulite leiden, obwohl sie sich oft auch schlecht ernähren. Diese Erfahrungen wurden vielfach bestätigt durch Patientinnen von vierzehn bis über fünfzig Jahren. Erst danach wird es offenbar schwieriger für den Körper, die Cellulite komplett abzuräumen. Straffer wird das Gewebe jedoch auch noch im hohen Alter, weil neben den schützenden Fetten aus den Omega-Fettsäuren, die alle meine Patienten durch die Therapie bekommen, der Flüssigkeitsdruck im Gewebe wieder steigt. Besonders Frauen vor und in den Wechseljahren profitieren von diesem Mechanismus, weil das Faltenrelief im Gesicht deutlich sichtbar geglättet wird. Das kann dann schon mal zur Nachfrage einer guten Freundin nach der Marke des neuen Make-ups führen.

Frauen über dreißig empfehle ich öfter, vor Beginn der Therapie und nach insgesamt drei bis vier Monaten Therapie ein Portraitfoto anfertigen zu lassen, um zu vergleichen, wann sie „jünger" waren. Sehr häufig stellen sie dann selber verwundert fest, dass sie deutlich älter aussahen, als sie jünger waren!

Praxisfall Nr. 9: Cellulite und Endometriose – Fehlernährung und kranker Darm als Krankheitsursachen

Die junge Frau kam wegen ihrer Endometriose. Sie konnte die ständigen Hormone, die sie in die Wechseljahre trieben, einfach nicht mehr vertragen und akzeptieren. Schließlich war sie erst 24 Jahre alt und eine wirkliche Besserung ihrer dauernden Schmerzen hatte die Therapie auch nicht bewirkt. Weder die beiden Operationen noch wechselnde Hormone: ihr war schulmedizinisch scheinbar nicht zu helfen.

Die Figur war ein Problem, das sich erst richtig als solches zeigte, nachdem sie sich bis auf den Slip frei gemacht hatte: Ein stark ausladendes Fett- und Fleischpaket mit Schwangerschaftsstreifen vom seitlichen Beckenrand bis zur Oberkante der Knie ziehend, wie ich es so noch nie gesehen hatte. Wellig zerklüftet, wie es sich gelegentlich bei einer alten Frau nach vier bis sechs Geburten zeigen kann. Dazu hatte sie einen jungenhaften Oberkörper völlig ohne weibliche sekundäre Geschlechtsmerkmale. – Ein Bild des Jammers!

Die Ernährungsberatung förderte so einiges zutage. Immer wenn sie Schmerzen hatte, „musste" sie naschen. Und sie hatte eigentlich immer Schmerzen! Kochen konnte sie nicht, weil sie keine Zeit hatte. Und keine Zeit hatte sie schon in der Lehrzeit gehabt. Damals gab es Kantinenkost, aber die schmeckte so schlecht, dass sie sich lieber von Süßigkeiten ernährte. Die Regel war damals schon sehr schmerzhaft gewesen, aber erst mit knapp zwanzig Jahren kam die richtige Diagnose nach ihrer ersten Operation: Endometriose.

Nach kurzer Beschwerdefreiheit war sie schnell wieder soweit, dass eine zweite OP folgte. Dann kamen verschiedene Hormone, die alle „nicht toll" waren. Das einzige, was sie immer wieder rettete, waren ihre Süßigkeiten. – „Und mit diesen Süßigkeiten futtern Sie sich ihr Krankheitsbild an!" war die erste schlechte Nachricht aus meinem Mund während unseres Gespräches über Ernährung und meine ganzheitliche Therapie bei diesem wirklich belastenden Krankheitsbild.

Nach der allgemeinmedizinischen Untersuchung und meinen Testungen begann die Therapie mit der Potenzierten Eigenblutbehandlung und parallel dazu die Basis-hoT mit Lachsöl, Spurenelementen und Magnesium-Calcium.

Nach vier Wochen, in denen sie sich zunehmend fitter, aktiver und weniger müde fühlte, sahen wir uns wieder. Die AK-Testergebnisse waren erfreulich und die letzte Regel vor einigen Tagen war auch relativ glimpflich abgegangen. Sie hatte zwar noch Schmerzen bei der Regel gehabt, brauchte jedoch keine Schmerzmittel, weil es „so schlimm gar nicht mehr war!" Es schloss sich zunächst die ODS 1, danach die ODS 2 an und dann gab es noch zwei weitere Termine jeweils im Abstand von ca. zwei bis drei Monaten, bis sie völlig fit und ohne Schmerzen war. Insgesamt hatten wir also während eines Therapiezeitraums von etwa acht Monaten regelmäßig in Kontakt gestanden, als die junge Frau zur Abschlussuntersuchung kam.
Bei der Abschlussuntersuchung wird noch einmal ganz genau nachgesehen und getestet, ob und wenn ja was noch nicht so ganz in Ordnung ist. Zwischenzeitlich war mir schon aufgefallen, dass sie offenbar ein anderes Hüft- und Beckenmaß bekommen hatte unter der Therapie. Nun stand sie wieder nur mit einem Slip bekleidet und ohne ihren sonst immer gut gepolsterten BH vor mir – und der Eindruck war einfach verblüffend: die Cellulitepakete waren an Becken und Oberschenkeln völlig verschwunden. Die einst flache bzw. nicht vorhandene Brust hatte sich zu einem ausgesprochen hübschen Busen entwickelt. Die Haut an Bauch, Po und Oberschenkeln war glatt und straff, ohne jede Falten- oder Polsterbildung. Ihre ganze Figur hatte sich so gut proportioniert, dass ich meiner Verwunderung spontan Ausdruck gab.
„Meine Jeans musste ich immer zwei Nummern zu groß kaufen, um überhaupt hineinzupassen. Da ich keine Taille hatte, musste ich die oben viel zu weite Jeans mit einem Band immer zubinden. Seit drei Monaten habe ich endlich Jeans, mit denen man sich frei auf der Straße bewegen kann. Und meine Haut! Vor kurzem war ich im Freibad. Das hätten Sie erleben sollen, wie meine Freundinnen staunten! – Na ja, und oben rum ist auch nicht schlecht, nich?"

Praxisfall Nr. 10: Kniebeschwerden und Schwangerschaftsstreifen durch Süßigkeiten

Ein anderer Fall für das Krankheitsbild Cellulite ist eine vierzehnjährige, sportliche Naschkatze, die von ihrer Mutter wegen ihrer Knieprobleme zu mir gebracht worden war. Neben einem leichten Übergewicht hatte sie etwa 1 cm breite Schwangerschaftsstreifen, die leuchtend blaurot ihren kräftigen Busen wie ihren Bauch und ihre Oberschenkel entstellten. Sie mochte seit Beginn der Pubertät, als dieses Problem begann, nicht mehr zum Schwimmen, weil sie sich schämte. Ihr Übergewicht, ihre kaputten Knie wie auch diese schreienden Streifen waren auf zu viel Chemienaschwerk und den gestörten Darm zurückzuführen. Innerhalb von lediglich vier Wochen Reha 1 Paket waren alle Streifen zu schmalen, weißen Linien geschrumpft, und joggen konnte sie auch wieder. Nach insgesamt drei Monaten spielte sie wieder in der Schulmannschaft Fußball und hatte keine Probleme mehr, mit ihren Mitschülern ins Freibad zum Schwimmen zu fahren.

Zusatzstoffe in der Nahrung

Vor etwa 50 Jahren begann der Siegeszug der Chemie in unserer täglichen Kost. Waren damals erst etwa 5 % der heutigen Nahrungsmittelzusatzstoffe amtlich zugelassen, hat sich das seither grundsätzlich geändert. Heute konsumiert der durchschnittliche Bürger der BRD etwas mehr als 25 kg reine Chemie pro Kopf und Jahr. Das entspricht etwa einem Zementsack Chemie im Jahr! 1960 gab es nur ca. 2-3 % Patienten mit Reizmagen oder mit der so genannten Refluxkrankheit. Das ist dauerndes Sodbrennen von aufsteigendem Magensaft, oft verbunden mit einer muskulären Störung des Zwerchfells. Inzwischen gibt es parallel zur Zunahme der Produktion und des Verzehrs von Nahrungsmittelzusatzchemie eine stetig steigende Zunahme der Refluxbeschwerden. Heute haben nach den Zahlen der Gastro-Liga[1] offiziell 30 % der Deutschen eine Refluxkrankheit. Ursächliche Zusammenhänge werden

1 Zusammenschluss der deutschen Gastroenterologen, der Darmspezialisten.

aber von dieser Facharztgruppe nicht gesehen. Dafür ist die Refluxkrankheit jetzt auch als Vorerkrankung für einen Magenkrebs bekannt.
Was man sich unter diesen Zusatzstoffen vorzustellen hat, finden Sie auf S. 88ff. Dort werden an einigen exemplarisch vorgestellten Substanzen die bekannten Auswirkungen auf den menschlichen Körper beschrieben: Von Krebs über Allergien bis zur Schädigung der Leibesfrucht ist alles vertreten. Lebervergiftungen oder epileptische Anfälle als Auswirkungen derartiger Chemikalien fallen dabei schon fast nicht mehr ins Gewicht.
Einigen Stoffgruppen ist ein sehr hohes allergenes Potential zu eigen. Das heißt, dass viele Menschen auf den Verzehr dieser Stoffe in Lebensmitteln mit einer Allergie reagieren. Die Allergiestudie in Leuna-Bitterfeld könnte als Beleg für die „verbesserten" Lebensbedingungen mit westlicher Nahrungsmittelchemie herangezogen werden. In dieser Studie[1] wurde sofort nach der Wende sowie etwa zwei Jahre später die Allergiehäufigkeit der Bevölkerung untersucht. Erst unter westlicher Chemienahrung mit Cola, belastetem Käse sowie mit Spritzmittelrückständen usw. stieg die Rate von zuvor unerwarteten 5 % auf mehr als 30 % an.
Andere Stoffe zerstören die Schleimhautbarriere und verursachen so Schleimhautgeschwüre in Magen und Darm. Wieder andere schädigen die gesunde Entwicklung eines Kindes im Mutterleib. Die Konservierungsstoffe stören logischerweise auch im Darm die Lebensfähigkeit der für unsere Verdauung wichtigen Darmflora. Dadurch kommt es dann zu chronischen Dysbiosen, die sich u.a. auch durch Veränderungen der gesunden Scheidenflora und hormonellen Regulation bemerkbar machen können.Es gibt Patienten, die mit großer Sicherheit auf Schokolade oder bestimmte Käsesorten mit einer schlimmen Migräne reagieren. Andere reagieren auf Chips und Cola mit einer akuten Verschlechterung ihres Wirbelsäulen- oder Schulter-Arm-Syndroms. Aus der Pharmakologie kennen wir die begründeten Vorbehalte gegen eine Gabe von mehr als drei Wirkstoffen pro Patient und Tag. Befürchtet werden unbekannte und u. U. gefährliche pharmakologische Wechselwirkungen im Körper. Viele Kliniken zeigen uns zwar alle Tage, dass auch 15 verschiedene

1 Heinrich et al.: Umweltmedizinische Untersuchungen im Raum Bitterfeld, im Raum Hettstedt und einem Vergleichsgebiet 1992–2000. WaBoLu 4/02

Medikamente, z.T. mehrfach täglich genommen, sinnvoll sein sollen. Die Wechselwirkungen bei mehr als 100 verschiedenen chemischen Zusätzen pro Tag, versteckt in Fastfood, Brot, Wurst, Käse, Bier, Wein, Chips, Fertigpizza, Süßigkeiten etc., um nur einige zu nennen, sind ganz sicher nicht in ihren langfristigen vielfältigen Auswirkungen zu beurteilen. Medikamente steuern Zusätzliches bei!

Praxisfall Nr. 11: Kindliche Epilepsie

P11

Dieser Fall trug sich vor einigen Jahren in meiner Praxis zu. Das damals etwa 9-jährige Mädchen kam aus einer entfernten Universitätsstadt, wo man sie in der Neurologie der Universität mit Medikamenten, die epileptische Anfälle unterdrücken, seit einigen Jahren betreut hatte. Die Nebenwirkungen dieser Medikamente sind eine allgemeine Abstumpfung, Müdigkeit, gestörte Aufnahmefähigkeit in der Schule – oft mit Lerndefiziten. Der Besuch einer höheren Schule war diesem Kind wegen mangelnder Leistungsfähigkeit verwehrt.
Bei dem Erstgespräch mit den Eltern stellte sich heraus, dass der erste Anfall dieses Kindes nach dem Besuch eines Kindergeburtstags aufgetreten war. Die damals 3-Jährige hatte den ganzen Nachmittag mit anderen Kindern gegessen und getrunken, gespielt und zeitweise ferngesehen. Am Abend nach der Heimkehr hatte sie plötzlich angefangen zu krampfen. Die Eltern brachten sie sofort in die nahe gelegene Universität, in der sie fast drei Monate stationär blieb.
Die ersten vier Wochen hatte sie bis zu 50 Krampfanfälle pro Tag, die selbst mit schwersten Medikamenten nicht zu beherrschen waren. Nur sehr langsam war sie medikamentös krampffrei einzustellen, so dass lange Zeit immer wieder kurzfristige Kontrolluntersuchungen notwendig waren. Die EEG-Befunde zum Zeitpunkt der Vorstellung in meiner Praxis zeigten einen stabilen, stets vorhandenen Krampfherd, der jedoch schon länger nicht zu Anfällen geführt hatte.
Nach der Eingangsuntersuchung war das Mädchen schulmedizinisch „ohne Befund". Eigentlich war alles in Ordnung bis auf die Interesselosigkeit und

reduzierte Aufmerksamkeit. Bei der anschließenden Applied Kinesiology-Untersuchung zeigten sich energetische Störungen in allen getesteten Meridiansystemen. Die Störungen hingen u.a. mit einer chronischen Candidose des Magen-Darm-Traktes sowie mit Störfeldern der Nasennebenhöhlen zusammen. Durch die Gabe von hoT-Substanzen wie Zink, Selen, Magnesium, Calcium, ungesättigte Fettsäuren und Vitamine konnten diese Störungen im Test ausgeglichen werden.

Wir begannen also mit der hoT und fingen bald darauf mit der Darmsanierung an. Damals habe ich mit hypoallergen verkapseltem Nystatin und einer parallel laufenden Candida-Diät behandelt. Um stabile Verhältnisse auch längerfristig zu erzielen, hatte ich den Eltern eine Mitbehandlung zur Sanierung vorgeschlagen, so dass die ganze Familie die Kur erfolgreich durchlief.

Nach dieser Basisbehandlung testeten wir mit der AK die täglichen Nahrungsmittel sowie eine breite Palette von Nahrungsmittelzusatzstoffen, wie sie sich in Cola, Käse, Gummibärchen oder anderen bunten Nahrungsmitteln wie Joghurt finden. Das Mädchen konnte fast nichts vertragen, was mit dieser Nahrungsmittelchemie belastet war. Zuckerfreie Ökokost war auch weiterhin angesagt. Auf Wunsch der Eltern führten wir nun eine Bioresonanztherapie mit Löschung verschiedener Allergene durch. Der Schwerpunkt lag wunschgemäß auf den eigentlich überflüssigen Zusatzstoffen, „weil die Kleine ja sonst nichts hat!" Nach etwa drei Monaten naturheilkundlicher Therapie hatte eine Untersuchung der Neurologie in der Universitätsklinik unveränderte Befunde bezüglich des Epilepsieherdes ergeben.

Nachdem wir das Kind ca. 5 Monate saniert und orthomolekular behandelt hatten, war auch die Bioresonanztherapie abgeschlossen. Der abschließende AK-Test ergab ein ausgezeichnetes energetisches Ergebnis. Die Regulation des Kindes war so stabil, dass sie auch auf den Kontakt mit ehedem belastenden Substanzen keinerlei Schwächen zeigte. Das Befinden war subjektiv und nach Aussagen der Eltern wesentlich besser. Ihre Lernbereitschaft und Merkfähigkeit in der Schule hatten einen deutlichen Schub erfahren und sie hatte in der ganzen Zeit unserer Therapie keinerlei Infekte gehabt, obwohl sie zuvor ziemlich infektanfällig gewesen war. Dann kam es zur nächsten Kontrolluntersuchung in der Neurologie. Das Ergebnis war laut Arztbrief „außerordentlich erfreulich, so dass wir vorschlagen möchten, die Medikamente

langsam über einen Zeitraum von 3 Monaten auszuschleichen!"
Die Epilepsie ist eine inzwischen von der Familie vergessene Episode. Seither ist aus dem Kind ein offenes, fröhliches und leistungswilliges junges Mädchen geworden, das Freude an der Schule und am Sport hat. Mit großem Elan macht sie Musik und bereitet sich auf ihr nicht mehr allzu fernes Abitur vor.

Praxisfall Nr. 12: Überflüssige Hüftoperationen

Ein befreundeter Orthopäde rief eines Tages an und fragte, ob ich etwas gegen Viren in der Hüfte machen könne. Auf meine Gegenfrage, wie das denn nachgewiesen worden sei, erklärt er mir, dass der Patient, um den es in diesem Fall gehe, schon dreimal an der Hüfte opertiert worden sei. Die Zeitabstände zwischen den Operationen lägen bei jeweils etwa drei Monaten. Wenn der Wundschmerz abgeklungen sei, hätten die alten Schmerzen wieder zugenommen.
Auslöser für die erste Operation waren seit ca. 3 Jahren zunehmende Schmerzen in der Hüfte, gegen die keine Medikamente mehr geholfen hätten. Meine Antwort auf seine Frage lautete: „Gegen Viren in der Hüfte kann ich auch nichts machen. Ich kann aber dem Körper helfen, selber wieder gut zu regeln und die Viren seinerseits aus der Hüfte zu vertreiben." So kam der Patient wenige Tage später zur Behandlung in meine Praxis. Wir testeten zunächst mit der AK und fanden die obligatorische Dysbiose des Darmes sowie orthomolekulare Mangelzustände. Interessant für den Patienten war, dass z.B. reines Zink im Mund spontan seinen Gelenkschmerz völlig auslöschte. Selbst eine Gelenkbelastung konnte, solange das Zink im Mund war, keinen Schmerz auslösen. Das Gleiche galt für reines Magnesium, für Lachsöl und den Vitamin B-Komplex plus. Ungläubig verfolgte der Patient die Untersuchung, die ihm das erste Mal seit ca. vier Jahren eine schmerzlose Gelenkbewegung und Belastung der kranken Hüfte erlaubte.
Anschließend testeten wir homöopathische Ampullen für eine Potenzierte Eigenblutbehandlung (PEB, siehe S. 318f.). Mit dieser Reiztherapie können

oft kurzfristig sich selber unterhaltende Schmerzreize (Schmerzgedächtnis , siehe S. 159) unterdrückt oder blockiert werden. Die Therapie begann wegen der Schmerzen sofort mit der PEB dreimal pro Woche sowie mit einer umfassenden hoT. In der dritten Woche hatten wir mit der Candida-Diät und parallelen Nystatinbehandlung angefangen, die einige Tage den Schmerz wieder leicht verschlimmert hatte. Innerhalb von ca. fünf Wochen war der Patient völlig schmerzfrei.

Gegen Ende der PEB und Pilztherapie hatte ich den Patienten mehrfach nachdrücklich auf die Notwendigkeit einer abschließenden Nahrungsmitteltestung mittels der AK hingewiesen, da ich dort die eigentlichen Ursachen für sein Schmerzsyndrom sah. Als wir die o.a. Therapien abgeschlossen hatten, blieb der Patient einfach weg und kam erst etwa ein Jahr später wieder in meine Praxis, um sich „eine neue Spritzenserie abzuholen." Er hatte nun wieder seit einigen Wochen leichte Schmerzen in der Hüfte und wollte es gar nicht wieder „richtig schlimm" werden lassen. Zunächst gab es einen Disput, weil ich es ablehnte, „sein Spritzenknecht" zu sein. Er wandte ein, er bezahle schließlich diese Behandlung und wenn er keinen Nahrungsmitteltest machen wolle, sei das seine eigene Entscheidung. Dem konnte ich nur zustimmen und ihm anheim stellen, einen anderen Arzt für dauernde Injektionsserien aufzusuchen. Dann erklärte ich ihm, mein Behandlungsziel sei die Gesundheit des Patienten. Wenn die nicht zu erreichen sei, wäre ich gern bereit, Leiden immer dort zu lindern, wo Heilung nicht möglich sei.

Also vereinbarten wir eine „letzte Spritzenserie" und den Nahrungsmitteltest für die nächsten Wochen, obwohl der Patient sich nach eigener Einschätzung „ganz gesund ernährt. Vom Essen kann das gar nicht kommen!"

Die Hüftschmerzen ließen schnell nach und waren nach etwa 2 Wochen abgeklungen. Anschließend kam der Patient mit seinen eigenen Nahrungsmitteln zum Test. Das Ergebnis war erschreckend: Er konnte annähernd 70 % seiner mitgebrachten Nahrungsmittel nicht vertragen. Eine Woche später machten wir einen Nachtest mit Nahrungsmitteln, die er in Bezugsquellen erstanden hatte, die ich ihm als ökologisch und gut empfohlen hatte. Diese Produkte konnte er bis auf eine Käsesorte alle gut vertragen. Wir trennten uns mit meiner Empfehlung, in Zukunft nur noch gesunde Kost zu essen und damit die Gesundheit und Schmerzfreiheit der Hüfte zu sichern.

Etwa 2 Jahre lang kam der Patient fast jedes Quartal einmal in meine Praxis, setzte sich auf den Patientenstuhl im Sprechzimmer und sagte mit schief gelegtem Kopf: „Meine Hüfte ist immer noch in Ordnung und ohne Schmerzen. Aber dass das vom Essen kommen soll – das glaube ich Ihnen immer noch nicht!"

Käse – ein gesundes Nahrungsmittel?

Um die Einsatzorte der Nahrungsmittelchemie am Beispiel von konventionellem Käse klar zu machen: Der Käse, den Sie im Supermarkt für wenig Geld preiswert erstehen, enthält leider meistens nicht nur das erwartete durch Bakterien oder Pilze gereifte Milcheiweiß.

Bakterien und Schimmelpilze sollten eigentlich reines Milcheiweiß fermentieren und dabei das sortentypische Aroma natürlich und gesund entwickeln.

Im modernen konventionellen Käse sind heute aber leider oft

- → mehrere verschiedene chemische Farbstoffe zur Optimierung des Aussehens
- → einzelne oder mehrere chemische Aromen zur Optimierung des Geschmacks und zur Vortäuschung eines höheren Reifungsalters bei „altem" Käse
- → chemische Stabilisatoren und Reifungsstopper, die das Fortschreiten der Fermentation bis zu einem möglichen Zerfall des Handelsproduktes blockieren
- → Fußpilzmittel, die dafür sorgen, dass der Käse lange scheinbar frisch und unverschimmelt aussieht, wenn er im Anschnitt ist
- → unterschiedliche Anteile von tatsächlich frischem Milcheiweiß
- → unterschiedliche Anteile von Milchpulver aus der Vorratsreserve der EU
- → Rückstände von agrotechnischen Chemikalien

Derartige chemische Kunstprodukte sind langfristig gesundheitsschädlich und machen auch beim Gesunden Nahrungsmittelstress! Wieviel mehr noch bei Patienten mit Colitis ulcerosa oder Morbus Crohn?

Zwar sind diese Chemikalien aus unerfindlichen Gründen in der EU offiziell als Zusätze für Nahrungsmittel zugelassen, aber sinnvoll für den Verzehr

sind sie ganz sicher nicht.
Die Zulassungen werden nach Einzelprüfung erteilt, wenn eine Substanz „keine gesundheitlichen Schäden" verursacht. Was eine Kombination von 10 bis 15 verschiedenen Chemikalien im Verbund mit den natürlichen Stoffen, die letzten Endes auch Chemikalien sind, im Körper anrichten kann, wurde niemals untersucht.
Außerdem ist für keinen dieser Zusatzstoffe geprüft worden, wie solche Substanzen auf starke Erhitzung beim Überbacken als Pizza, Auflauf usw. reagieren. Dass dieser Chemikaliencocktail eine gesundheitsgefährdende Mischung darstellt, ist ziemlich wahrscheinlich und entspricht der Erfahrung von Neurodermitikern oder Wirbelsäulenkranken, die Belastungen am ehesten spüren. Wenn Sie gern mit Käse überbacken wollen, nehmen Sie am besten Ökokäse, der schon vor 100 Jahren als Grundlage für schmackhaftes Gratinieren diente.
Die Krebsauslöser aus dem Grillfleisch sind inzwischen jedem geläufig. Die negativen Auswirkungen leichtfertiger Gewinnmaximierung einer unsensiblen Nahrungsmittelindustrie werden bisher nicht weiter beachtet: Aus mangelndem öffentlichen und wirtschaftlichen Interesse!
Selbst Bio-Käse wurde unkritisch zumindest bis Ende 1998 in krank machendem, Weichmacher freisetzenden Kunststofffolien gereift!
Chemische Fremdstoffe zerstören die Symbiose im Darm. Das macht Stress! – Jede Form von Stress kann Krankheiten wie z.B. Bluthochdruck, eine chronische Bauchspeicheldrüsenentzündung oder z.B. eine Fettstoffwechselstörung verursachen.

P13

Praxisfall Nr. 13: Schwangerschaftsekzem nach gratiniertem Käse

Eine 32-jährige Schwangere kam mit einem therapieresistenten Ekzem in meine Praxis. Es war in einem Frühsommer mit zum Teil für Norddeutschland unüblich hohen Temperaturen. Das Ekzem bestand schon etwa 5 Wochen und hatte sich innerhalb der letzten 3 Wochen verstärkt über den ganzen Körper ausgebreitet. Die offizielle Diagnose aus der Universitäts-Hautklinik lautete nach Angaben der Patientin: Hitzepickel in der Schwangerschaft. Sie war jetzt in der 31. Schwangerschaftswoche und völlig hilflos dem Juckreiz, den teilweise nässenden Hautläsionen und dem Schmerz von Schweiß in offenen Stellen ausgeliefert. Ihr Leiden wurde durch die Wärme noch verstärkt. Cortison von niedergelassenen Fachärzten und der Uni-Klinik hatte ihr zunächst etwas, dann aber gar nicht mehr geholfen. Außerdem machte sich die zukünftige Mutter inzwischen auch Gedanken über die Auswirkungen der Cortisongaben auf ihr noch nicht geborenes Kind.

Wir unterhielten uns zunächst eingehend über ihr Wohnumfeld und ihr Ernährungsverhalten, das sie beides als sehr gut empfand. Bei genauerer Betrachtung der Nahrungsmittel, die regelmäßig auf dem Speiseplan standen, hatte ich deutliche Bedenken.

Die AK-Untersuchung ergab neben hoT-Defiziten allergische Belastungen sowie eine Candidabelastung des Darmes. Dazu ist anzumerken, dass Hauterkrankungen wie dieses Ekzem oder eine Neurodermitis für mich ohne chronische Dysbiosen des Darmes gar nicht mehr vorstellbar sind.

In der Schwangerschaft konnte ich schlecht mit einer regulären schulmedizinischen Candidatherapie, z.B. mit Nystatin, beginnen. Auch direkt nach der Entbindung in der Stillzeit erscheint mir das wenig sinnvoll, da das Kind mit den über die Milch ausgeleiteten Zerfallsprodukten der Pilze zurechtkommen müsste – eine überflüssige Belastung des Neugeborenen. Wir begannen also mit einer breit angelegten hoT. Die Patientin bekam Magnesium-Calcium, Spurenelemente als Komplex sowie Omega-3-Fettsäuren als Lachsöl und sollte sich möglichst nur noch aus dem Ökoladen ernähren.

Innerhalb von 6 Tagen führten wir mittels AK einen Nahrungsmitteltest an von der Patientin mitgebrachten Lebensmitteln sowie an Luftproben aus dem Wohnhaus durch. Die Raumluft war in Ordnung, was man von der Ernährung nicht sagen konnte: belastende Zusatzstoffe in den meisten Grundnahrungsmitteln aus dem Supermarkt. Fast die gesamte Ernährung musste auf natürliche Ressourcen umgestellt werden. Nach etwa 2½ Wochen konsequenter Kostumstellung unter hoT und täglich reichlicher Trinkmenge klaren Wassers aus der Leitung war das gesamte Ekzem völlig abgeheilt. Sehr zum Erstaunen der Betroffenen und ihres Ehemannes.

Wochen später an einem Montagmorgen erschien die Patientin wieder in meiner Praxis. Sie war inzwischen Ende der 37. SSW und hatte einen Rückfall, „obwohl ich alles immer genauso gemacht habe, wie Sie das hier untersucht und gesagt haben!" Nach einem eingehenden Gespräch von einer halben Stunde kam endlich die Information über den aktuellen Auslöser: Sie hatte für Freunde am vergangenen Freitag eine Pizza gebacken – „alles selber gemacht, alles so wie Sie immer gesagt haben!"

Leider hatte sie sich beim Einkauf des Gouda aus dem Grünen Laden etwas verkalkuliert und musste nun, um ausreichend Käse auf die Pizza geben zu können, den fehlenden Gouda beim gegenüberliegenden Supermarkt nachkaufen. „Aber das bisschen Gouda nur einmal kann das doch gar nicht machen! Ich hab auch nur wenig von der Pizza gegessen."

Meine Therapieempfehlung bestand in reichlich klarem Wasser – 3 l pro Tag! – und einer kurzfristigen Erhöhung der hoT-Dosis, um eine maximale Ausleitung der überbackenen gerösteten Chemikalien zu erreichen. Erst am kommenden Freitag sollte mich die Patientin anrufen und berichten – es sei denn, es ginge ihr wider Erwarten schlechter mit der Haut.

Nach nur 3 Tagen mit gesunder Naturkost und 3 l Wasser täglich war die Haut wieder abgeheilt. „Ich kann das gar nicht glauben!" – aber so war's.

Interpretation ausgewählter E-Stoffe

Aus den folgenden Tabellen[1] gehen Störpotentiale von üblichen Nahrungsmittelzusätzen hervor. Die Tabellen ließen sich inzwischen auf ca. 3000 verschiedene Substanzen mit teilweise erbgutverändernder kancerogener Potenz erweitern. Alle unten angegebenen Chemikalien sind in der EU amtlich zur Verarbeitung in Nahrungsmitteln und Medikamenten für den menschlichen Verzehr zugelassen! Alle stören mehr der weniger die natürlichen Regulationsmechanismen in Körper, Darm und Hormonsystem! Sicher ist keine auf Gratinieren z.B. bei Pizza usw. untersucht worden! Dies ist höchst bedenklich, wenn man weiß, dass jeder von uns im Schnitt mehr als 25 kg Chemikalien im Jahr verzehrt.

1 Quelle: diverse Internetseiten u.a. www.zusatzstoffe-online.de, www.bfr.bund.de (Stichwort Hyperaktivität und Zusatzstoffe), www.oeko-test.de

Tab. 4: Farbstoffe

Nr.	Farbstoff	Farbe	Eigenschaften
102	Tartrazin	gelb	synthetisch, allergieauslösend, v.a. Lebertoxizität
104	Chinolingelb	gelb	synthetisch, allergieauslösend
110	Gelborange S	orange	synthetisch, allergieauslösend
122	Azorubin	rot	synthetisch, allergieauslösend
123	Amaranth	rot	synthetisch, allergieauslösend
124	Cochenillerot A	rot	seit 1976 in den USA verboten, synthetisch, allergieauslösend
127	Erythrosin	rot	synthetisch, allergieauslösend, kann ADHS auslösen
161 g	Canthaxanthin	rot-orange	synthetisch, vom Verzehr abzuraten, v.a. Lebertoxizität

Tab. 5: Konservierungsstoffe

Nr.	Konservierungsstoff	Eigenschaften
210	Benzoesäureverbindungen	synthetisch, allergieauslösend, z.B. Asthma, Urtikaria, Reflux, leberbelastend bei gleichzeitiger Aufnahme von künstl. Farbstoffen, bei Hunden in höheren Dosen epileptische Anfälle. Cave: Epileptischer Anfall nach Kindergeburtstag! (Praxisfall Nr. 11, S. 81ff.)
211	Natriumbenzoat	
212	Kaliumbenzoat	
213	Calciumbenzoat	
249-250	Kalium-, Natriumnitrit	synthetisch – Bildung von Nitrosaminen, erhöhtes Krebsrisiko, vor allem, wenn das Nahrungsmittel erhitzt wird
251-252	Natrium-, Kaliumnitrat	
280-283	Propionsäure/Propionate	synthetisch – vom Verzehr abzuraten, verursachen Magenkrebs

Tab. 6: Antioxidanzien

Nr.	Zusatzstoff	Eigenschaften
310-312	Gallate[1]: Propyl-, Octyl-, Dodecyl-	synthetisch – allergieauslösend
320	Butylhydroxianisol (BHA)	synthetisch – reichert sich im Körper an, Unverträglichkeitsreaktionen oder Allergien möglich, Lebervergrößerungen
321	Butylhydroxytoluol (BHT)	synthetisch – Unverträglichkeitsreaktionen oder Allergien möglich, haut-, schleimhaut- und lebertoxisch, Krebs erregend

Tab. 7: Verschiedene sonstige Zusatzstoffe

Nr.	Zusatzstoff	Eigenschaften
470b	Magnesiumsalze der Speisefettsäuren (Magnesiumstearat) z.B. als Tabletten- und Drageefüllstoff	Schmierstoff für Tablettiermaschinen, unverdauliche Wachsseife mit Schmelzpunkt ca. 150 ° C, behindert Freisetzung pharmakologischer Wirkstoffe, fördert intestinale Dysbiosen
620-625	Glutaminsäuren	Geschmacksverstärker, in Fertiggerichten, allergieauslösend – können Übelkeit, Kreislaufprobleme, Urtikaria, Kopf- und Magenschmerzen auslösen – China-Restaurantsyndrom!
621	Natriumglutamat	
625	Magnesiumglutamat	
951	Aspartam	Süßstoff synthetisch – allergieauslösend
952	Cyclamat	Süßstoff synthetisch – von Verzehr abzuraten – in USA verboten
953	Isomalt	Süßstoff synthetisch – vom Verzehr über 20 mg ist abzuraten
954	Saccharin	Süßstoff synthetisch – von häufigem Verzehr ist abzuraten

1 Nach einer neuen Studie aus Italien sind Gallate hormonaktive Substanzen, die die Fruchtbarkeit beeinflussen können.

Schadstoffe in der Nahrung

Im folgenden Text möchte ich Ihnen einige Hinweise zu Nutzen und Gefahren von chemischen Produkten und Chemikalien im Haushalt geben. Dass die natürlichen Pyrethroide als Insektengifte völlig harmlos seien, konnte man wirklich nur sehr kurze Zeit glauben. Alles, was kleine Tiere, Pflanzen oder Bakterien tötet, wird früher oder später auch den Menschen töten oder krank machen. Dabei kann es sich beim Menschen um eine größere Toleranz gegenüber höheren Dosierungen handeln. – Aber diese Toleranz ist stets nur befristet. Giften, egal welcher Art, halten wir alle langfristig nicht stand. Das haben mich nicht nur vom Interkontinentalflug krank Heimgekehrte gelehrt: Der Entwesung des Flugzeugs durch Paral und Co. steht eine zunehmende Vergiftung des Passagiers auf Langstreckenflügen gegenüber. Über die kunststoffverpackte Bordkost brauche ich Ihnen sicherlich nichts weiter zu erzählen.

Antihaftbeschichtungen

Meiden Sie antihaftbeschichtetes Kochgeschirr und Pfannen sowie beispielsweise die heute so beliebten Backautomaten und Fritteusen in Ihrem Haushalt. Die oberflächlichen Beschichtungen können Spuren krank machender Substanzen in Ihr Backgut oder in das Frittieröl abgeben. Das gilt auch, obwohl die deutsche Stiftung Warentest in mehreren Untersuchungen von Pfannen mit Antihaftbeschichtungen in den letzten Jahren gute Noten vergab. Verschiedene internationale Untersuchungen[2] haben gezeigt, dass derartige Fett sparende Beschichtungen Chemikalien an das Bratgut abgeben, deren Auswirkungen auf die Gesundheit des Menschen jedoch bisher nicht abzuschätzen sind. Früher sagten wir: Unwissenheit schützt vor Strafe nicht! – Das gilt ganz besonders für den vorbeugenden Gesundheitsschutz. Ob tödliche Medikamente, Fertighäuser oder Xyladecor – alle kausal entstandenen Krankheiten wurden erst nach epidemischen Gesundheitsschäden publik.

Acrylamid

Im Frühjahr 2002 war das Krebs erregende Acrylamid in aller Munde, nach-

2 Siehe z.B. im Forum bei www.orthomolekularia.info

dem es in zahlreichen Lebensmitteln in unerwartet hohen Konzentrationen nachgewiesen wurde. Einen wirklichen Grenzwert als Verzehrempfehlung gab es nicht.
Nach meiner Einschätzung stammt diese vor allem in Chips, Pommes frites und Backwaren neu entdeckte Chemikalie Acrylamid aus Interaktionen mit den Antihaftbeschichtungen von Bratpfannen, Backblechen usw. Außerdem entsteht es beim Erhitzen kohlenhydrathaltiger Lebensmittel in Fett, d.h. beim Frittieren, an beschichteten Kontaktflächen.
Nach der allgemeinen wissenschaftlichen Ansicht entsteht Acrylamid, wenn die Aminosäure Asparagin, die vor allem in Kartoffeln und Getreide vorkommt, in Kontakt mit Zuckern bzw. Stärke über 120°C erhitzt wird. Besonders viel Acrylamid bildet sich, wenn diese Lebensmittel trocken über 180°C erhitzt werden. Dabei soll schon eine dünne, trockene Schicht ausreichen, um die Acrylamidbildung massiv zu fördern. Daher sind die gebräunte Oberfläche von Pommes frites, Brotkrusten, Knäckebrot und Kartoffelchips besonders gefährliche Acrylamidquellen. Die Industrie hat ihre Produktion inzwischen teilweise verändert und die Gehalte an Acrylamid in ihren Produkten z.T. gesenkt. Leider liegen aber auch heute noch viele täglich verkaufte Produkte sehr deutlich oberhalb des empfohlenen Grenzwertes.

Glycidamid

Außer Acrylamid entsteht beim Erhitzen von Kartoffelprodukten schon ab 120°C das Krebs erregende Glycidamid, das von der TU München 2008 erstmals in Chips und Pommes frites nachgewiesen wurde[1]. Zwar kommt es in deutlich geringeren Mengen in diesen Lebensmitteln als das chemisch verwandte Acrylamid vor – dafür ist es aber 300-fach stärker Krebs erregend. In Säugetierzellen können selbst geringste Glycidamidmengen das Erbgut verändern. Verringert werden kann die Glycidamidbildung durch die Verwendung gesättigter Fette beim Frittieren, die aber wieder erhöhte Anteile von Transfetten (siehe S. 113) enthalten können. Daher sollten Sie am besten gar nicht Frittieren. Das stark Krebs erregende Glycidamid entsteht übrigens auch in unserem Körper als Abbauprodukt in der Leber aus Acrylamid

1 Journal of Agricultural and Food Chemistry Vol. 56, 15, S. 6087-6092, 2008

– wenn wir Chips und Fritten verspeist haben.
Auf zu hohe Temperaturen beim Backen und Frittieren sollten Sie wenn möglich verzichten und beispielsweise einen Braten im Backofen besser durch langsames Garen aromatisieren. Die Gartemperatur kann dann zwischen 80–110°C liegen. Ein langsam im eigenen Saft gegarter Braten ist wesentlich schmackhafter und kann auch mal 2–3 Stunden allein im Ofen schmoren. Die Garzeiten bei Niedrigtemperatur liegen allerdings zwischen 3–5 Stunden je nach Gewicht des Bratgutes. Dennoch können Sie dadurch auch noch Energie einsparen, weil das Temperaturgefälle zwischen dem Innenraum des Backofens und der Umgebungstemperatur wesentlich niedriger ist und damit Wärmeverluste reduziert werden.

Kunststoffe

Viele Haushaltsgegenstände zum Aufbewahren von Lebensmitteln enthalten Weichmacher, damit das Kunststoffmaterial lange weich bleibt. Oft sind das Phtalate, an deren Schädlichkeit es keinen Zweifel mehr gibt: Im Jahr 2000 wurde DEHP (Diethylhexylphthalat), das insbesondere in PVC verwendet wird, von einer EU-Arbeitsgruppe als fruchtschädigend und fruchtbarkeitsschädigend eingestuft. DBP und DEHP werden von der EU auf Grundlage der vorhandenen tierexperimentellen Studien als „fortpflanzungsgefährdend“ kategorisiert (2003/36/EG; 76/769/EWG). Wissenschaftler vermuten, dass Phtalate wie DEHP und DBP (Dibutylphtalat) nicht nur die Fortpflanzungsorgane, sondern auch Leber und Nieren schädigen und Krebs erregend sind. Auf Basis dieser Erkenntnisse hat das Europäische Parlament 2005 die Verwendung der Phtalate DEHP, DBP und BBP in Spielzeug und Babyartikeln verboten. Drei weitere Phtalate – DINP, DIDP und DNOP – dürfen nach dem EU-Beschluss nicht mehr in Artikeln verwendet werden, die Säuglinge bzw. Kleinkinder in den Mund nehmen. Außerdem wurde eine Überprüfung von Plastik in medizinischen Produkten angekündigt, die inzwischen zu vielen Produktveränderungen geführt hat.
Aber auch andere Kunststoffe sollten im Kontakt mit Lebensmitteln gemieden werden. So wird z.B. Bisphenol A in großen Mengen bei der Herstellung bestimmter Kunststoffe und Kunstharzlacke eingesetzt. Diese finden sich u.a. als Plastikflaschen der Mineralwässer wieder, in Plastikschüsseln und

Babyfläschchen, aber auch als Beschichtung von Konservendosen und als Folienverpackungen. Bisphenol A kommt also an vielen Stellen unmittelbar mit Lebensmitteln in Kontakt und kann in diese hineinwandern. Die Hitze des Wasserkochers, aber auch schwache Säuren und Laugen begünstigen das Herauslösen aus den Kunststoffen.

Vielfältige unerwünschte Wirkungen von Bisphenol A im Körper sind durch verschiedene Studien belegt. So hat Bisphenol A z.B. durch seine hormonähnlichen Wirkungen Einfluss auf die Fruchtbarkeit. Aktuellen Studien zufolge kann es bei Kleinkindern die Gehirnentwicklung schädigen und bei Erwachsenen zu Leberschäden, Diabetes und Herzerkrankungen führen. Zudem soll Bisphenol A Einfluss auf das Prostata- und Brustkrebsrisiko haben und ein Zusammenhang mit der wachsenden Zahl von Übergewichtigen in den Industrienationen wird ebenfalls diskutiert.

Nichtsdestotrotz wurde der Grenzwert zum Wohle der Verpackungsindustrie von der EU erst 2007 von 10 auf 50 µg angehoben – ein Wert, der von Wissenschaftlern des Umweltbundesamtes und des BUND einhellig als zu hoch angesehen wird. Sie können sich persönlich derweil nur durch Verzicht auf entsprechende Materialien schützen. Am heimischen Herd sollten Sie daher auf alle Kunststoffteile im Backofen sowie am besten auch bei der Verarbeitung Ihrer Nahrungsmittel verzichten. Kochlöffel aus Holz, Teigschaber, Rührer und Knetschüsseln aus Metall bzw. Glas oder Keramik sind die gesündere Wahl statt der bequemen, aber gesundheitlich belastenden Kunststoffalternativen, die Sie allenthalben antreffen.

Zum Ende dieses unschönen Kapitels noch eine Meldung aus der Welt am Sonntag Nr. 11 vom 15.03.2009: 12 von 20 in der Universität Frankfurt 2008 untersuchten Mineralwässer enthalten so genannte Xenoöstrogene. Das sind verschiedene Formen von hormonwirksamen Substanzen, die wie Östrogen in Mensch und Tier wirken. Wörtlich heißt es in der Veröffentlichung: „… Wir mussten feststellen, dass Mineralwasser, hormonell betrachtet, in etwa die Qualität von Kläranlagenabwasser aufweist.“ – Na, dann guten Appetit!

Dass wir den Kunststoffen in der Nahrungskette nicht völlig ausweichen können, soll Ihnen die folgende Darstellung am Beispiel der Milchproduktion zeigen. Im Spätsommer sieht man oftmals mannsgroße weiß oder farbig

leuchtende Ballen auf den abgemähten Wiesen liegen. Das ist Heu, das so vor Feuchtigkeit des Regens geschützt werden soll. Der Sonne ausgesetzt, würden die Folien jedoch schnell zerfallen und der gewünschte Effekt wäre dahin. Also enthalten die Folien Weichmacher, die neben dem Folienschutz die unangenehme Eigenschaft haben, auszugasen und sich in Fetten anzureichern. Heu ist nicht fett? Die Samen im Futter enthalten ungesättigte Fettsäuren, die die z.T. hormonaktiven Weichmacher anreichern können.
Sehen wir uns nun die Arbeit im Stall an: Eine Melkmaschine besteht aus einem Kunststoff-Melksystem am Euter der Kuh. Das gesamte Schlauch-Rohrsystem besteht aus Kunststoffen. Die Sammelbehälter sind oft aus Metall, aber spätestens in der Molkerei werden weitere Arbeiten und die Lagerung von Milch, Sahne, Joghurt und reifendem Käse in oder auf Kunststoffen erledigt, „weil das so hygienisch ist!" – Vor allem ist es billiger, als Metallgeräte oder -regale. Nicht zuletzt den Weg von der Molkerei bis in Ihren Kühlschrank finden die Molkereiprodukte dann in weiteren Kunststoffverpackungen oder Folien. Da wir diesem Teufelskreis nicht mehr ausweichen können, sollten wir immer dort, wo wir die Möglichkeit haben, auf Kunststoffkontakt von Lebensmitteln verzichten.
Interessant ist in diesem Zusammenhang noch ein Aspekt der Industrieeinflüsse in der EU. Vor mehr als zehn Jahren wurde von der EU bindend vorgeschrieben, dass Schneidebretter in Schlachtereien, in Käsegeschäften oder beim Verkauf von Lebensmitteln in Supermärkten nicht mehr als Holz sein durften – wegen der Hygiene. Seit 2006 gibt es eine neue Studie zu diesem Thema: Holz hat aufgrund der enthaltenen Lignine usw. einen natürlichen Schutz gegen eine Überwucherung mit Bakterien, im Gegensatz zu allen untersuchten Kunststoffbrettern. Das ändert aber leider nichts an den gesundheitsgefährdenden EU-Vorschriften.
Mit den Kunststoffen ist es wie im Märchen von 1001 Nacht: Ist der Geist erst aus der Flasche, werden wir ihn nie wieder unter Kontrolle bringen. Das gilt für die Weichmacher vom Typ der Phtalate ebenso wie für komplexe Kohlenwasserstoffverbindungen vom Typ der FCKW – FluorChlorKohlenWasserstoffe – usw., die unter anderem die Grundlage der Kunststoffherstellung bilden und als Ausgasungen die Ozonhülle unserer Atmosphäre zerstören.

Genfood

Wie bei den Kunststoffen gilt auch bei der Gentechnik, dass der erst einmal aus der Flasche entwichene Geist nicht mehr zu kontrollieren ist. Durch Freisetzungsversuche mit genveränderten Pflanzen wird unsere ortsständige Flora unwiderruflich mit verändert – und sicher auch die Tierwelt, wenn Pflanzen plötzlich Substanzen abgeben, die gezielt eine Insektenspezies eliminieren, deren Funktion im Ökosystem Acker und Umwelt wir noch gar nicht kennen!

Und wenn wir wissen, dass im Arktiseis Pollen aus der Sahara nachzuweisen sind, dann muss man schon Seehofer heißen, um „Sicherheitszonen“ zwischen Genpflanzenflächen zum konventionellen und biologischen Landbau von wenigen hundert Metern als „sicher“ einzustufen. Dass der erste Imker in Bayern 2008 seine gesamte Honigernte zur Müllverbrennung fahren musste, weil sie Kontaminationen von Genmaterial enthielt, zeigt schlaglichtartig eine Auswirkung unverantwortlichen Handelns in der modernen Wissenschaft.

Darüber hinaus haben gentechnische Veränderungen an Pflanzen und Tieren auch Auswirkungen, die bisher kaum bedacht und deshalb auch nicht untersucht wurden. Gene steuern im Organismus neben der Fortpflanzung beispielsweise die Synthese, d.h. Herstellung von Eiweißen, Hormonen, Enzymen usw. Der Chemiker weiß, dass er zu jeder einzelnen Fragestellung bzw. Analyse ein ganz spezielles Untersuchungsverfahren entwickeln muss, ohne das kein exakter Nachweis einer Substanz möglich ist. Bei unbekannten komplexen Substanzen wie den oben Beschriebenen sind Nachweise gar nicht möglich, weil ein passender Untersuchungsansatz fehlt. Das erklärt beispielsweise auch das späte Entdecken von Umweltgiften im Grundwasser – oder von den oben angesprochen Hormonen im Deutschen Brunnen (siehe S. 94).

Neue „körpereigene“ Substanzen wird man in Zukunft noch bei vielen gentechnisch veränderten Lebensmitteln finden. – Und man wird hier und da feststellen, dass diese kanzerogen, d.h. Krebs erregend sind, oder allergisierend, oder die Darmflora des Menschen und der Nutztiere zerstörend. Aber dann könnte es wieder einmal zu spät sein, den Geist in die Flasche zurück zu treiben, weil die „Infektion“ der Umwelt mit pathogenen künstlichen Or-

ganismen nicht mehr zu stoppen ist.
Der Geist, der aus der Flasche kam, ist nicht zuletzt auch im Salzbergwerk Asse zu bestaunen – als „völlig unerwartete“ hochradioaktive Salzlake. Moderne Wissenschaft, die Leiden schafft – mit großer Zuverlässigkeit auf hohem Signifikanzniveau!
Verantwortung und Ethik sind Begriffe, die wie eine humanistische Bildung zunehmend unmodern werden. Erst wenn die Welt hinreichend zerstört ist, wird die Menschheit begreifen, dass die Bodenschätze auf dem Mond sicher kein einziges irdisches Problem lösen. So wie Sie sich an Ihren persönlichen Schwächen und Stärken orientieren müssen, wenn Sie in Gesundheit alt werden wollen, so müssen wir als Menschheit unsere Mutter Erde und die Atmosphäre pfleglicher behandeln, wenn auch unsere Enkelkinder diesen Lebensraum noch als lebenswert empfinden sollen. Dazu passen Weltraumflüge begüterter Amerikaner so wenig wie Atomenergie oder Gentechnik auf dem Acker!
Die Diskussion um diese Fragestellungen beginnt erst wirklich, wenn wir die ersten Fälle von unstrittigen Gesundheitsschäden beim Menschen nachgewiesen haben. Da aber viele Krankheiten so genannte multifaktorielle Ursachen haben, ist ein solcher Nachweis nur schwer zu erbringen und wird erst dann gelingen, wenn unsere Welt in weiten Bereichen ruiniert ist.
Das hindert aber die amerikanischen Firmen ebenso wenig wie einige europäische, Äcker und Wiesen mit Saatgut zu bebauen, das leider schon nach ein bis zwei Pflanzengenerationen die Umwelt derart verändert hat, dass gentechnikfreies Getreide oder Obst in der Region nicht mehr anzubauen ist.
Zur Rettung der Welternährung brauchen wir diese Dinge schon gar nicht. Oder ist es wirklich sinnvoll, gesunde gute Nahrungsmittel wegen Überflusses zu vernichten, um dann auf diese manipulative Art neuen, minderwertigen Überfluss zu schaffen? Der tägliche Wiener Brotabfall ist z.B. genau so hoch, wie der Tagesverzehr an Frischbrot in der zweitgrößten Stadt Österreichs!
Wer kann demnächst noch sagen, ob ein Multiallergiker überhaupt noch etwas essen kann? Wo alles mehr oder minder verseucht ist?
Die Gentechnik hat auch ihre gute Seiten? Die Bescheidenheit im Umgang mit der Umwelt hat sicher mehr gute Seiten und zerstört weder unsere Lebensgrundlagen noch die Gesundheit Unschuldiger.

Rapsöl

Zu Rapsöl gibt es interessante Studien und Meldungen aus der Umwelt, die den Gebrauch als Nahrungsmittel – auch als Bio-Rapsöl! – verbieten. Rapsöl war bis Anfang der 1970er Jahre ein technisches Öl. Es war für Menschen wegen der darin enthaltenen Erukasäure ungenießbar, die jedoch von Tieren toleriert und problemlos vertragen wurde. Erst die Hybridzüchtung des so genannten Doppelnull-Rapses (00-Raps) war frei von dieser Ölsäure und wegen ihrer „optimalen" Omega-3-Fettsäurezusammensetzung für den menschlichen Verzehr zu empfehlen.

Zu jener Zeit wurden in der Tierernährung der Universität Kiel verschiedene Fütterungsversuche mit diesem neuen „Wunderraps" durchgeführt – mit, wie ich meine, verheerenden Ergebnissen. Bei Hähnchen-Kollektiven, die mit steigenden Anteilen von Rapssaat an ihrem Mastfutter 12 Wochen lang bis zur Schlachtreife gefüttert wurden, waren nur jene Gruppen mit geringem oder ohne Rapsanteil zum Zielzeitpunkt wirklich schlachtreif.

Die Hähnchen, die ausschließlich Rapssaat bekommen hatten, waren am Ende der 12 Wochen verhungert, kleinen Amseln und jenen mit 50–90 % Rapsanteil erging es nicht wesentlich besser.

Zur gleichen Zeit fielen Jägern vermehrt tote Rehe, Dammwild und Hasen in der freien Wildbahn auf, deren Todesursache zunächst unklar blieb. Im Verlauf umfangreicher Untersuchungen zeigte sich, dass diese Tiere, alter Gewohnheit folgend, den neuen Raps gefressen hatten – und daran verendeten. Inzwischen sind die Tiere intelligenter und meiden derartiges Futter in größeren Mengen.

Nur der Mensch meint, dass er nach Eingriffen in das Erbgut ungestraft neue Pflanzen oder Pflanzenprodukte in die Ernährung einführen kann. In meiner Praxis habe ich einige Patienten gesehen, deren schmerzhaftes Schulter-Arm-Syndrom erst nach kompletter Elimination von Rapsöl und Rapsmargarine aus der Ernährung wirklich geheilt werden konnte.

Rapsöl kann man gern in den Dieseltank geben. Wenn man jedoch gesund bleiben möchte, bitte nicht in den Salat – und schon gar nicht in die vielleicht noch in Ihrem Haushalt vorhandene beschichtete Pfanne! Die entsorgen Sie am besten sofort gemeinsam mit dem krank machenden Öl.

Ratten würden Öko kaufen

Sie haben inzwischen häufiger meine Hinweise zu Ökokost, zu naturnahen Nahrungsmitteln aus der Region zur rechten Jahreszeit sowie einiges Warnende zur konventionellen Ernährung und Fastfood gelesen. Manchen von Ihnen stellt sich inzwischen vielleicht die Frage, ob es sich bei diesen Vorstellungen um meine persönliche Einstellung oder um tatsächlich wichtige, gut zu begründende Vorstellungen handelt.

Obwohl ich kein Anhänger der weit verbreiteten Studiengläubigkeit bin, weil die heutigen Ergebnisse nur zu oft die wissenschaftlichen Irrtümer aus der Sicht von morgen sind, stelle ich Ihnen für diesen Fragenkomplex gern eine beeindruckende Studie vom anderen Ende der Welt vor.

In Australien wurde vor einigen Jahren eine interessante Studie mit Ratten in diesem Zusammenhang durchgeführt. Eine größere Anzahl Ratten war in einem großen Käfig, der sich in verschiedene Räume und Lagermöglichkeiten unterteilte, untergebracht. In diesem Käfig gab es verschiedene Futterplätze mit mehreren getrennten Futtertrögen, die jeweils nur reines Futter einer Sorte wie z.B. Roggen, Weizen, Karotten usw. enthielten. Alle Rohstoffe waren frei von Zusätzen.

Der Versuch bestand nun darin, dass beispielsweise der Roggen in zwei nebeneinander stehenden Trögen angeboten wurde. In einem Trog Ökoware, im daneben stehenden konventionell erzeugtes Futter. Mehrere solcher Futterstellen wurde einer wochenlangen Beobachtung hinsichtlich der Futterwahl der Ratten unterzogen. Die Beobachter wussten nicht, welcher Trog Ökoware, welcher konventionelles Futter enthielt.

Weil sich scheinbar zufällig eine einseitige Bevorzugung bestimmter Tröge ergab, die man sich nicht erklären konnte, wurden die Tröge und die Futterstellen mehrfach umgestellt. Damit sollte z.B. das von Katzen bekannte Phänomen, sich immer einen bestimmten bioenergetisch guten Ort in der Wohnung zum Lagern auszusuchen, für die Futterwahl der Ratten ausgeschlossen werden.

Bei der anschließenden Auswertung des Futterverhaltens der Ratten war das Erstaunen groß: Mit sicherem Instinkt hatten die Ratten zielsicher immer wieder sofort die Ökotröge bei der Futteraufnahme angesteuert, egal wo diese gerade hingeräumt worden waren. Das konventionelle Futter hatte kaum

Chancen bei ihnen, solange gesunde Alternativen zur Verfügung standen. Das Resümee aus der Studie: Ratten würden Öko fressen! Stellt sich die Frage, ob Ratten wirklich intelligenter als Menschen sind, was meinen Sie? Dieser Studie ließen sich inzwischen viele Beobachtungen bzw. Mitteilungen aus dem Bekannten- und Patientenkreis hinzufügen. Dabei gibt es bei Tieren oft eine so gute Wahrnehmung, dass sie nicht nur Ökofutter bevorzugen, sondern darüber hinaus Ökofutter aus Holland verschmähen, solange sie nicht gerade am Verhungern sind. Die Wahrnehmung gesunder, nicht überzüchteter Haustiere scheint wesentlich besser zu sein, als wir das heute von Menschen in Mitteleuropa sagen können.

Anders sind die Umsätze von McDonalds und Co nicht zu verstehen. Anders ist auch nicht zu verstehen, dass Menschen „gut" essen gehen, und den anschließenden Durchfall wie das Magendrücken, Bauchschmerzen oder leichte Übelkeit nach einem Restaurantbesuch als normal hinnehmen. Dass allein eine Cola eine Neurodermitis zum Blühen bringen kann, wird in manchen modernen Kreisen gern als Binsenweisheit abgetan.

Orthomolekularer Mangel als Krankheitsursache

„Du bist was Du isst!“ wusste schon Hippokrates. Zur gleichen Zeit wussten die Ärzte im damals hoch entwickelten China, dass es Meridiane und somatotopische Zusammenhänge im Körper gibt, mit denen erfolgreiche energetische Therapien durchzuführen sind. Unter einem Somatotop versteht man ein Areal, in dem sich der Körper als Ganzes im Kleinen nochmals darstellt und über das man die dort repräsentierten Organe behandeln kann. Bekannte Beispiele sind Ohren und Hände, die in China schon früh im Rahmen der Ohr- und Handakupunktur behandelt wurden. Unter technischen Aspekten kann man das Somatotop mit einem Hologramm für Laserlicht vergleichen, das in immer kleinere Teilchen zerlegt stets das Ganze widerspiegelt.

Abb. 5: Die Grundsubstanz nach Pischinger – Kopf- und Darmhirn

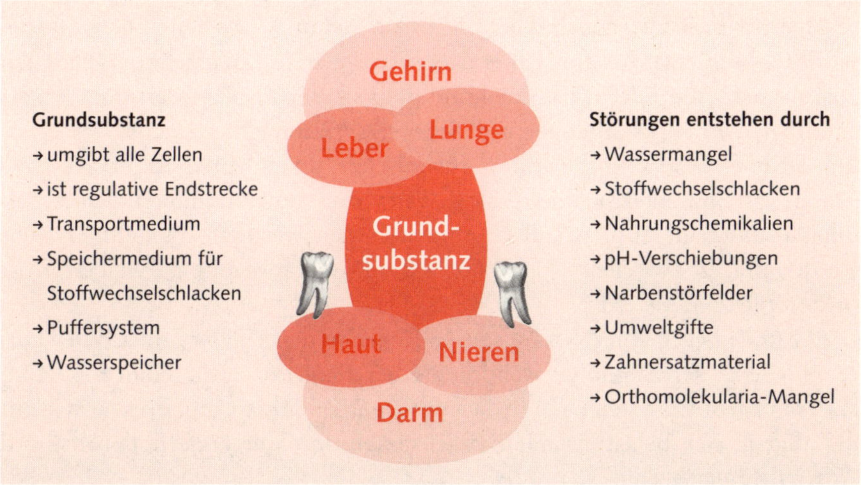
Grundsubstanz
→ umgibt alle Zellen
→ ist regulative Endstrecke
→ Transportmedium
→ Speichermedium für Stoffwechselschlacken
→ Puffersystem
→ Wasserspeicher
Gehirn
Leber
Lunge
Grund-substanz
Haut
Nieren
Darm
Störungen entstehen durch
→ Wassermangel
→ Stoffwechselschlacken
→ Nahrungschemikalien
→ pH-Verschiebungen
→ Narbenstörfelder
→ Umweltgifte
→ Zahnersatzmaterial
→ Orthomolekularia-Mangel

Durch Zusammenführung von Teilen dieses alten Wissens mit modernen Studien zur Orthomolekularen Medizin (OM) an Patienten, die ich innerhalb der letzten 20 Jahre untersucht und behandelt habe, entwickelte sich zunehmend ein ganzheitliches Gesundheits- und Krankheitsverständnis, das heute die Grundlage meiner Praxisarbeit am Ökosystem Mensch ist. In diesem Verständnis spielt die biologische Wertigkeit der Nahrung sowie die Abwesenheit von Chemikalien eine grundlegende Rolle. Unter Berücksichtigung der Veränderungen sowohl im Verhalten, in den Arbeitsabläufen mit der ständigen Zunahme von Stress und Umweltnoxen einerseits, aber auch der stark chemisch und künstlich veränderten Nahrungsgrundlagen, erscheint die hypoallergene orthomolekulare Therapie (hoT, siehe S. 105ff.) heute die grundlegende Basis zur Sanierung chronisch Kranker.

Die orthomolekulare Therapie geht u.a. auf den doppelten amerikanischen Nobelpreisträger Linus Pauling zurück, der diese Therapie in den 1950er Jahren für sich entdeckte und sich für ihre Verbreitung einsetzte.

Orthomolekulare Substitution ist eine biologische Aufwertung der Nahrung. Dabei heißt „orthomolekular" das „richtige Teilchen". Befragt man Ernährungswissenschaftler zur biologischen Qualität unserer modernen Kost, dann heißt es gern, die Menschheit hätte sich noch nie so gesund ernähren können wie heute. Im Widerspruch dazu finden sich heute Krankheiten gehäuft, die vor 50 Jahren zwar bekannt, aber eher selten waren: Dazu gehören Allergien ebenso wie Neurodermitis, Infektanfälligkeit genauso wie chronisch entzündliche Darmerkrankungen und Schmerzsyndrome.

Ein Grund für die Entwicklung chronischer Krankheiten ist der relative Mangel an Spurenelementen, Omega-Fettsäuren und Vitaminen, den Abbildung 6 darstellt. 100 % sollten aufgenommen werden – täglich! Erreicht werden oft nur zwischen 40 und 60 % der DGE-Empfehlung[1], weil die Kost orthomolekular verarmt.

Die Gründe liegen einerseits im sauren Regen in den 1960er und 1970er Jahren sowie in der Zunahme technologischer Eingriffe in die Nahrung. Zum anderen beruht der steigende Bedarf auf einer Zunahme von Stress sowie auf der allgemeinen Belastung mit Umweltnoxen durch veränderte Lebens- und Arbeitsbedingungen.

1 In % der DGE-Empfehlungen nach D. Volkert, Ernährungsumschau 35/1988 Heft 10

Abb. 6: Vitaminversorgung der Bevölkerung[1]

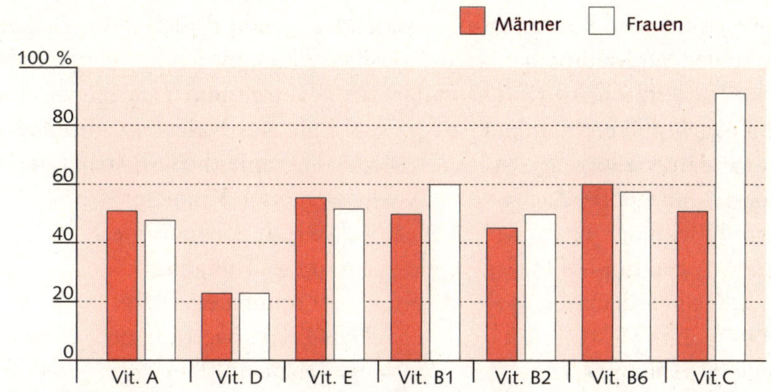

Das untenstehende Diagramm zeigt die Veränderungen in Zufuhr und Bedarf der hoT-Substanzen von 1950 bis zum Jahr 2000.

Abb. 7: hoT-Zufuhr und Bedarf

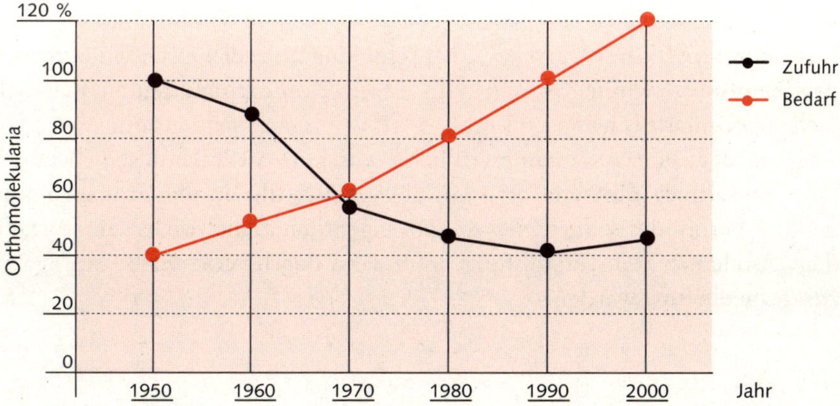

Medikamente als Ursache orthomolekularen Mangels am Beispiel der Antibabypille

Eine weitere Ursache für den zunehmenden hoT-Mangel in der Bevölkerung sind verschiedene Medikamente. So erhöht die Einnahme der weit verbreiteten Antibabypille deutlich den Bedarf an Folsäure und verschiedenen B-Vitaminen! Die folgende Tabelle zeigt, wie orale Kontrazeptiva und andere Medikamente die Konzentration verschiedener Stoffe im Blutplasma verändern können.

Tab. 8: Veränderungen im Plasmaspiegel durch die Antibabypille

Folsäure bis 60 %	↓	**Calcium**	↓
Vitamin B1 (Thiamin)	↓	**Magnesium**	↓
Vitamin B2 (Riboflavin)	↓	**Zink**	↓
Vitamin B6 (Pyridoxin)	↓		
Vitamin B12 (Cobalamin)	↓	**Retinol**	↑
		Homocystin (Altersmarker)	↑
		Natrium	↑
		Wasser	↑

Die Definition „krank“ erscheint oft schwierig vor der Frage: Wo endet Gesundheit – wo beginnt Krankheit? In diesem Kontext sind heute nahezu alle mehr oder minder chronisch krank, auch wenn man sich das nur ungern bewusst macht. Oder ist jemand wirklich gesund, der wiederholt seine Migräne hat, der Wirbelsäulensyndrome nur gelegentlich als Krankheit wahrnimmt, den die Parodontitis nur eines Zahnes eigentlich nicht sonderlich stört, für den Durchfälle und Verstopfung unter dem Begriff „normaler Stuhlgang“ zusammengefasst werden?

Hypoallergene orthomolekulare Therapie (hoT)

Die hoT ist die Behandlung mit reinen, hypoallergen verkapselten Mineralien, Spurenelementen, Vitaminen und ungesättigten Fettsäuren.

Was heißt nun hypoallergen verkapselt?

Es heißt, dass weder für die Fertigung noch für das äußere Erscheinungsbild irgendwelche Chemikalien (siehe S. 88ff.) wie Magnesiumstearat, Farben, Rieselhilfen, Aromen usw. eingesetzt worden sind. Tabletten kommen so wenig in Frage wie beispielsweise Dragees oder gut schmeckende Drinks. Denn alle diese Darreichungsformen enthalten Fertigungshilfsstoffe, die für den Sensiblen Auslöser akuter oder chronischer Erkrankungen sein können. Durch ihre allergisierenden oder Schleimhaut reizenden Eigenschaften lösen viele Zusatzstoffe Krankheitserscheinungen auch bei sehr geringer Zufuhr aus, wenn ein Mensch für diese Substanzen empfindlich geworden ist. Die besondere Empfindlichkeit ist vergleichbar einem Heuschnupfenpatienten, der allein „durch schönes Wetter“ krank werden kann, obwohl doch niemand etwas in der Luft sieht.

hoT-Mineralien und -Spurenelemente

Mineralien und Spurenelemente sind überwiegend Metalle, die in unterschiedlichen Formen und Verbindungen im Körper ganz bestimmte Funktionen haben.

Calcium (Ca)

Als Notfallmedikation bei Allergien und Nesselsucht oder bei Schock kann es lebensrettend sein. Es spielt darüber hinaus in der Mineralisation von Knochen und Zähnen sowie in der Signalübertragung im Nervensystem und in der elektromechanischen Kopplung von Muskelzellen wichtige Rollen. Es stabilisiert Zellmembranen, optimiert die Blutgerinnung und die hormonelle Regulation.

Kalium (K)

Das Kalium ist maßgeblich am Aufbau des Membranpotentials, d.h. der elektrischen Spannung an den Zellwänden der Gewebe, beteiligt. Vor allem im

Muskelstoffwechsel des Herzens kann es zu massiven Störungen durch eine Unterversorgung, aber auch durch eine Überversorgung mit Kalium kommen. Die Ergebnisse von Serumanalysen auf Kalium sind leider oft fälschlich zu hoch, weil bei längerem Stehen des Vollblutes Kalium aus den Erythrozyten in das Plasma übertritt.

Magnesium (Mg)

Magnesium wirkt ähnlich wie Calcium im Gewebe Membran stabilisierend. Es ist in mehr als 300 Enzymsystemen sowohl im Fett- als auch im Eiweiß- und Kohlenhydratstoffwechsel aktiv, wirkt antiallergen und Krampf lösend. Es wirkt allgemein entspannend, kann die Durchblutung verbessern und entspannten Schlaf fördern. Im Knochenstoffwechsel ist es am Calcium-Einbau beteiligt.

Natrium (Na)

Hat eine antagonistische, d.h. gegenläufige Rolle zu Kalium im Aufbau des Membranpotentials der Zellen und der Reizübertragung im Nervensystem. Natriumverbindungen puffern die Osmose der Grundsubstanz sowie der Körperflüssigkeiten und den Säure-Basen-Haushalt.

Natrium wurde früher gern als Natrium-Hydrogencarbonat zur Entsäuerung des Magens und des Gesamtorganismus als so genanntes Basensalz eingesetzt. Heute steht es eher im Überfluss zur Verfügung, da es fast allen – auch süßen – Nahrungsmitteln in der industriellen Fertigung zugesetzt wird. Deshalb sind Carbonate von Calcium und Magnesium für die Pufferung zu bevorzugen.

Chrom (Cr)

Chrom kennen manche nur, weil sie angeblich Chrom- oder Nickelallergiker sein sollen. Interessanterweise finden sich diese Allergien so gut wie nie, wenn wir oral, d.h. im Mund, den reinen Stoff wie z.B. Chrom-III-chlorid testen. Kein anschließender Juckreiz, keine Quaddeln, keine Durchfälle, obwohl doch Chrom genau dafür bei einigen Patienten verantwortlich sein soll – nach dem Test des Allergologen. *In diesem Zusammenhang könnte man über Sinn und Unsinn dieser Testpraxis lange diskutieren. Dass diese Dis-*

kussion schon viel älter ist als meine Beobachtungen in der Praxis, zeigt ein kritischer Text des HNO-Ordinarius der Universität Aachen, Prof. Dr. Schlöndorff, aus den 1980er Jahren. Er beklagte schon damals das Dilemma der Allergiediagnostik und postulierte, dass mehr als 80 % aller HNO-Operationen vor diesem Hintergrund völlig überflüssig seien. – Seine Kollegen hat das bis heute nicht interessiert! Sinnvoll ist die heutige Allergiediagnostik in den meisten Fällen nicht, aber sie ist bisher die offizielle wissenschaftliche Grundlage der schulmedizinischen Allergologie. Dass die Untersuchungen gelegentlich schmerzhaft und nicht ganz ungefährlich sind, sollte eine kritische Überprüfung auch durch den Patienten in Zukunft fördern.

Zurück zum Chrom. Es ist bekannt, dass wir mit diesem Spurenelement den Zuckerstoffwechsel wesentlich verbessern können. Unter höheren Chromspiegeln als heute zumeist üblich ist die Einschleusung von Glukose in die Zellen leichter möglich und die Insulinregulation ist auch bei Diabetikern deutlich verbessert.

Dass Chrom auch in der Therapie psychischer Störungen eine Rolle spielen kann, können Sie in der Studie zum Einsatz von Chrom bei bipolaren affektiven Störungen, die mit unserem hypoallergenen Chrom durchgeführt wurde, auf S. 137ff. nachlesen.

Jod (J)

Das zentrale Organ des Jodumsatzes ist die Schilddrüse, in der Jod in die Schilddrüsenhormone eingebaut wird. Diese spielt eine wichtige Rolle im Wachstum, z.B. durch die Eiweißsynthese, ebenso wie in der geistigen Entwicklung und im Hormonsystem vom Stressmanagement bis zur Fruchtbarkeit. Über den Sauerstoffumsatz und die Fettverbrennung wird die Wärmeregulation des Körpers mit gesteuert. Neben Jod ist Selen für die Schilddrüsenfunktion essenziell. Ein Selenmangel kann eine Hashimoto-Erkrankung der Schilddrüse mit verursachen.

Kobalt (Co)

Über Cobalamin (Vitamin B12) soll normalerweise eine ausreichende Versorgung erfolgen, weil darin Kobalt als Zentralatom gebunden vorliegt. Eine ionisierte Zufuhr scheint nach meinen Erfahrungen jedoch vor allem bei Blutbildungs- und Eisenstoffwechselstörungen sinnvoll. Auch bei chronischen Darmerkrankungen sowie bei Hautleiden kann es hilfreich sein.

Mangan (Mn)

Mangan hat neben Schutzeigenschaften gegen Infekte der Bronchialschleimhäute gemeinsam mit den anderen hier kurz vorgestellten Mineralien und Spurenelementen spezifische Funktionen in fast allen Körpersystemen: Vom Nervensystem über die hormonelle Regulation von Stress und Sexualität bis zur Schilddrüsenfunktion gibt es viele Zusammenhänge im Körper, die noch weitgehend im Dunkeln liegen.

Molybdän (Mo)

Molybdän spielt eine wichtige Rolle bei der Vermeidung von Gicht und in der Kariesprophylaxe. In der hormonellen Regulation ist es ebenso essenziell wie bei der Entgiftung von Schwefelverbindungen aus der Umwelt. Vor allem Patienten, die Sulfite in geschwefeltem Obst oder Wein nicht tolerieren, haben oft ein Molybdändefizit. Nach österreichischen Untersuchungen ist der Tagesbedarf, wie er von der Deutschen Gesellschaft für Ernährung (DGE) angegeben wird, nur noch zu etwa 30 % gedeckt.

Selen (Se)

Das Selen kennt der Interessierte als Antioxidanz, d.h. als Schutzfaktor gegen eine ungewollte Oxidation von Körperbestandteilen oder Stoffwechselprodukten in den verschiedenen Abbauzyklen von Kohlenhydraten, Fetten oder Eiweißen. Darüber hinaus ist Selen besonders wichtig für den Ausgleich von Störungen durch giftige Schwermetalle wie z.B. Quecksilber aus dem Amalgam. Quecksilber hat die unangenehme Eigenschaft, sich im Gehirn und im Hormonsystem festzusetzen. Dort kann es die Fruchtbarkeit deutlich einschränken. Selen wirkt als Antioxidanz ähnlich wie Vitamin E und ist unser wichtigster Schutz gegen Krebs. Das gilt sowohl für die Prophylaxe als auch für die Therapie bei eingetretener Krebserkrankung. Selenmangel kann eine Hashimoto-Erkrankung der Schilddrüse mit verursachen, wobei nach meinen Erfahrungen meistens langfristige Hormongaben neben einer Fehlernährung die tatsächlichen Auslöser sind.

Zink (Zn)

Zink wird in mehr als 300 Enzymsystemen als Katalysator benötigt. Dabei ist es in der Infektabwehr besonders wichtig, wie meine hohe Zinkdosierung bis 250 mg pro Tag bei Virusinfekten immer wieder bestätigt. Mit Arzt 2 Wochen – ohne Arzt 14 Tage – mit Hochdosis Zink nur 2 Tage krank! Es ist in nahezu allen Stoffwechselwegen beteiligt: von gesunder Haut bis zur Intelligenz, von der Fruchtbarkeit über den Kohlenhydrat- bis zum Fettstoffwechsel. Das erklärt auch die besondere Rolle in der oralen Schmerzlöschung: Mehr als 50 % der Patienten zeigen eine sofortige Linderung bis zu einer völligen Löschung auch lange bestehender Schmerzen, wenn man ihnen reines Zink in den Mund gibt und kauen lässt (siehe S. 192). Das gilt besonders auch für das trockene Auge: Ein wenig Zink im Mund verändert schlagartig die Missempfindung! – Wunderheilung? Nein, ein Beleg für meine These, dass ein relativer hoT-Mangel Allergien und Schmerzen auslösen kann!

hoT-Vitamine

Vitamine sind Substanzen ganz verschiedener chemischer Stoffgruppen. Sie unterscheiden sich unter anderem in ihrem Lösungsverhalten. Einerseits kennen wir die fettlöslichen Vitamine A, D, E und Vitamin K sowie die wasserlöslichen Vitamine der B-Gruppe, Vitamin C und Biotin (Vitamin H).

Vitamin A

Das Vitamin A (Retinol) drückt schon in seinem Namen die als erstes erkannte Hauptfunktion als Sehvitamin aus. Heute kennen wir es in seinen Funktionen des Stressstoffwechsels, der Hormonregulation und als Schleimhautfaktor, der die Oberflächen von Zellen stabilisiert. Auch bei der Arteriosklerose spielt es eine Rolle und beschleunigt z.B. die Wundheilung im Gewebe.

B-Vitamine

Die B-Vitamine umfassen eine ganze Gruppe chemisch verschiedener Substanzen. Sie spielen im Stoffwechsel von Nerven, Blutbildung, Leber und zum Beispiel auch als Schleimhautschutz im Darm eine wichtige Rolle.

Vitamin B1

Ein Mangel bestimmter B-Vitamine geht mit ganz typischen Krankheitsbildern einher wie z.B. bei Vitamin B1-Mangel mit der unter Umständen tödliche Beriberi-Krankheit.

Vitamin B2

Chronische Schleimhautschäden z.B. im Mund oder den Mundwinkeln können mit einem B2-Mangel zusammenhängen.

Vitamin B3

Der Vitamin B3-Mangel verursacht die noch gravierendere Mangelkrankheit Pellagra. Das ist gleichfalls eine Schleimhauterkrankung, die u.a. chronische Durchfälle und Hautgeschwüre verursacht. Im Krebsgeschehen sowie bei Herzerkrankungen sind die B-Vitamine wichtige Schutzfaktoren.
Sowohl Pellagra als auch Beriberi spielen nur in den Tropen unter entsprechender einseitiger Ernährung eine Rolle. In Europa geht es mehr um eine relative Mangelsituation, die dennoch Ursache von Regulationsstörungen sein kann.

Vitamin B5

Vitamin B5 ist ein Katalysator des so genannten Coenzym A. Dieses Coenzym wirkt in fast allen Körperzellen an der Energieerzeugung mit. Die Darmfunktion wird maßgeblich durch Vitamin B5 mit gesteuert.

Vitamin B6

Vitamin B6 spielt neben Vitamin B12 und Folsäure eine wichtige Rolle in der Blutbildung, im Leber- und Darmstoffwechsel sowie als Schleimhautschutz. In der Hormonproduktion, bei Polyneuropathien oder z.B. beim Prämenstruellen Syndrom spielen diese Vitamine eine entscheidende Rolle. Dieser Zusammenhang bestätigt sich in der effektiven spontanen Schmerzreduktion im oralen Test. Folsäure hat darüber hinaus auch schulmedizinisch eine wichtige Rolle in der Schwangerschaft: Frauen, die nicht ausreichend hohe Dosen Folsäure zu sich nehmen, laufen verstärkt Gefahr, Kinder mit Spina bifida (offenem Rücken) oder Lippen-Kiefer-Gaumenspalte auszutragen.

Vitamin B12

Vitamin B12-Mangel ist über die o.a. Bereiche hinaus von der Perniziösen Anämie, einer u.U. lebensbedrohlichen Blutbildungsstörung – vor allem bei älteren Patienten – gekennzeichnet.

Vitamin H

Biotin, auch als Vitamin H bekannt, gehört trotz seines anderen Namens zur Gruppe der B-Vitamine. Zuckerstoffwechselstörungen oder schuppende Hauterkrankungen sprechen oft gut auf eine zusätzliche Biotingabe an.

Vitamin D

Vitamin D ist das klassische Vitamin des Knochenstoffwechsels, das aber auch als Schleimhautschutz im Darm eine bisher wenig bekannte Rolle spielt. Das Mangelbild ist die Rachitis, die es heute bei uns kaum noch gibt. Unter regelmäßiger Fastfood-Ernährung, in Verbindung mit wenig Bewegung im Freien, viel Fernsehen oder Computertätigkeit der Kinder und Jugendlichen, finden wir dieses Bild leider gelegentlich doch wieder. Das ist in diesem Fall auf die fehlende Tageslichteinwirkung auf die Haut der Betroffenen zurückzuführen. Tageslicht kann bei ausreichender Zufuhr von Vitaminvorstufen eine Umwandlung in die aktive Vitaminform bewirken.

Vitamin E

Das Vitamin E hat neben seiner Wirkung im Normalbereich bis 100 mg pro Tag mit Förderung vieler Stoffwechselprozesse eine entzündungshemmende Wirkung bei Dosierungen um 400 bis 600 mg sowie eine dem Cortison ähnliche blockierende Wirkung bei höheren Dosierungen von 800 bis 1000 mg pro Tag. Seine hauptsächliche Anwendung findet es in diesen Dosierungen bei rheumatischen Erkrankungen, Leberstoffwechselstörungen oder Herzmuskelerkrankungen.
Es ist das wichtigste Antioxidanz unter den Vitaminen, d.h. es fängt freie Radikale, das sind sehr reaktive Stoffwechselschlacken, ein, um sie einem geordneten Abbau zuzuführen und so die Zellen vor Schäden durch die freien Radikale zu schützen. Dadurch stabilisiert Vitamin E beispielsweise auch die Membranen der an ungesättigten Fettsäuren reichen Nervenzellen sowie der Hormondrüsenzellen, die auch sehr fettreich sind.

Vitamin K

Nicht zuletzt das Vitamin K mit seiner Regulation der Blutgerinnung spielt auch eine Rolle in der Darm- und Knochenzellfunktion. In einem gesunden

Darm kann es von symbiotischen Darmbakterien in ausreichender Menge gebildet werden. Bei chronischen Darmstörungen ist diese Vitaminbildung vermindert und führt über eine schlechtere Schleimhautfunktion u. U. zu Darmblutungen mit weiteren Verlusten lebenswichtiger Substanzen.

hoT-Fette

Wir unterscheiden zunächst die ungesättigten von den gesättigten Fettsäuren, weil sie völlig andere Funktionen im Körper haben.
Die gesättigten, aber auch die einfach ungesättigten Fettsäuren, die einen großen Teil z.B. des Weizenkeimöls, des Olivenöls und tierischer Fette ausmachen, dienen vor allem dem Energiestoffwechsel als Kalorienlieferant. Aus diesen Fetten ziehen die Leistungssportler oder körperlich schwer Arbeitenden einen Hauptanteil ihrer Arbeitsenergie.

Abb. 8: Triglycerid (rot) mit Fettsäuren (schwarz)

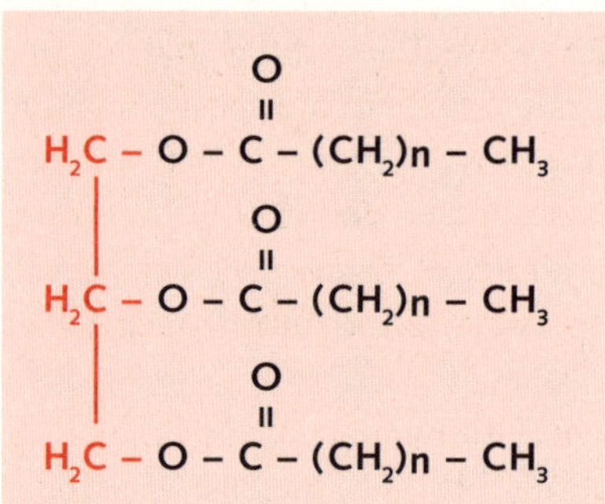

Die rechts an das Glycerinmolekül angelagerten Fettsäuren können sowohl unterschiedlich als auch gleich im chemischen Aufbau sowie in ihrer Kettenlänge sein. Die mehrfach ungesättigten Fettsäuren kommen in bestimmten Pflanzen oder in Fischölen vor. Diese unterscheiden wir noch einmal in zwei Untergruppen, nämlich die Omega-3-Fettsäuren und die Omega-6-Fettsäuren. Beide Gruppen sind essenziell, d.h. wir können sie nicht selber im Kör-

per herstellen. Wir müssen diese Fettsäuren unbedingt mit der Nahrung zuführen, um unsere regelrechten Körperfunktionen aufrecht zu erhalten.
Alle Fettsäuren spielen außer bei der hormonellen Regulation auch eine wichtige Rolle bei chronischen Schmerzprozessen. Außerdem sind sie für die Entgiftung gerade von Umweltschadstoffen, die der Körper normalerweise schlecht oder gar nicht ausscheiden kann, außerordentlich wichtig. Das zeigt sich immer wieder in der Behandlung von MCS[1]- oder CFS[2]-Patienten und bei der Fibromyalgie.
Nach oft jahrelanger Leidensgeschichte erfahren diese Patienten plötzlich eine subjektive und objektive Verbesserung ihres Allgemeinzustandes bis hin zur Arbeitsfähigkeit, wenn sie eine Zeit lang mit unterschiedlichen Fettsäuren in Verbindung mit bestimmten Mineralien, Spurenelementen und Vitaminen behandelt wurden.

Fettklassifizierung und Qualitätsbewertung

Die meisten Fette bestehen aus einem Grundgerüst aus Glycerin mit drei gleichartigen oder verschiedenen Fettsäuren (siehe Abb. 8). In der industriellen Verarbeitung der Pflanzenöle und tierischen Fette werden die natürlichen Eigenschaften der Ausgangsstoffe oft als hinderlich empfunden, so dass Fette bei uns meist in raffinierter Form in den Handel kommen.
Bei der Raffination, d.h. bei der Auflösung der essenziellen Doppelbindungen, entstehen so genannte Transfette. Transfette sind räumlich spiegelbildlich aufgebaut, so dass sie nicht an den dafür vorgesehenen Plätzen in Membranen oder Geweben eingebaut werden können.
Sie stören den geordneten Aufbau der Zellwand, wie ein Feldstein in einer sauber gearbeiteten Ziegelwand eine Störung der optischen Ordnung und der Wärmeleitung verursachen würde. Damit geht auch eine Störung der Zellfunktionen einher, wenn sich zu viele Störzonen in der Zellwand befinden. Der menschliche Stoffwechsel kann Transfette nicht verarbeiten und lagert sie deshalb in Depots, die langfristig krank machen.

1 Umweltkranke (MCS=Multiple Chemical Sensitivity)

2 CFS=Chronic fatigue syndrome, chronisches Erschöpfungssyndrom

Nicht erwünschte Eigenschaften der Ausgangsstoffe der Nahrungsfettraffination können sein:

- → ranziger Geschmack angedorbener Ware
- → arttypisch unangenehmer, z.B. beißender Geschmack wie beim Rapsöl
- → unschöne Farbe und Trübungen
- → Fischgeschmack z.B. bei Fischölen und Tran
- → fehlende Festigkeit bei der Streichfettproduktion usw.

Wichtig zu wissen ist, dass Pflanzenfette bei Raumtemperatur immer mehr oder minder dünnflüssig sind. Bei tierischen Fetten ist die Dünnflüssigkeit z.B. von Enten- oder Gänseschmalz bekannt, während z.B. Rindertalg wegen seiner Härte nicht streichfähig ist. Die Margarineindustrie hat heute allerhand technische Tricks, um auch wenig appetitliche Öle und Fette zu scheinbaren Delikatessen umzuwandeln, wobei weder der Einsatz von benzolartigen Lösungsmitteln zur Fettextraktion noch die künstliche Auflösung der lebenswichtigen Doppelbindungen der Fettsäuren und die Schönung durch Färbung und inzwischen sogar der Zusatz von Emulgatoren zum teuren Einbringen und Verkauf von Wasser in so genannten fettreduzierten Fetten gescheut werden. Vor diesem Hintergrund sollte sich jeder Verbraucher fragen, was er sich mit der Wahl seiner Speisefette und Öle antut! Aus naturheilkundlicher Sicht ist vor jeder Form raffinierter Fette von der Margarine bis zum gehärteten Palmöl nur zu warnen! Es gibt nach meiner Erfahrung keine tatsächlich gesunde Margarine! Testen Sie das angenehme Aroma natürlicher kaltgepresster Öle oder guter Butter – und genießen Sie die pure Natur!
Als gesund sind in der Regel alle natürlichen kaltgepressten Öle von der Olive über Nussöle bis hin zum altbekannten Leinöl anzusehen, das jedoch stets möglichst frisch sein sollte wegen des leicht ranzig werdenden Geschmacks bei Sauerstoffoxidation. Gesund sind auch die Fette tierischen Ursprungs, wenn die Tiere naturnah ökologisch gehalten und gefüttert wurden.
Sind die Tiere allerdings in der Intensivhaltung einer Dauerbehandlung mit Psychopharmaka zum Stressabbau und mit Antibiotika zur Optimierung der Gewichtszunahme ausgesetzt, kann man schwerlich gesundes Fleisch und gesundes rückstandsfreies Fett erwarten!

Omega-3-Fettsäuren

Die Omega-3-Fettsäuren lassen sich in zwei Gruppen mit ähnlicher biologischer Wertigkeit einteilen: die Eicosapentaensäure (EPA) sowie die Docosahexaensäure (DHA). Gemeinsam ist ihnen, dass sie die Intelligenzentwicklung im Mutterleib signifikant fördern können, wenn sie während der Schwangerschaft regelmäßig in ausreichender Menge zugeführt werden. Das kann über mindestens zwei Fischmahlzeiten von Hochseefischen pro Woche oder durch regelmäßige Zufuhr von Fischölkapseln erfolgen, wie eine englische Studie 2007 zeigen konnte.

Die EPA spielt unter anderem bei der Entzündungshemmung sowie im Fettstoffwechsel und damit im Hormonstoffwechsel eine wichtige Rolle. Die Fließeigenschaften des Blutes werden verbessert, eine überschießende Blutgerinnungsneigung wird normalisiert und ein instabiler Herzrhythmus sowie der Blutdruck normalisieren sich unter der Therapie.

Die DHA ist am Membranaufbau vor allem fetthaltiger Gewebe wie des Nervensystems, der Hormondrüsen und der Netzhaut im Auge beteiligt. Die Unfruchtbarkeit ist ohne eine längerfristige Zufuhr von Fischöl nicht erfolgreich zu behandeln – auch nicht mit an Omega-3-Fettsäuren reichem Leinöl bei VeganerInnen.

Vor dem oft als hochwertig angepriesenen Rapsöl (siehe S. 98) auch in Bioqualität kann ich nur warnen angesichts exzellenter, lange bewährter Alternativen wie z.B. dem Leinöl!

Abb. 9: Struktur der Omega-Fettsäuren – Basis C 18
Alpha-Linolensäure – Omega-3-Fettsäure *(mehrfach ungesättigt)*

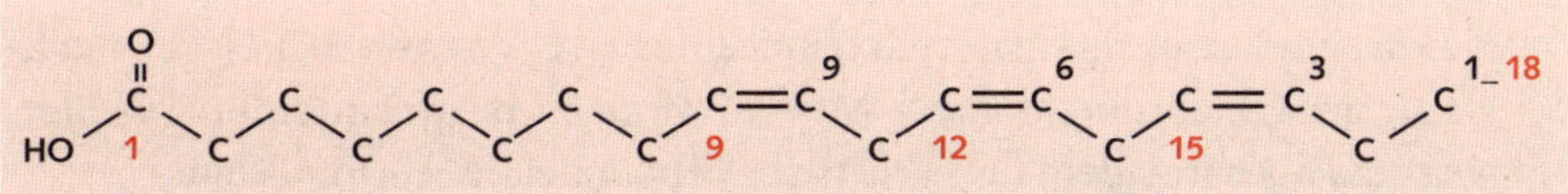

Die Zählung erfolgt vom Ende der Fettsäuren, in diesen beiden Fällen beim C-Atom 18 ganz rechts. Die erste Doppelbindung entscheidet über die ω-3 oder -6-Typisierung

Omega-6-Fettsäuren

Die Omega-6-Fettsäuren sind biochemisch hinsichtlich ihrer Doppelbindungen anders aufgebaut als Omega-3-Fettsäuren und haben physiologisch etwas andere Aufgaben. Sie werden überwiegend mit der Normalkost zugeführt und haben unter anderem eine entgiftende Transportfunktion für fettlösliche Gifte im Körper. Darüber hinaus ist die antientzündliche Wirkung bei rheumatischen Erkrankungen besonders hervorzuheben. Vor allem mit Nachtkerzenöl und Borretschöl kommen hochwertige Omega-6-Fettsäuren in unsere Nahrung.

Abb. 10: Struktur der Omega-Fettsäuren – Basis C 18
Linolsäure – Omega-6-Fettsäure *(mehrfach ungesättigt)*

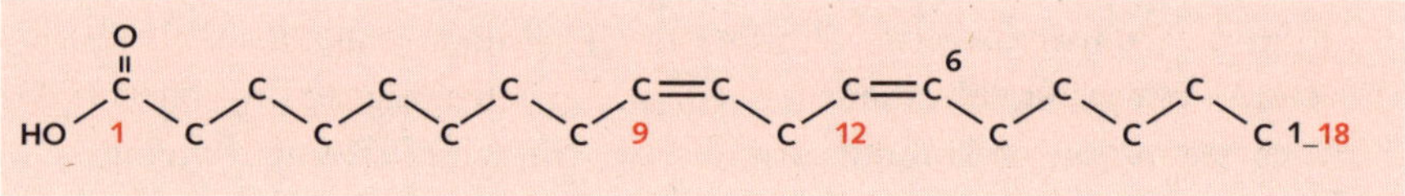

P 14

Praxisfall Nr. 14: Fieberhafter Infekt und Zink

Die Ehefrau des Anwalts rief ganz aufgeregt an: „Mein Mann hat 40 Grad Fieber und muss in zwei Tagen nach Spanien fliegen. Können Sie ihn so schnell wieder hinkriegen?" Wenig später brachte sie ihn in meine Praxis. Das Gesicht verquollen, hochroter Kopf und Ohrenschmerzen. „Wenn ich diese Schmerzen habe, kann ich mindestens zwei Wochen keinen Druckausgleich der Ohren durchführen. Mein Kopf platzt beim Starten und Landen. Ich muss aber trotzdem hin. Wichtiger Termin bei der EU in Alicante."
Schnell war die Infusion der Basenmischung mit verschiedenen B-Vitaminen sowie mit zusätzlichem Vitamin C vorbereitet. Außerdem gab ich dem Patienten schon vor der Infusion mit reichlich Wasser vier Kapseln hypo-A Zink. Das waren insgesamt 100 mg Zink auf einen Streich und entspricht nach den Empfehlungen der DGE der etwa siebenfachen Tagesdosis.

Die Infusion lief ca. 45 Minuten, wobei die Ehefrau dem Patienten Gesellschaft leistete. Als wir die Nadel entfernt hatten und der Patient wieder korrekt gekleidet war, fragte er mich erstaunt, ob es sein könne, dass er sich schon wesentlich besser fühle. Nach meiner Bestätigung vereinbarten wir ein Telefonat am Abend, um das weitere Vorgehen in Abhängigkeit von seinem Befinden zu besprechen.
Gegen 18 Uhr kam der Anruf. Zunächst gab die Ehefrau ihrem Erstaunen Ausdruck, dass der Ehemann soviel Zink einnehmen sollte. Er hatte im Laufe des Tages 250 mg in mehreren Teilmengen zugeführt. Auf meine Gegenfrage, wie sich die Temperatur und das allgemeine Befinden des Kranken entwickelt hätte, kam spontan die Gegenfrage: „Des Kranken? Der ist schon wieder fit, aber das kann doch gar nicht sein!" Die Temperatur war zwischenzeitlich auf 37.5 gefallen, die Ohrenschmerzen waren ohne Schmerzmittel verschwunden und der puterrote Kopf sah schon wieder fast normal aus.
Mit dem Ehemann vereinbarte ich, falls unter Beibehaltung der hohen Zinkdosen, verbunden mit Magnesium-Calcium in heißer Zitrone die Besserung anderntags so fortschreite, könne er nach Alicante fliegen. Zusätzlich solle er vor dem Flug ein homöopathisches Nasenspray nehmen, um die Ohrbelüftung zu erleichtern. Auf Reisen solle er mit Q10 Vitamin C statt mit der heißen Zitrone noch einige Tage neben dem Zink und Magnesium-Calcium weiter behandeln.
„Hallo Sie Zauberer!" scholl es eine Woche später aus dem Telefon. „Haben Sie mich gar nicht vermisst? – Ich bin tatsächlich nach Spanien geflogen, hatte dort überhaupt keine Probleme und sogar die Start- und Landephasen verliefen ohne jede Schwierigkeit. In Alicante ist auch alles super gelaufen. Wie haben Sie mich nur wieder so hingekriegt?"
„Genau so, wie ich meine Patienten von der Staatsoper schnellstens wieder fit mache. Die können auch keine Arbeitsunfähigkeit gebrauchen. Die wollen auftreten, singen und spielen!"

P15 Praxisfall Nr. 15: Polyneuropathie: Raus aus dem Rollstuhl – in fünf Tagen!

Der alte Herr war Amerikaner und bewegte sich im Rollstuhl durch unser Hotel in Budapest. Eines Abends kamen wir ins Gespräch. Er habe eine Polyneuropathie, sei in der Princeton-University in Behandlung und vor etwas mehr als einem Jahr in den Rollstuhl gesetzt worden, weil ihm anderweitig nicht mehr zu helfen sei. Er sei schon über siebzig Jahre alt und seit einem Jahr auf der Suche nach einer effektiven Behandlung seiner Erkrankung. So sei er durch eigene Initiative in die Budapester Schwefelquellen gekommen, von denen es bei Google heiße, sie seien auch bei Nervenstörungen hilfreich.
Als wir in ein intensiveres Gespräch eingetreten waren, erläuterte ich als Arzt meine Sicht seiner für mich auch durch einen hoT-Mangel bedingten Grunderkrankung. Am liebsten wollte der alte Herr mich sogleich konsultieren – in Budapest oder auch in Lübeck, das war ihm völlig gleich. Da ich eine Woche später unseren hoT-Workshop in Lübeck auszurichten hatte und alle Hände voll zu tun hatte, musste ich mit Bedauern seine Behandlung ablehnen, obwohl ich meinen Therapieansätzen bei Polyneuropathien aus Erfahrung gute Chancen zumaß.
Montag wurde ich von einem englischsprachigen Anruf in der Sprechstunde unterbrochen. Obwohl ich versichert hatte, ich hätte in dieser Woche keine Zeit, war der alte Herr am Montag von Budapest nach Lübeck gekommen. Am Abend führte ich bei ihm die ersten Untersuchungen und eine Potenzierte Eigenblutbehandlung durch. Daneben ließ ich ihm für die weitere Therapie gleich die getesteten hoT-Produkte da, damit er noch am selben Abend mit der oralen Therapie beginnen konnte.
Ab Dienstag besuchte mich der nette Herr täglich in meiner Praxis – und wurde irgendwie zwischengeschoben. – Warum? Weil die weltberühmte Princeton-University ihn in den Rollstuhl gesetzt hatte – und weil ich ihn gerne wieder spontan und frei zu Fuß gehen sehen wollte, nachdem ich ihn stark behindert in das Gellertbad in Budapest hatte steigen sehen: 2-3 Minuten für jeweils eine einzige ca. 10 cm hohe Stufe!
Wegen der erhobenen Befunde – schwere Polyneuropathie beider Beine, chronische Magen-Darm-Störungen, allgemeiner Kraftverlust, Sehstörun-

gen, periphere Durchblutungsstörungen, Candidose, multiple Allergien und Nahrungsmittelunverträglichkeiten, erhöhte Leberwerte und Lipase, trockenes Hautekzem, Beinverkürzung mit statischen Störungen von Becken und Wirbelsäule usw. – legte ich nicht zuletzt auch wegen der Kürze der zur Verfügung stehenden Zeit die Therapie sehr breit an. Im täglichen Wechsel gab es sowohl eine umfassende osteopatische Behandlung mit Visceraler Osteopathie – d.h. manueller Bauchbehandlung – als auch Ozon-Infusionen und die PEB. Glücklicherweise wurde die hoT ungeachtet des relativ hohen Alters trotz Maximaldosierungen sehr gut vertragen und hoch dosiert fortgeführt.
Am Donnerstag kam der Patient strahlend mit seinem neu erworbenen Handstock in die Praxis. Am Freitag klagte er nach der Behandlung, dass er am Sonnabend seinen 75. Geburtstag hätte und diesen nicht gern allein verbringen wolle. Wegen des bevorstehenden Kongresses am Sonnabend hatte ich selber gar keine Zeit. Allerdings lud ich ihn ein, gemeinsam mit unseren Workshopteilnehmern zu Mittag zu essen und sich in diesem Rahmen mit uns zu unterhalten. Ob er denn auch etwas zu den Teilnehmern sagen dürfe, war seine prompte Frage. Sicherlich, wenn er das wünsche. Die Teilnehmer seien sicher interessiert an seiner Krankengeschichte und der unglaublich schnellen Verbesserung seiner Gehfähigkeit.
Anderntags kam unser amerikanischer Gast gegen Mittag zu unserem Workshop. Er war ohne Stock und ohne eine andere Gehhilfe in der ersten Etage unseres Kongreßgebäudes erschienen – nach nur 5 Tagen intensiver, ganzheitlicher Maximaltherapie. Und er erzählte unseren Gästen stolz seine Krankengeschichte, vom Thanksgiving day und den Feiern, die offenbar Auslöser seines akuten Schubes der Neuropathie gewesen waren. – Und von unserem Zusammentreffen in Budapest, von seiner Hartnäckigkeit auf der Suche nach der Lösung seiner Gesundheitsprobleme und von den glücklichen Umständen, die ihn nach Lübeck geführt hatten. Zwar könne er noch nicht wieder Tennis spielen, aber ich hätte ihm versprochen, dass er das in einigen Wochen auch wieder könne, und deshalb plane er mit Freunden zu Hause schon sein nächstes Turnier. Wenige Tage später reiste unser Amerikaner glücklich zurück in die alte Heimat – mit Rollstuhl im Reisegepäck und schwer bepackt mit einer großen Ladung von hypo-A Produkten. „Your quality is unique world wide! Therefore I'll take it with me – home to America! Thank you and

see you in may!" Weil es ihm weiterhin gut ging, haben wir uns in jenem Frühjahr nicht wieder gesehen, aber wer weiß?
Seinen inspiriert-lockeren Vortrag haben wir, wie alle Vorträge bei unseren hoT-Workshops, als DVD-Aufzeichnung aufgenommen. Als Beweismittel sozusagen. Denn der Ostfriese würde beim Lesen dieser Krankengeschichte sagen: Lögenhaft to vertellen! (Frei übersetzt: Das klingt wie eine Lüge!)
In seinem Vortrag spricht der Patient auch seine Hautprobleme an: Red sparklings – rote Flecken im Gesicht und an den Händen, die seit Jahren bestanden. Auch dieses Krankheitszeichen ist innerhalb dieser einen Woche Therapie völlig verschwunden und hat einer gesunden Haut Platz gemacht.
Lögenhaft to vertellen? Ärztliche Kunst – gepaart mit etwas Glück, das jeder Therapeut braucht, um einen Patienten wirklich zu heilen – mit Hilfe der gesunden Selbstregulation – mit der unendlichen Kraft und Weisheit der Natur!

P16

Praxisfall Nr. 16: Eisenallergie und Anämie

Das Telefonat war schon etwas schwierig. Die junge Frau wollte mich davon überzeugen, dass sie kein Eisen toleriere, egal in welcher Form und Menge. Nach einer längeren Diskussion erklärte ich ihr etwas hilflos, dass ich der festen Überzeugung sei, dass die von ihr in allen Facetten geschilderte Eisenunverträglichkeit nicht mit dem Leben vereinbar sei. „Ich habe ja auch kein Leben mehr! – Bei einer Anämie mit 4,4 g/l Hämoglobin (Hb) seit mehr als zehn Jahren!" 12 bis 16 g/l Hb sind normal!
Kurz darauf kam sie in meine Praxis und schilderte ihre Leidensgeschichte, die vor etwa zwölf Jahren begann. Zunächst fielen über zwei Jahre langsam ihre Hämoglobinwerte parallel zu einem niedrigen Eisen im Serum, bis die Eisenspeicher offenbar aufgebraucht waren. Dann lag sie regelmäßig unter 5 g/l und musste ihre Berufstätigkeit aufgeben. Als junge Frau erhielt sie wegen geringer Einzahlungszeiten nur eine minimale finanzielle Unterstützung aus der Arbeitslosenhilfe und einen Zuschuss der Sozialhilfe. Wegen des Vollbildes eines Burnout-Syndroms, verbunden mit chronischer Müdigkeit und

vielfachen Nahrungsmittelunverträglichkeiten und einem Krankheitsbild, das damals noch nicht Fibromyalgie hieß, vegetierte die inzwischen 32-Jährige seither vor sich hin. Das war wirklich kein Leben!
Bei der allgemeinmedizinsch-internistischen Untersuchung fielen die durchscheinende Haut ohne Durchblutung, die allgemeine Kälte an der Körperoberfläche und an den Gliedmaßen sowie die fast weißen Schleimhäute im Mund besonders auf. Das war die höchste Form der Blutarmut, die ich je gesehen hatte. Die Eisenwerte im Serum dieser jungen Frau lagen beim anschließenden Labortest bei 6 µg/dl. Der untere Normwert für Eisen für Frauen liegt bei mehr als 60 µg/dl. Der Hb-Wert lag bei 4,3 g/l und damit auch bei etwa einem Drittel des akzeptierten medizinischen Minimums von 12,0 g/dl Hb.
Im AK-Test waren alle Meridiane erwartungsgemäß gestört, Candidapulver und Metronidazol als Hinweis auf eine Protozoenbelastung testeten positiv. Alle angebotenen Orthomolekularia von Vitamin A bis Zink testeten positiv – außer Eisen. Egal welche chemische Eisenverbindung ich im Test anbot, alle wurden negiert. Sie tolerierte offenbar wirklich kein Eisen!
Da ich schon zuvor häufig schwierige Fälle in meiner Praxis hatte „denen keiner helfen konnte", starteten wir gemäß der Devise meines alten internistischen Professors in Kiel „Häufiges ist häufig und Seltenes ist selten!" mit meiner damaligen Standardkombination aus den hypoallergenen Apothekenprodukten für meine Praxis. Dazu gehörte Lachsöl ebenso wie Zink in Verbindung mit weiteren Spurenelementen, Mineralstoffen und B-Vitaminen. Diese habe ich wiederholt bei den Besuchen der Patientin in meiner Praxis auch injiziert, was allerdings in ihrer Heimatstadt auch schon passiert war – mit nur mäßigem Erfolg.
Nach etwa neun Monaten Therapie lagen ihre Hb-Werte stabil zwischen 6 -7 g/l und sie fühlte sich „super". Wenn man von einem Hb von 4,3 kommt, sind 50 % mehr natürlich schon ein positives Ergebnis. Wenn Sie und ich innerhalb von ein bis zwei Stunden auf einen solchen Wert hinuntergefahren würden, z.B. durch Blutverlust bei einem Unfall oder durch eine Operationskomplikation, dann käme es nach einem Kreislaufschock mit Zentralisation der Blutversorgung unter Umständen innerhalb weniger Stunden oder Tage zum Tod.

Wir suchten über die Zeit in längeren Abständen von drei bis vier Monaten nach weiteren Erfolg versprechenden Orthomolekularia neben verschiedensten Homöopathika, Phytotherapeutika zur Stoffwechselanregung, Entgiftung, Verbesserung der hormonellen Regulation, zur Stressprophylaxe, zur Organunterstützung usw.

Nach ca. 18 Monaten Therapie rief mich die Patientin ganz aufgeregt an, nachdem wir uns erst zwei Wochen zuvor in der Praxis zu Untersuchungen und einem Beratungsgespräch gesehen hatten. „Diesmal ist es dabei!" rief sie. „Woher wissen Sie das?" lautete meine Gegenfrage. „Weil ich das erste Mal seit zwölf Jahren eine richtige Regel habe!" war ihre Antwort. Was hatte nun den Durchbruch gebracht? Es war reines Kobalt in homöopathisierter Form als Cobaltum nitricum D3. – Nach zwei weiteren Wochen kam die junge Frau wieder in die Praxis – wie das blühende Leben. Sie strahlte mich an und war einfach nur glücklich über ihr subjektives Befinden. Allein die Blutdiagnostik konnte diese Entwicklung bestätigen oder widerlegen. Also ordnete ich eine umfassende Kontrolle an – mit einem ausgezeichneten Ergebnis: Das zuvor bei unter 7,0 g/l liegende Hb-Wert hatte sich innerhalb eines Monats auf 10,0 g/l erhöht. Damit leben relativ viele Menschen relativ gut, auch wenn es eigentlich zu wenig ist. Aber der Eisenwert war sensationell: er lag bei 489 µg/dl und damit dreimal so hoch wie der obere Grenzwert von 165 µg/dl!

Wir beide sahen uns noch zweimal in meiner Praxis. Dann konnte diese „schwere Anämie" geheilt entlassen werden.

Bei kollegialen Gesprächen kommt man gelegentlich auf spannende Fälle in der eigenen Praxis. So erzählte ich diese Geschichte einmal anlässlich einer Geburtstagsfeier im Kollegenkreis einem Studenten im 8. klinischen Semester. Studenten in dieser Phase des Studiums wissen fast alles und alles ganz genau – und sie wissen vor allem, dass so ein alter Naturheilkundler ja eigentlich wirklich nur Märchen erzählen kann. Zunächst hörte er freundlich zu, dann argumentierte er auf wissenschaftlicher Basis dahingehend, dass Menschen mit Kobalt im Stoffwechsel überhaupt nichts anfangen könnten. Wir hätten dafür keine Transportmechanismen und Enzymsysteme, die mit Kobalt interagieren könnten. Lediglich im Cobalamin, im Vitamin B12, könnte jeweils pro Molekül ein Molekül Kobalt aufgenommen werden und dann in

der Blutbildung eine Rolle spielen. Das Krankheitsbild eines B12-Mangels ist die Perniziöse Anämie, ein etwas anderes Bild als meine Patientin hatte. Nachdem wir uns nicht so recht einigen konnten, wechselten wir das Thema. Als ich gegen zwei Uhr nachts wieder zu Hause war, sah ich noch kurz in mein E-Mail-Postfach und war nicht wenig erstaunt, dass ich von dem jungen Studenten eine Mail mit zwei Links zu kanadischen Studien an Ratten fand, die darauf schließen ließen, dass der gleiche Blutbildungsschritt mit ionisiertem Kobalt im Menschen zu erwarten sei! Mit einem Glückwunsch zu soviel Engagement beendete ich diese fachliche Diskussion und gab meiner Hoffnung Ausdruck, dass wir in Zukunft mehr so offen und frei denkende Studenten in der Medizin haben würden. Dann wäre mir um die Gesundheit der Patienten – und um das einstmals exzellente deutsche Gesundheitswesen nicht bange! Nicht Krankheitsmanagement – Diseasemanagement oder DMP – sondern Gesundheit solle das Ziel ärztlichen Handelns sein.
Es bleibt nachzutragen, dass diese Erfahrung aus gutem Grund in die Entwicklung von Kalium spe eingegangen ist: Neben Kalium finden Sie darin Jod, Kobalt und Molybdän.

Dosierung von Orthomolekularia

In einem Artikel des österreichischen AK-Therapeuten Dr. Ivan Ramsak war vor einigen Jahren die Frage aufgeworfen worden, ob wir in der AK möglicherweise orthomolekular zu niedrig dosieren. Das ist vor dem Hintergrund der außerordentlich guten Erfahrungen mit der von mir seit mehr als 10 Jahren betriebenen Hochdosistherapie nur zu bejahen!

In dem Standardregime Reha 1 (siehe S. 324), das gerne zu Therapiebeginn von mir eingesetzt wird, und ODS 1K werden die auf Seite 125 aufgeführten maximalen Tagesdosen sowie hohe B- und E-Vitamindosen gegeben.

Bei akuten Allergien wie Pollinosen, aber auch bei Virusinfekten, gebe ich meinen Patienten zwischen Pubertät und Senium regelmäßig bis zu 250 mg Zink pro Tag für mehrere Tage. Der Effekt ist eindeutig: Eine Virusgrippe, die initial mit diesen Zinkdosierungen behandelt wird, kommt oft innerhalb von ein bis zwei Tagen zur Abheilung (siehe S. 116f). Die Hochdosis sollte zwischen 4-6 Tagen appliziert werden, um Rezidive zu vermeiden. Bei akuter Conjunktivitis allergica oder Rhinitis allergica gilt das Gleiche: Die fließende Nase trocknet meist innerhalb eines Tages ab, das Brennen und Reiben der Augen kann unter oraler Testung des Zinkpulvers in wenigen Sekunden spontan ausgelöscht werden. Die hohe Dosierung schützt in 80 % der Fälle vor Rezidiven.

Unter Zink kennen wir weder Müdigkeit noch andere Nebenwirkungen der sonst eingesetzten Antiallergika/Antihistaminika. Eine amerikanische Studie konnte schon in den 1980er Jahren an einer Kleingruppe bei der Verabreichung von 250 mg Zink pro Tag eindeutig die guten immunologischen Effekte bei Virusinfekten nachweisen, wie der interessierte Leser z.B. in der Nutriologischen Medizin von Werbach – erschienen im Hädecke-Verlag – nachlesen kann.

Die hier vorgestellten Standarddosierungen gelten sowohl für kräftige Jugendliche als auch für erwachsene Patienten jeden Alters. Für Säuglinge, Kleinkinder usw. sowie für Patienten in höherem Alter mit Dauermedikation gibt es reduzierte Dosierungen zu Therapiebeginn, die von Therapeuten und meinen Patienten per Mail gern bei mir angefordert werden können (siehe auch S. 217).

Tab. 9: Maximale tägliche Aufnahme von Orthomolekularia unter der hoT

Spurenelemente	Menge
Chrom	600 µg
Jod	150 µg
Kobalt	75 µg
Mangan	26 mg
Molybdän	300 µg
Selen	600 µg
Zink	150 mg

Mineralien	Menge
Calcium	375 mg
Kalium	600 mg
Magnesium	375 mg

Fettsäuren	Menge
Omega-3	1500 mg
Omega-6	4500 mg

Wasserlösliche Vitamine	Menge	Menge[1]
B1 Thiamin	14,4 mg	15
B2 Riboflavin	18,0 mg	15
B3 Niacin	180,0 mg	15
B5 Pantothensäure	150,0 mg	15
B6 Pyridoxin	18,0 mg	15
B12 Cobalamin	48,0 µg	16
Biotin	1500 µg	15
Folsäure	2400 µg	6

Fettlösliche Vitamine	Menge	Menge[1]
Vitamin A (Beta-Carotin)	18,0 mg	18
Vitamin D3 (Cholecalciferol)	30,0 µg	6
Vitamin E (d-alpha-Tocopherol)	270,0 mg	18
Vitamin K Phyllochinon	80 µg	6
Lycopin	6,0 mg	6

In den Tabellen finden Sie die maximal zugeführten Tagesdosierungen von Spurenelementen, Mineralien und Omega-Fettsäuren in den von mir ein-

1 Mehrfaches der normalen Tagesdosierungen nach Empfehlung der Deutschen Gesellschaft für Ernährung (DGE)

gesetzten Therapieregimen. Gemessen an den Empfehlungen der D-A-CH, einer deutschsprachigen Vereinigung zur Entwicklung von Zufuhrempfehlungen von Orthomolekularia, liegen diese Tagesdosierungen um den Faktor 10 bis 15 höher. Dabei ist zu berücksichtigen, dass internationale wie amerikanische Empfehlungen die hier angegebenen Tagesdosen z.T. nochmals deutlich überschreiten, ohne dass es zu unerwünschten Nebenwirkungen käme. Das deckt sich mit meinen Praxiserfahrungen, nach denen von Patienten in bestimmten Krankheitsfällen z.B. bis zu 500 mg Zink pro Tag mit sehr guten Therapieergebnissen toleriert wurden (siehe auch S. 116f.).

Göttinger Wohlfühlstudie

In der langjährigen Arbeit mit den hypo-A Orthomolekularia haben sich verschiedene Behandlungsregime als sehr erfolgreich erwiesen, die im Anhang dieses Buches (siehe S. 324ff.) zusammenfassend dargestellt sind.
Die Diskussionen mit klassischen Schulmedizinern kreisen, trotz oft verblüffender Behandlungserfolge und reichlicher internationaler Literatur, immer wieder um wissenschaftliche Studien. Um eine statistische Aussage über bestimmte Veränderungen der Regulation der Patienten objektivieren zu können, haben wir im Sommer 2002 in Zusammenarbeit mit Herrn Prof. Dr. Gerald Hüther von der Universität Göttingen die folgende Pilotstudie zur hoT durchgeführt. Dabei wurden eine Pilotgruppe mit den folgenden drei hoT-Substanz-Paketen jeweils 4 Wochen lang behandelt:

Tab. 10: Das Wohlfühlpaket als Basisversorgung

Präparat	1. + 2. Woche	3. + 4. Woche
hypo-A Lachsölkapseln	3 x 2-3 Kps. vor dem Essen	3 x 2-3 Kps. vor dem Essen
hypo-A Spurenelemente	3 x 2 Kps. zum Essen	3 x 1 Kps. zum Essen
hypo-A Magnesium-Calcium	3 x 1 Kps. nach dem Essen und 2 zur Nacht	3 x 1 Kps. nach dem Essen und 2 zur Nacht

Kps = Kapseln

Tab. 11: Das Orthomolekulare Darmsanierungs-Paket 1 (ODS 1)

Präparat	1. + 2. Woche	3. + 4. Woche
hypo-A Schwarzkümmel	3 x 2-3 Kps. vor dem Essen	3 x 2-3 Kps. vor dem Essen
hypo-A 3-SymBiose	3 x 1 Kps. zum Essen	2 x 1 Kps. zum Essen
hypo-A Magnesium-Calcium	3 x 1 Kps. nach dem Essen und 2 zur Nacht	3 x 1 Kps. nach dem Essen und 2 zur Nacht

Tab. 12: Das Orthomolekulare Darmsanierungs-Paket 2 (ODS 2)

Präparat	1. - 2. Woche	3. - 4. Woche
hypo-A Lachsöl + Schwarzkümmelöl im tgl. Wechsel	3 x 1-2 Kps. vor dem Essen	3 x 1-2 Kps. vor dem Essen
hypo-A 3-SymBiose plus	3 x 1 Kps. zum Essen	3 x 1 Kps. zum Essen
hypo-A Magnesium-Calcium	3 x 1 Kps. nach dem Essen und 2 zur Nacht	3 x 1 Kps. nach dem Essen und 2 zur Nacht

Kps = Kapseln
tgl. = täglich

Als Messparameter dienten

1. **psychometrische Fragebögen:**
   - → Eine **Eigenschafts-Wörter-Liste**[1] (EWL), welche die seelische Befindlichkeit mit 200 Fragen zu Antrieb, Müdigkeit, Depression, Verstimmung, allgemeiner Aktivität usw. abklärte, und
   - → eine **Beschwerdeliste**[2], welche ca. 200 Fragen zum körperlichen Befinden abklärte. Dabei waren Kopfschmerzen, Schlafstörungen, Gelenk-

1 Von Prof. Dr. Wilhelm Janke, Priv.-Doz. Dr. Günter Debus Düsseldorf
2 Klinische Selbstbeurteilungs-Skalen (KSb-S) aus dem Münchener Psychiatrischen Informations-System (PSYCHIS München)

schmerzen, Hauterscheinungen, Kloßgefühl, Völlegefühl, Wärme- oder Kältegefühl, Herzklopfen, typische Wechseljahrsymptome usw. von besonderem Interesse. (Beide Fragebögen sind in der Psychiatrie seit Jahren validiert, d.h. auf Zuverlässigkeit der Aussagen geprüft und bilden die Grundlage zahlreicher universitärer Untersuchungen.)

2. **AK-Testungen** (siehe S. 189ff.) spezieller Muskeln, Störfelder und Hormondrüsen, die von mir selber im Verlauf der Pilotstudie mehrfach durchgeführt wurden. Diese dienten der Beurteilung der Meridian- und Organfunktion, der Bissregulation, der Störfelddiagnostik sowie zur Testung der hormonellen Regulation als Ausdruck psychovegetativer Störungen.

Ergebnisse der Fragebogenerhebungen

Das Diagramm zeigt die Entwicklung des Befindens der Studienteilnehmer. Die abgefragten Begriffe sind zu den u.a. Sammelbegriffen zusammengefasst.

Abb. 11: Veränderung des seelischen Befindens nach Eigenschafts-Wörtern unter der Therapie mit ODS 2

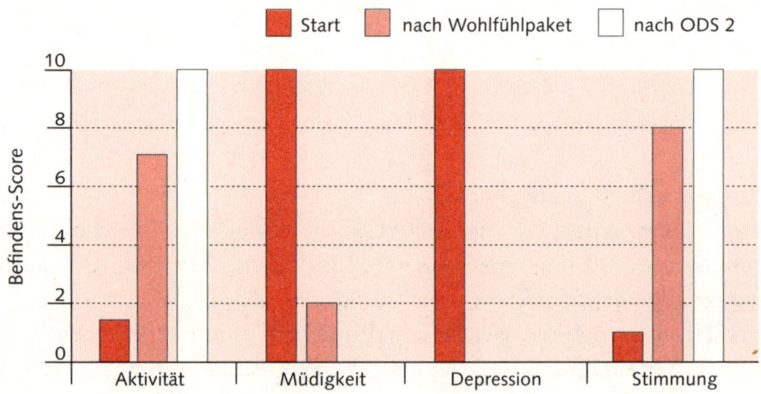

Aktivität und Stimmung nahmen unter dem Wohlfühlpaket stark zu – die Stimmung verbesserte sich weiter unter der ODS 2. Depressive Anteile verschwanden schon im ersten Therapieschritt völlig. Die Müdigkeit reduzierte sich stark und verschwand unter der ODS 2 völlig. Die Patienten, die zu Beginn der Untersuchung subjektiv keinerlei Beschwerden hatten, haben sich innerhalb von nur 12 Wochen ohne weitere Therapien in ihrer Selbstwahrnehmung und im Lebensgefühl sehr stark positiv verändert.

Abb. 12: Entwicklung der gastrointestinalen Störungen unter der Therapie mit dem Wohlfühlpaket und mit ODS 1

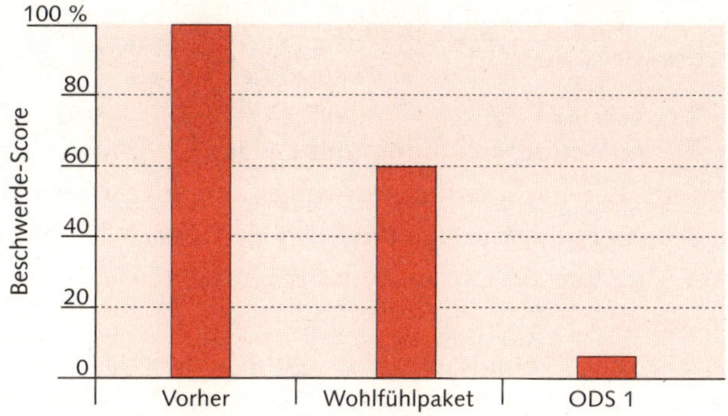

Das Diagramm zeigt die Entwicklung der Störungen aus dem Bauchraum als Summe aller Studienteilnehmer. Die zu Anfang geklagten Störungen wurden im Beschwerde-Score gleich 100 % gesetzt. Nach den ersten 4 Wochen haben sich diese Beschwerden unter dem Wohlfühlpaket auf 60 % reduziert und lagen nach weiteren 4 Wochen unter der ODS 1 bei nur noch ca. 7 %. Bitte beachten Sie, dass die Ernährung der Probanden weiterhin so genannte normale deutsche Mischkost bis hin zu McDonalds und Cola war. Vor diesem Hintergrund ist dies Ergebnis besonders erfreulich.

Abb. 13: Anspannung und Gelassenheit unter der Therapie mit dem Wohlfühlpaket und mit ODS 2

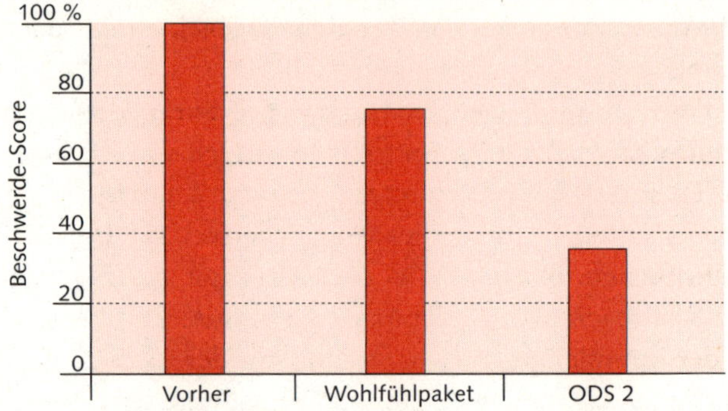

Auch beim Diagramm zur inneren Anspannung und Gelassenheit findet sich eine deutliche Reduzierung der dargestellten Störungskomplexe innerhalb der 8 Wochen Therapie. Dabei reduzierte sich in kurzer Zeit dieser Beschwerdekomplex ohne weitere Therapie auf ca. 35 % des Ausgangswertes.

Abb. 14: Wohlbefinden unter der Therapie mit dem Wohlfühlpaket und mit ODS 2

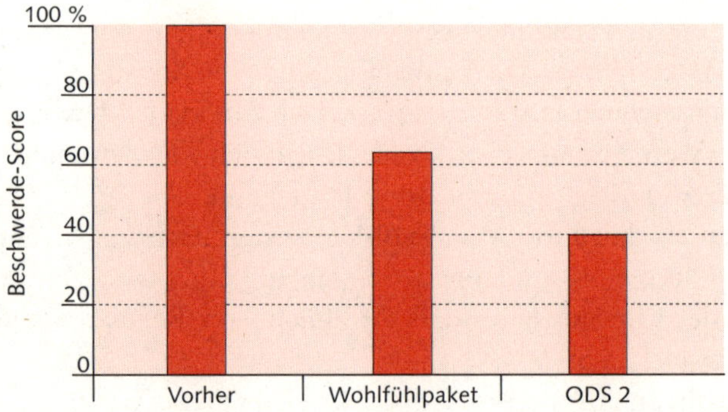

Abb. 14 zeigt das subjektive Wohlbefinden unter der Therapie. Die Reduktion der zuvor beklagten Beschwerden sowie die Verbesserung von Stimmung und Antrieb werden wiedergegeben. Damit zeigt sich im statistischen Vergleich die signifikante Verbesserung des subjektiven und objektiven Gesundheitszustands aller Teilnehmer.
Nachzutragen ist in dieser Zusammenstellung, dass bei zwei Teilnehmern klinische Krankheitsbilder, die nach Auskunft der behandelnden Mediziner durch eine spezifische Therapie nicht zu bessern waren, ausheilten.
In einem Fall handelte es sich um Ödeme der Unterschenkel, d.h. um Wassereinlagerungen in den Beinen. Nach vier Wochen Therapie hatte sich fast nichts geändert. Nach 8 Wochen hatte sich nur wenig geändert und nach 10 Wochen, gegen Ende der kompletten Darmsanierung mit der ODS 2, waren die Ödeme innerhalb von ca. 2 Wochen vollständig verschwunden.
Der andere Fall betrifft ein eingesteiftes Sprunggelenk in Spitzfußstellung von 15°. Das Gelenk war bei dem damals 8-jährigen Patienten gebrochen und, wie es hieß, schlecht zusammengewachsen. Eine Beweglichkeit des Gelenkes war seither nicht mehr möglich und eine Verbesserung hatten innerhalb der letzten ca. 40 Jahre alle Behandler ausgeschlossen. In diesem Fall kam es unter der ODS 2 zu einer völlig unerwarteten freien Beweglichkeit des Gelenkes. Man könnte so etwas Wunderheilung nennen. Ich nenne das ein Ergebnis der freien Regulationsfähigkeit eines gesunden Körpers, der wirklich fast alles selber reparieren kann.

Ergebnisse der AK-Muskelteste

Parallel zu den obigen Erhebungen wurden von mir an den Teilnehmern Untersuchungen mit der AK (siehe S. 189ff.) zu den folgenden Themenkomplexen durchgeführt:

- → Muskelfunktion als Ausdruck einer gesunden oder gestörten Meridianfunktion
- → Untersuchung der Hormondrüsen als Ausdruck von Regulationsstörungen im hormonellen System
- → Störfelddiagnostik an Nebenhöhlen, Bauchspeicheldrüse, Leber sowie an der Bisslage als Ausdruck chronischer Belastungen

Die Untersuchungen wurden sowohl zu Beginn der Studie als auch zu Beginn der ODS 1 und am Schluss der gesamten Behandlung durchgeführt. Anfänglich fanden sich kaum normale Regulationen in der Muskelfunktion. Jedoch schon bei der zweiten Untersuchung – direkt nach Abschluss des Wohlfühlpaketes – zeigten sich vier bis sechs normale Funktionszustände bei den meisten Muskeln und Probanden.

Abb. 15: Muskelregulationen unter der Therapie mit dem Wohlfühlpaket und mit ODS 1 und ODS 2

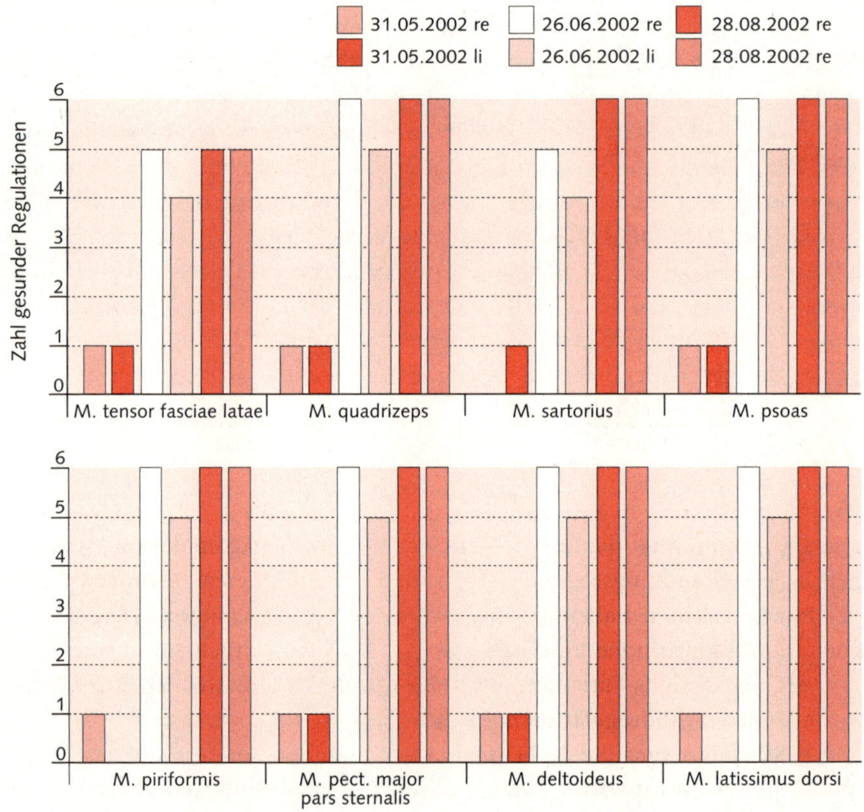

Untersucht wurden folgende Muskeln: Musculus tensor fasciae latae, M. quadrizeps, M. sartorius, M. psoas, M. piriformis, M. pectoralis major pars sternalis, M. deltoideus und M. latissimus dorsi. In den Grafiken wurden zur einfacheren Darstellung alle Störungen eines Muskels zusammengefasst – unabhängig davon, ob der Tonus zu hoch (hyperton) oder zu niedrig (hypoton) war. Am Ende des Studienzeitraumes waren bis auf einen Fall alle Muskeln in ihrer normotonen, d.h. voll funktionsfähigen Regulation, und die Energie der zugeordneten Meridiane war weitgehend ausgeglichen.

Abb. 16: Hormonelle Regulation im AK-Test

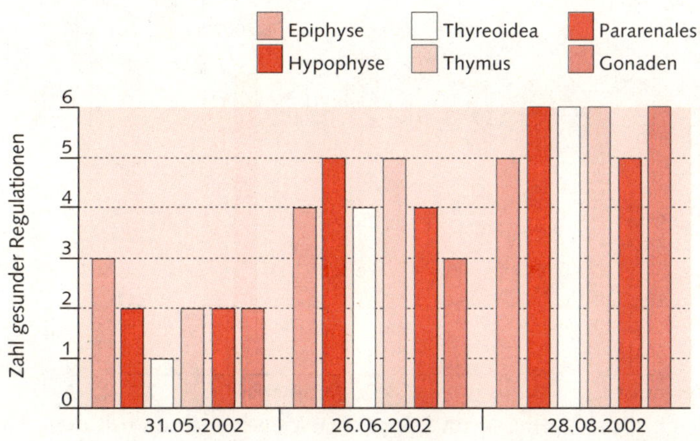

Das Diagramm zeigt die Entwicklung der hormonellen Regulation unter den geprüften Behandlungsregimen. Die zu Beginn verbreiteten Störungen einzelner Hormondrüsen haben sich ohne Zugabe von Hormonen oder entsprechender Phytohormone innerhalb von 12 Wochen weitgehend normalisiert. Nur einer von sechs Patienten war auch nach drei Monaten Therapie in der hormonellen Grundregulation noch nicht vollständig normalisiert.
Die Pararenales sind die Nebennieren und damit besonders für das Stressmanagement verantwortlich. Die Epiphyse als höchstes Steuerorgan in der Hormonregulation hatte möglicherweise wegen der verbliebenen Nebennie-

renstörung weiterhin bei diesem einen Fall eine Überlastungssituation ihrer Regulationsfähigkeit.
Dieses Ergebnis bestätigt eindrucksvoll die Wirkungen der angewandten hoT-Regime bei Hormonstörungen von der Dysmenorrhö über das Prämenstruelle Syndrom, von der Endometriose bis zur Infertilität, d.h. bis zur Unfruchtbarkeit von Mann und Frau.

Abb. 17: Regulation der Störfelder im AK-Test

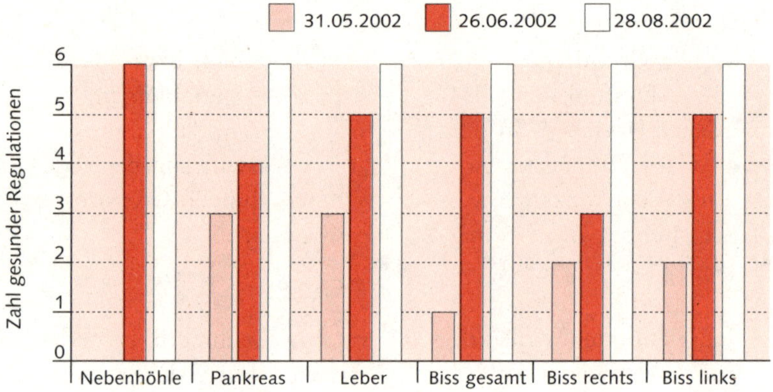

Das Diagramm stellt die Verbesserung der Störfelder, gemessen mit dem AK-Test, unter der Therapie dar. Bei den hier getesteten Teilnehmern handelte es sich um weitgehend gesunde Menschen. Das erklärt den relativ kleinen Anteil nachgewiesener Störfelder.
Es fällt jedoch auf, dass gerade die Nebenhöhlen, obwohl alle Probanden sich im Sommer gesund und hinsichtlich der Nebenhöhlen völlig unbelastet fühlten, bei niemandem in der Erstuntersuchung ohne Störpotential waren. Andererseits ist es schön zu sehen, dass gerade das am häufigsten getestete Störfeld auf die Gabe des Wohlfühlpaketes so außerordentlich gut anspricht.
Die mangelnde Bissregulation bei fünf von sechs Probanden ist ein weiterer Hinweis auf die grundlegende Bedeutung der mit dem Biss zusammenhän-

genden Regulation für den ganzen Körper. Auch hier wurde im Verlauf der Therapie offenbar, dass die Verknüpfung einer gesunden intestinalen Besiedelung und Steuerung der Verdauung wie der Resorption von grundlegender Bedeutung für die Funktion der Kaumuskulatur ist.
Vor dem Hintergrund, dass eine zahnärztliche Kontrolle der Patienten nicht stattgefunden hat, ist die Normalisierung des Bisses (siehe S. 225) besonders interessant.
Die Tatsache, dass die Bissstörung sich bei allen Teilnehmern innerhalb von 12 Wochen ausgeglichen hat, kann zu zweierlei Aussagen führen:

1. Eine gesunde Grundregulation normalisiert den Biss, bzw. eine craniomandibuläre Dysfunktion (CMD, siehe S. 272ff.) unabhängig von den verschiedenen Ursachen einer Bissstörung.
2. Die Arbeit des Zahnarztes ist zwar in ihrer Auswirkung beim schlecht geregelten Patienten extrem wichtig. Bei einer gesunden Grundregulation wird aber offenbar vieles vom Körper kompensiert.

Zusammenfassung

In einem unselektierten Kollektiv von Studienteilnehmern beiderlei Geschlechts im Alter zwischen 32 und 52 Jahren zeigen sich ausnahmslos gleichgerichtete Therapieergebnisse für alle Probanden.
Das Wohlfühlpaket hatte innerhalb von nur vier Wochen sowohl hinsichtlich der Fragebogen-Erhebungen als auch bei den Untersuchungen mit der Applied Kinesiology außerordentlich umfassende Verbesserungen der Grundregulation zur Folge.[1]
Es kam zur Abheilung kleiner Ekzeme ebenso wie zu einer signifikanten Verbesserung der Muskel- und Gelenkfunktionen. Die hormonelle Regulation wurde weitgehend normalisiert. Die chronischen Störfelder wurden schon innerhalb der ersten vier Wochen weitgehend eliminiert. Das anschließende Regime zur Darmsanierung hat diese Effekte noch verstärkt, so dass am Ende der Untersuchung fünf von sechs Patienten neben dem subjektiven Wohlbe-

1 Das deckt sich mit der Säure-Basen-Studie von Dr. Worlitschek aus dem Jahr 2008 (siehe S. 37ff.), aber auch mit der Grazer Parodontose-Studie von Dr. Olbertz (siehe Seite 225ff.).

finden auch schon z.T. lange bestehende Krankheiten ohne eine spezifische schulmedizinische Therapie auskuriert hatten und regulationsmedizinisch vollständig ausgeglichen waren.
Diese Ergebnisse decken sich mit den Erfahrungen in der Betreuung von Leistungssportlern (siehe auch S. 296ff.). Bei der deutschen Skiläuferin und Skiweltmeisterin in der Nordischen Kombination 2001, Martina Ertl, nach ihrem schweren Unfall im Dezember 2000 und der langen Rekonvaleszenz oder auch bei gesundheitlichen Problemen der Olympiaseglerinnen und Segler: In diesen wie in anderen Fällen haben die gezielt eingesetzten hoT-Regime kurzfristig Probleme gelöst und eine neue Leistungsentfaltung bei voller körperlicher, mentaler und muskulärer Belastbarkeit erreicht. Bei den Yngling-Seglerinnen führte dieser Ansatz zur Silbermedaille in der Weltmeisterschaft 2002. Bei anderen SeglerInnen zu sechsten bis neunten Plätzen bei Weltmeisterschaften im Jahre 2002.
Nach den oben referierten positiven Studienergebnissen der hypoallergenen orthomolekularen Therapie (hoT) sowie der orthomolekularen Darmsanierung (ODS) sollten sich weitere Untersuchungen anschließen, die diese Befunde in einem größeren Rahmen in einer Doppelblindstudie verifizieren sollten. Eine größere Studie ist jedoch leider am Einspruch der Ethik-Kommission gescheitert, weil Studien mit komplexen Therapieansätzen, wie dies bei unserer orthomolekularen Darmsanierung der Fall ist, nicht zugelassen werden.
Der Verlauf der klinischen, psychometrischen und kinesiologischen Befunde bestätigt die tägliche Praxiserfahrung, aus der heraus sich genau diese Präparate und Therapieregime für das zunehmend chronisch überlastete Ökosystem Mensch entwickelt haben.

Multifaktorielle Regulationsstörungen erfordern
multikausale hypoallergene Therapie-Impulse!

Studie zum Einsatz von Chrom bei bipolaren affektiven Störungen – Manie und Depression

Bipolare Störungen sind affektive Störungen, die durch einen Wechsel von manischen und depressiven Phasen gekennzeichnet sind. Bei mindestens vier Stimmungsumschwüngen im Jahr spricht man von Rapid Cycling (RC). Bipolare Störungen mit RC sind besonders schwierig zu behandeln. Rapid Cycler benötigen eine spezielle Therapie, weil der häufige Episodenwechsel mit klassischen Medikamenten oftmals nicht ausreichend behandelbar ist. Das Risiko, durch die Antidepressiva eine manische Phase auszulösen, muss gegen das Risiko von akuten Selbstmordgedanken und den Symptomen einer chronischen Depression abgewogen werden.

In kontrollierten Studien wurde neben Lithium und Valproat auch die Wirkung von Lamotrigin, einem neueren Antiepileptikum, das die präsynaptische Freisetzung von Glutamin- und Asparaginsäure hemmt, sowie von verschiedenen atypischen Neuroleptika (Quetiapin und der Dopamin-Antagonist Olanzapin) untersucht. Die Beobachtungszeiten waren jedoch immer relativ kurz, um auch eine längeranhaltende Stabilisierung der Patienten beurteilen zu können.

In einer 2-jährigen Open-Label Pilotstudie[1] unter Leitung von Dr. B. Amann (Psychiatrische Abteilung LMU München) sollte nun die stimmungsstabilisierende Wirkung einer zusätzlichen Gabe des Spurenelementes Chrom bei der Behandlung von Patienten mit therapieresistenten bipolaren Störungen mit Rapid Cycling (RC) untersucht werden.

Chrom wirkt sowohl auf das Monoamin-Neurotransmittersystem als auch auf körpereigenes Cortisol. McCarty[2] postulierte 1994, dass Chrom, da es die Empfindlichkeit des Hypothalamus auf Insulin erhöht, die Hypothalamus-Funktion durch eine Verbesserung der Glukoseverwertung im ZNS „verjüngt“ und so zu einer vermehrten Serotoninbildung führt. Darüber hinaus gibt es Hinweise, dass Chrom bei Patienten mit depressiven Störungen

1 Amann B.*, Mergl R.*, Vieta E. ¤, Born C.*, Hermisson I.*, Seemüller F.*, Dittman S.*, Grunze H.*: A 2-Year, Open-Label Pilot Study of Adjunctive Chromium in Patients With Treatment-Resistant Rapid-Cycling Bipolar Disorder. J Clin Psychopharm (2007); 27:104-106. * Psychiatrische Abteilung LMU München; ¤ Hospital Clinic, Barcelona. Der folgende Text stellt eine modifierte Übersetzung dieser Studie dar.

2 McCarty MF. Longevity effect of chromium picolinate – „rejuvenation“ of hypothalamic function? Med Hyptheses. 1994; 43: 253-265.

erfolgreich eingesetzt werden kann. Auf Basis dieser Erkenntnisse sollte nun erstmals die Wirkung von Chrom bei der akuten und Langzeitbehandlung von bipolaren Patienten untersucht werden.

Methodik

In dieser offenen Pilotstudie wurden 30 Patienten zwischen 24 und 78 Jahren mit einer therapieresistenten bipolaren Störung mit RC[1] mit Chromchlorid von hypo-A behandelt. Alle Patienten wurden als Therapie-resistent definiert mit fehlender Effektivität von Stimmungsstabilisierern, Neuroleptika und Antidepressiva in den letzten sechs Monaten. Zwei Jahre lang wurden zusätzlich zu den bestehenden Stimmungsaufhellern 600 bis 800 µg hypoallergenes Chromchlorid pro Tag verabreicht. Zusätzlich zu einer gründlichen klinischen Untersuchung wurden die Patienten in den ersten vier Wochen wöchentlich, später monatlich psychometrisch klassifiziert. Die Einstufung erfolgte gemäß der Clincial Global Impression Scale-BP (CGI-BP), der Hamilton Depression Rating Scale (HAMD-21), der Montgomery-Asberg Depression Rating Scale (MADRS) und der Young Mania Rating Scale (YMRS). Die ersten drei Wochen wurden zusätzlich im Hinblick auf akute antidepressive Effekte analysiert.

1 Die Beurteilung der Patienten erfolgte gemäß DSM-IV (Diagnostisches und Statistisches Handbuch Psychischer Störungen).

Tab. 13: Ausgangsdaten der Patienten (n[2]=30)

Mittleres Alter, ± S.D.[3] (Spannbreite) Jahre		49,9 ±14,2 (24-78)
Geschlecht, n (%)		
	Frauen	14 (46 %)
	Männer	16 (54 %)
Diagnose, n (%)		
	BP I[4]	22 (73 %)
	BP II[5]	8 (26 %)
Gemütszustand zu Studienbeginn, n (%)		
	hypomanisch	1 (3 %)
	leichte vorübergehende Symptome	6 (20 %)
	deprimiert	23 (77 %)
Mittlere Zahl von Episoden ein Jahr vor der Studie		5,4±2,4 (4-15)
	hypomanisch	1,2±1,2 (0-5)
	gemischt	0,3±0,7 (0-7)
	deprimiert	3,4±1,4 (1-8)
Rapid Cycling, n (%)		30 (100 %)
Rapid Cycling in der Krankengeschichte, n (%)		24 (80 %)
Mittleres Alter bei Krankheitsbeginn ± S.D. (Spannbreite) Jahre		28,3±12,7 Jahre (6-51)
Mittlere Dauer der Erkrankung ± S.D. (Spannbreite) Jahre		21,7±13,3 Jahre (3-61)
Lebensgefährte, n (%)		11 (36 %)
Arbeitsfähig, n (%)		8 (26 %)

Ergebnisse

Akute Phase

Gemäß HAMD konnte bei 7 Patienten (30,4 %), gemäß MADRS bei 9 Patienten (39,1 %) eine Reduktion der Beschwerden um mindestens 50 % innerhalb der ersten drei Wochen erzielt werden. 11 Patienten (47 %) empfanden Chrom in ihrer akuten Depression als hilfreich. Die Subanalyse der HAMD-

2 Anzahl
3 Standardabweichung
4 Bipolar-I-Störung mit Wechsel von Depression und Manie
5 Bipolar-II-Störung mit weniger stark ausgeprägter manischer Phase (Hypomanie) und Depression.

21-Werte für die ersten drei Wochen ergab eine statistisch signifikante Abnahme und damit Verbesserung der folgenden Parameter: depressive Stimmung, Schuldgefühle, Einschlafstörungen, Durchschlafstörungen, Störungen der Arbeit und Aktivität und depressive Hemmung.

Prophylaxe

Die mittlere Zeit bis zum Abbruch der Einnahme betrug 204±238 Tage (zwischen 12 und 736 Tagen). Sieben Patienten konnten über ein Jahr beobachtet werden, vier Patienten vollendeten die Studie. Abbildung 18 zeigt die Zahl der affektiven Episoden jedes Patienten ein Jahr vor und nach der Studie. Die mit Punkten markierte Kurve stellt zwei Patienten mit gleicher Zahl von affektiven Episoden dar.

Abb. 18: Änderung der Anzahl affektiver Episoden (Vergleich: 1 Jahr vor bzw. nach der Studie; n=7)

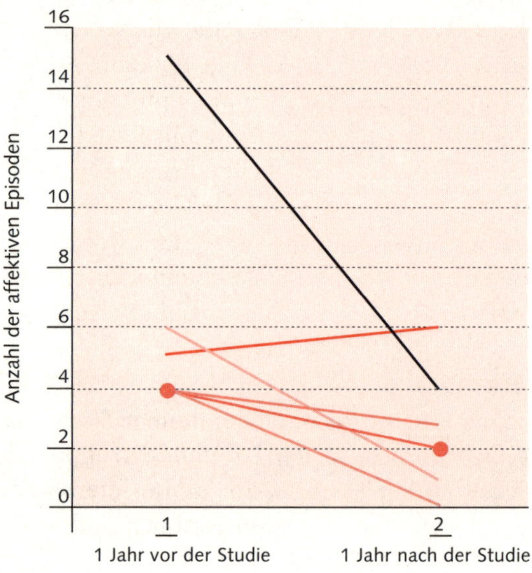

Nebenwirkungen

Im Allgemeinen wurde Chrom in Dosierungen bis 800 µg pro Tag sehr gut von allen Patienten vertragen. Einige Patienten berichteten von leichten Nebenwirkungen, die jedoch nicht zum Studienabbruch führten.

Diskussion

Die Studie offenbart einige interessante Entdeckungen: Chrom hat möglicherweise bei bipolaren Patienten einen akuten antidepressiven Effekt. Dabei könnten sowohl Kernsymptome der Depression reduziert als auch ein Übergang in die manische Phase verhindert werden. Von sieben Patienten, die Chrom prophylaktisch genommen haben, wurden sechs gemäß dem CGI-BP stabilisiert und die Häufigkeit ihrer affektiven Phasen nahm über ein Jahr ab. Dennoch scheint die Wirkung von Chrom zu schwach zu sein, um die meisten Patienten in der Studie zu halten. Kritische Punkte dieser Studie waren das offene Design (sowohl Therapeut als auch Patient wussten welches Präparat verabreicht wurde), die geringe Teilnehmerzahl, die begleitende Medikation und das Fehlen einer Kontrollgruppe. Zudem konnten die klinischen Symptome nicht mit dem Plasmaspiegel von Chromchlorid in Einklang gebracht werden. Es gilt aber zu bedenken, dass die Patienten alle unter einer therapieresistenten, chronischen bipolaren affektiven Störung mit Rapid Cycling litten. Zudem gab es zusätzliche und parallel bestehende Erkrankungen und die Patienten hatten bereits zahlreiche lang etablierte Medikamente vor Studienbeginn ohne durchgreifende Besserung eingenommen. Eine kontrollierte Studie an weniger schwer kranken bipolaren Patienten könnte klären, inwieweit Chrom eine Rolle bei der Therapie bipolarer Störungen spielen kann.

Kommentar von P.-H. Volkmann

Bei der ersten Anfrage an hypo-A aus der Ludwig-Maximilians-Universität München stellte sich mir die Frage, was sich die Forschungsgruppe allein von Chrom erwartete. Das Studiendesign war jedoch schon international abgestimmt, so dass eine Änderung nach meinen Intentionen leider nicht mehr möglich war.

In meiner Allgemeinarztpraxis habe ich keine große Anzahl von Patienten mit bipolaren Störungen oder anderen psychiatrischen Krankheitsbildern.

Jedoch auch bei einer geringen Zahl Depressiver und Manisch-Depressiver, aber auch einiger Epileptiker oder Psychotiker fällt eine signifikante Besserung dieser Krankheitsbilder auf. Beispielsweise der Fall der kindlichen Epilepsie (siehe S. 81ff.) und ein Erwachsener, der mehrfache stationäre Aufenthalte in der Psychiatrie hinter sich hatte, wie auch aktuell ein Kind mit Zwangsneurosen bzw. mit einer Psychose, sprechen mit einem völligen Verschwinden der Symptome an – solange sie eine regelmäßige Substitution erhalten.
Diese Substitution ist jedoch wesentlich umfangreicher als die alleinige Substitution mit Chrom. Wir applizieren in relativ hohen Dosierungen langfristig Zink, Selen, Mangan, Chrom, Jod, Molybdän und Kobalt neben den Mineralien Magnesium, Calcium und Kalium. Hinzu kommen die fettlöslichen Vitamine A, D, E, K sowie Omega-3- und 6-Fettsäuren neben den B-Vitaminen und Lipon plus. Eine langfristige Darmpflege mit 3-SymBiose plus ist dabei ebenso obligat wie eine ökologische Ernährung. E-Stoffe können akute Schübe psychiatrischer Krankheitsbilder auslösen! Besonders ADHS-Patienten lassen sich durch Cola, Schokolade, Chips etc. oft innerhalb weniger Minuten auf Aggression umschalten.
Unter dem breiten oben beschriebenen orthomolekularen Therapieansatz sehen wir hoch signifikante Besserungen im Bereich psychiatrischer Störungen bis zum ADHS etc. Auch die Göttinger Studie (siehe S. 126ff.) konnte diese Zusammenhänge im Rahmen der psychometrischen Befragungen sehr schön verifizieren. Nicht zuletzt das Wohlfühlpaket plus ist namentlicher Ausdruck dieser umfassenden Auswirkungen auf die persönliche Wahrnehmung und Lebensqualität der Patienten.

Dysbiosen im Darm

Sind die Zellen der Darmwände hinsichtlich ihrer Funktion stabilisiert, können Giftstoffe aus dem Darm sowie krank machende Bakterien nicht mehr in die Darmwand eindringen. Das führt zu einer Entlastung des Darmimmunsystems sowie zu einer geringeren Giftbelastung im Pfortaderblut (die Pfortader führt Blut vom Darm zur Leber) auf dem Wege zur Entgiftung in der Leber. Außerdem ist der Lymphabfluss bei schwindender Entzündung oder Darmreizung geringer und entsprechend weniger mit Darmgiften belastet.
Schon bis zu diesem Punkt der Funktionsverbesserung des Darmes hat sich auch die Besiedelung in einem gewissen Umfang geändert. Fügen wir dem Darminhalt nun lebensfähige Symbionten in Verbindung mit den für die Schleimhäute wichtigen Vitaminen B12, Folsäure, Vitamin D3 sowie z.B. Zink als eines der wichtigsten Spurenelemente hinzu, dann ändern sich die Darmfunktion, die Infektabwehr des ganzen Körpers, die Leberentgiftung usw. grundlegend.
Ein zuvor schlecht geregelter Körper z.B. mit Hautausschlägen, einseitiger Beinverkürzung, Menstruationsbeschwerden usw. ist innerhalb weniger Wochen bis Monate wieder gerade gerückt durch die ausgeglichene Muskelspannung im Becken und Schultergürtel, durch gute Entgiftung und Ausleitung von Schlackenstoffen und durch volle Speicher der Orthomolekularia. Nur eine optimale Versorgung kann eine optimale Regulation bzw. Steuerung aller Stoffwechselprozesse sicherstellen.
Nach dieser Darstellung wird klar, dass viele chronische Erkrankungen eine lange bestehende unerkannte bzw. unbehandelte Infektion als zusätzlichen Auslöser haben. Infektionen sind übertragbare Krankheiten. Aber ein Bakterium ist nichts ohne sein Millieu, wusste schon der Begründer der Bakteriologie, Louis Pasteur.
Das Ergebnis einer älteren Studie, die sich mit der Frage der Durchseuchung sozialer Gemeinschaften mit Bakterien beschäftigte, ist eindeutig: Innerhalb von nur ca. 3 Monaten haben alle Mitglieder der Gemeinschaft zu mehr als 90 % gleiche Keime im Darm.
Wenn wir also ein Familienmitglied von der Neurodermitis oder vom Morbus Crohn heilen wollen, dann sollten wir die Darmsanierung ganz sicher auch

bei den anderen Familienmitgliedern oder bei dem Sexualpartner durchführen, um kurzfristige Rückfälle weitgehend zu vermeiden.

Gekonnte Naturheilkunde ist eine umfassende Ökosystempflege. Wir beginnen am Einzelnen oder in Teilbereichen wie dem Darm eines Kranken. Um dauerhafte Gesundheit des Einzelnen zu sichern, sanieren wir auch tunlichst das ihn umgebende Ökosystem, d.h. seine soziale Gemeinschaft.

Um für die soziale Gemeinschaft eine weitest mögliche Gesundheit zu erzielen, streben wir auch eine Sanierung der Wohn- und Arbeitsumgebung an. Ist eine Sanierung des Arbeitsplatzes oder einer Fertighauswohnung nicht möglich, dann suchen wir einen passenden hoT-Ausgleich, um die Belastungen für die Betroffenen zu minimieren.

Je mehr Störfelder, Umweltbelastungen oder Verhaltens- und Ernährungsfehler wir mit dem Patienten gemeinsam ausgleichen können, desto stabiler wird seine Gesundheit nach der Therapie sein.

Stoffwechselschlacken von Keimen

Sicherlich haben Sie einiges über die „Pilzhysterie" gelesen und gehört. Damit sollen sich *„naturheilkundliche Therapeuten eine goldene Nase verdienen!"*

Wer als Naturheilkundler mit überwiegendem Privatpatientenanteil heute leben und arbeiten will, muss Therapieerfolge vorweisen können. Aus diesem Grund muss gerade der Erfahrungsheilkundler stets sehr genau beobachten und aus aktuellen Krankheitsverläufen bei seinen Patienten die Therapien immer wieder kritisch überprüfen.

Bei genauer Beobachtung der Patienten unter einer gut durchgeführten Pilztherapie fallen dann innerhalb weniger Wochen oft gravierende Veränderungen auf. Die Körperstruktur, eine mögliche Fehlhaltung, eine eventuell vorhandene Schmerzsymptomatik sowie eine zuvor eher depressive Stimmungslage verändern sich mit Fortschreiten der Therapie oft erstaunlich schnell.

Nach einer gelegentlich zu Beginn zu sehenden Verschlechterung des Allgemeinbefindens, das als so genannte Herxheimer-Reaktion zu verstehen ist, geht es den Patienten nahezu täglich besser. Die Herxheimer-Reaktion ist die Reaktion des Körpers auf eine Überschwemmung und Überlastung der Aus-

scheidungswege mit Bakterien- oder Pilzgiften, die von den abgestorbenen Keimen freigesetzt wurden.
Ein chronischer Schmerz, z.B. im Rahmen einer Regelstörung, kann direkt von derartigen Stoffwechselgiften verursacht werden. Pilze wie Candida, aber auch z.B. Chlamydien, wie eine englische Studie vor einigen Jahren wissenschaftlich nachwies, können u.a. Schmerzen verursachen oder unterhalten. Auch der Knieschmerz unter Chlamydieninfekt ist in der Orthopädie bekannt, wobei der Orthopäde dann am liebsten auch Chlamydien im Gelenk fände. So einfach ist es aber nicht immer.
Parasiten und Würmer, wie z.B. Oxyuren, Echinokokken, Bandwürmer oder Trichurien, können sowohl über ihre Stoffwechselprodukte als auch durch Allergene auf der Oberfläche allergische Reaktionen beim Menschen auslösen. Diese können dann zu Gelenkentzündungen, Asthma, Nesselsucht oder Darmerkrankungen mit Durchfall oder Verstopfung und damit verbundenen Schmerzen führen.

Darm-Resonanz-Syndrom

Das von mir als Darm-Resonanz-Syndrom (DRS) bezeichnete Phänomen ist eine energetische Störung, bei der häufig weder der Patient noch der Therapeut recht wissen, wie sie eine Lösung des Patientenproblems erreichen können. Zunächst werden die grundlegenden Auslöser in der Nahrung und die physiologischen Zusammenhänge dargestellt, die eine gezielte Vermeidung dieser Gesundheitsstörungen ermöglichen. Im Folgenden werden die regulativen Auswirkungen auf die Mund-Kiefermuskulatur sowie auf die Nackenmuskulatur und die Wirbelsäule vorgestellt. Die Grundlage eines langfristigen Therapieerfolges ist neben einer Kostumstellung und Darmsanierung die hoT.

Symptom plötzliche Müdigkeit

Wer kennt es nicht: Das Phänomen, dass man plötzlich nach einem Essen aus heiterem Himmel todmüde umfallen könnte, ohne dass man sich zuvor besonders körperlich belastet hätte oder sonstiger Anlass zur Müdigkeit bestünde?

Nach ca. 30 Minuten ist dann plötzlich die alte Wachheit wieder da, ohne dass man geschlafen hätte und ohne dass es eine schlüssige Erklärung für die kurzfristige Erholung gäbe. Aus der Applied Kinesiology kennen wir die Phänomene der sofortigen Änderung des energetischen Muskeltonus unter oralem Test (siehe S. 192). Bringen wir eine für die Regulation fehlende Substanz in den Mund, testen zuvor schwache Muskeln sofort stark. Bringen wir alternativ eine belastende Substanz an den Körper, kommt es sofort zu einer allgemeinen Muskelschwäche.

So werden in der AK beispielsweise Nahrungsmittelunverträglichkeiten getestet. Ich erkläre das DRS gern am Bild des alten Radios, das eine gestreckte Skala mit einem Drehregler zur Senderwahl hat. Bei Einstellung eines Senders kommt es zu einer Resonanz des Empfängers mit einer bestimmten Sendefrequenz, während alle anderen Frequenzen, die gleichzeitig auch noch vorhanden sind, offensichtlich nicht in Resonanz gehen. Analog zur Radioskala kann man sich den gestreckten Darm mit allen seinen Abschnitten vom Mund bis zum Enddarm vorstellen.

Wandert der Speisebrei durch den als „Resonanzkörper" wirkenden Verdauungstrakt, so kommt es mit unverträglichen Substanzen an sensiblen Stellen des Darmes zu einer vergleichbaren Resonanz. Derart belastende, auffällige Resonanzen leeren plötzlich den „inneren Akku", d.h. sie entziehen augenblicklich viel Energie und machen z.B. die Muskeln von Armen und Beinen bleischwer. Eine mögliche physiologische Erklärung könnte sein, dass Darmzellen eines bestimmten Darmabschnittes durch den belastenden Darminhalt zeitweise in ihrem Zellstoffwechsel so massiv gestört werden, dass sie sehr viel Energie zur Aufrechterhaltung ihres Zellmembranpotentials benötigen, das heißt für die elektrische Spannung an der Zellwand zwischen innen und außerhalb der Zelle. Diese Energie fehlt dann im Körper und macht ihn kurzzeitig kraftlos und müde.

Verlässt die belastende Substanz den Ort der Resonanz im Darm, dann ist die Störung genauso plötzlich verschwunden wie sie aufgetreten ist. Hat der Patient unterschiedliche belastende Dinge aufgenommen, kann es an einem Nachmittag oder Abend wiederholt zu den oben beschriebenen on-off-Phänomenen kommen!

Mögliche ursächliche DRS-Auslöser

1. Nahrungsmittel- oder Medikamenten-Zusatzstoffe wie chemische Farben, Aromen, Emulgatoren, Konservierungsstoffe, Antioxidanzien, Lacke, Zuckerersatz etc.; Antibiotika.
2. Stoffwechselgifte dysbiotischer Darmkeime (siehe S. 144f.) z.B. von Candida, Amöben, Lamblien, Helicobacter oder auch von Würmern etc. als Schrittmacher.
3. Natürliche Lebensmittelallergene wie sie z.B. in Milch, Weizen, oder Nüssen vorkommen; Laktose- und Glutenunverträglichkeit etc.
4. Störfelder wie Zähne, Nebenhöhlen, Bissstörungen, Wirbelkörper-Blockaden, Narben etc.
5. Orthomolekulare Defizite von Zink, Selen, Magnesium, Calcium, ungesättigten Fettsäuren, Vitaminen etc.
6. Schwermetallbelastungen durch Amalgamquecksilber, Palladium, Cadmium etc. mit daraus resultierenden Blockaden der Grundregulation.
7. Unverträgliche Zahnersatzmaterialien, Kontaktlinsen, Implantate, Piercingschmuck etc.
8. Umweltnoxen wie Formaldehyd, Teppichkleber, Xyladecor, Fertighaus-Ausgasungen, Weichmacher (siehe S. 93ff.) aus Vinyltapeten, Haushaltsfolien, Plastikvorratsdosen in der Küche, beschichtete Pfannen etc.
9. Primäre Blockaden der hormonellen Regulation oder des Stressmanagements.
10. Elektrosmog, Handys[1], Erdstrahlen etc. (siehe S. 167ff.).

Werden die Punkte 1-5 erfolgreich therapiert, treten die Störungen deutlich zurück und verschwinden erfahrungsgemäß bei ca. 70-80 % der Betroffenen.

Bei Patienten, die dann noch Beschwerden haben, ist bioenergetisch mit AK, EAV, Prognos etc. nach weiteren Noxen (s.o.) zu fahnden und soweit möglich eine Sanierung durchzuführen.

1 Nach einer 2008 veröffentlichten schwedischen Studie wird die Lern- und Merkfähigkeit von Ratten unter Handystrahlung deutlich schlechter! Cognitive impairment in rats after long-term exposure to GSM-900 mobile phone radiation. Bioelectromagnetics. 2008 Apr;29(3):219-32. Nittby, H. et al.

Lokale Reaktionen im gestörten Darmmilieu

Ein Allergen oder eine unverträgliche Substanz hat in einer dafür sensiblen Resonanzzone des Darmes folgende krankheitsverursachende Auswirkungen:

→ Lokale Sekretions- und Resorptionsstörungen sowie Dysbiosen.

→ Diese führen zu einer unzureichenden Verdauung in dem gestörten Segment des Darmes.

→ Das führt begrenzt zu Schleimhaut-, Zotten- und Darmschwellungen mit dem Ergebnis einer reduzierten Durchblutung und Lymphabflussstörungen im gestauten Gewebe.

→ Dadurch kommt es zum Einstrom von Toxinen, Entzündungszellen und von Bakterien in die zunehmend irritierte Darmwand.

→ Toxischer Verdauungsbrei belastet den Darm.

→ Zöliakie, Laktose- und Fruktoseintoleranz, Morbus Crohn oder Colitis ulcerosa sind die möglichen Folgen chronisch entzündlicher Darmerkrankungen (CED).

Es beginnt ein Teufelskreis – Circulus vitiosus:

→ Nährstoffe, die eigentlich an der gestörten Stelle abgebaut oder resorbiert werden sollten, werden im Darm abwärts zu einer zur Verdauung dieser Stoffe weniger geeigneten Stelle transportiert.

→ Dort verursachen diese Stoffe ihrerseits Störungen, weil die lokale Enzymausstattung und Keimbesiedelung nicht optimal an die erforderlichen chemischen Reaktionen angepasst sind.

→ Nach derartigen funktionellen Verschiebungen kann man ebenso wie nach dem Verzehr tatsächlich belastender Stoffe an entfernten Stellen störende Interferenzen im Körper beobachten.

→ Der dysbiotische Darmprozess verselbständigt sich.

→ Dauerbelastungen führen nach langjährigen Verkrampfungen der Darmwände zu einer Divertikulose oder über eine Erschlaffung der Längs- und Ringmuskulatur zum Colon elongatum – zu einer Verlängerung des Dickdarmes, oder zu einem sackförmigen Megacolon.

→ Die lokalen Reizungen werden an das autonome Nervensystem gemeldet und führen ggf. zu Kreislaufregulationsstörungen, Nesselsucht, Juckreiz oder zu einem reflektorischen segmentalen Muskelhartspann.

- → Längerfristige Störungen im Darm führen zu andauernden muskulären Tonusveränderungen, zu Schmerzsyndromen der Kopfgelenke, der Extremitäten, der Wirbelsäule, zum Bandscheibenvorfall oder zu von der irritierten Kaumuskulatur ausgelösten Schmerzsyndromen.
- → Schmerzen, aber auch Schleimhautreizungen und E-Stoffe verursachen im Körper Stress. Stress seinerseits erhöht den Tonus in der Bauchhöhle und verändert die Durchblutung im Magen-Darm-Trakt.
- → Die Tonuserhöhung und lokale Minderdurchblutung verstärkt die lokalen Verdauungsstörungen in den Darmsegmenten. Der Prozess der chronischen Darmstörung verselbstständigt sich.

Natürliche Wechselbeziehungen zur Muskulatur

1. Reaktiv verminderte Atembewegungen der Bauchdecken durch nervlich gesteuerte Blockierung der Bauchmuskulatur.
2. Reaktiv verminderte Zwerchfellatmung durch Blockierung über das Nervensystem des Rückenmarks.
3. Reaktiv verminderte Brustatmung durch Blockierung über das Nervensystem des Rückenmarks.
4. Diese reflektorischen, von bestimmten Nervenabschnitten des Rückenmarks ausgehenden Blockierungen der Atemmuskulatur führen zu einem insgesamt verminderten Atemzugvolumen, das normalerweise zwischen 500 und 3500 ml liegt, (bei Leistungssportlern auch mehr als 6000 ml unter Vollbelastung), als Reaktion auf den Reizdarm.
5. Es resultieren Sauerstoffdefizite, die sich innerhalb von 24 Stunden auf große Mengen reinen Sauerstoffs summieren:
   - → Bei 100 ml Defizit pro Atemzug fehlen dem Körper ca. 350 Liter reiner Sauerstoff pro Tag!
   - → Bei 300 ml Defizit pro Atemzug fehlen dem Körper ca. 1000 Liter reiner Sauerstoff pro Tag!
6. Verminderte Darmbeweglichkeit aufgrund fehlender bzw. eingeschränkter „Kolbentätigkeit“ des Zwerchfells, das sonst durch die andauernden Auf- und Abbewegungen die Eingeweide in ständiger Bewegung hält. Das begünstigt weiter Verdauungsstörungen durch Abknickungen im Darm als

Passagehindernis, vergleichbar mit einem abgeknickten Wasserschlauch im Garten.

7. Wegen der fehlenden Sogwirkung tiefer Atemzüge kommt es zu einer verminderten Durchblutung der Baucheingeweide mit zunehmendem Lymphstau und Vergiftung des Körpers.
8. Hämorrhoiden- und Krampfaderbildung sind eine Folge des erhöhten Bauchinnendrucks.
9. Die verminderte Sauerstoffversorgung aller Gewebe führt zu einer Übersäuerung und zu allgemeinen Störungen sauerstoffabhängiger Stoffwechselprozesse im Körper.
   Der chemische Hintergrund erklärt sich aus der Reaktion von Abbauprodukten z.B. aus dem Kohlenhydratstoffwechsel:
   -COOH Gruppen haben saure Eigenschaften und können bei Anwesenheit von Sauerstoff der folgenden Neutralisationsformel folgen:
   2x -COOH + ½ $O_2 \rightarrow$ 2 CO_2 + H_2O (Wasser)
   Das Wasser wird über die Nieren, die Kohlendioxid über die Lunge ausgeschieden und damit der Körper entsäuert.
10. Eine dauerhafte Übersäuerung führt zu einer fortschreitenden Entgleisung der physiologischen Stoffwechselvorgänge mit der Entwicklung chronischer Erkrankungen (siehe S. 33ff.).

Pathologische Allgemeinreaktionen bei Darmstörungen

Bei den nachfolgenden Gesundheitsstörungen spielen unter ganzheitlichen Aspekten stets mehrere Faktoren im Krankheitsprozess eine Rolle. Die richtige Bewertung der Wichtigkeit dieser Krankheitsauslöser im persönlichen Krankheitsprozess und die zielführende Wahl der Therapie nannte man früher ärztliche Kunst – die heute leider durch Checklistenmedizin und Leit(d)linien abgelöst ist, welche die hier gezeigten Zusammenhänge meistens unberücksichtigt lassen. Stoffwechselschlacken von belastenden Keimen wie Amöben, Candida etc. gehören ebenso wie Verdauungs- und Aufnahmestörungen des Darmes zu diesen zentralen Ursachen. Aber auch Nahrungsallergene, Umweltgifte und Lösungsmittel, elektrische Felder, (resultierende) hoT-Defizite oder chemische E-Stoffe können die folgenden Entwicklungen auslösen bzw. unterhalten.

- Chronische Schmerzen an Muskeln, Gelenken, Nerven; Migräne
- Allergien wie Heuschnupfen, Nahrungsmittelunverträglichkeiten, trockene Augen
- Laktose- und Fruktoseintoleranz, Glutenunverträglichkeit mit Zöliakie, Durchfälle
- Leberstoffwechselstörungen mit erhöhten Leberwerten ohne Alkoholgenuss (siehe S. 73)
- Diabetes mellitus Typ II mit erhöhten Blutzuckerwerten
- Blutbildungsstörungen (siehe S. 120ff.) durch Vitamin- und Spurenelementmangel
- Nasennebenhöhlenerkrankungen, Mittelohrerkrankungen mit Ergussbildung
- Asthma bronchiale, Stress- oder Belastungsasthma
- Parodontose, Parodontitis, Periimplantitis, Zahnfleischblutungen (siehe S. 218ff.)
- Bissfehlstellungen, craniomandibuläre Dysfunktion (CMD), d.h. Schmerzsyndrome des Kauapparates und des Gesichtes wie z.B. eine Trigeminusneuralgie, aber auch ein Tinnitus oder Knirschen
- Muskuläre Dysbalancen als Ursache von Halswirbelsäulensyndrom, Schulter- und Beckenschiefstand, Wirbelkörperblockierungen, Nervenkompressionen, Beinlängendifferenzen, Bandscheibenvorfällen, Ischialgien, Knieproblemen, Senk-Spreiz-Knick-Plattfüßen, Bänderrissen oder Bänderdehnungen, Patellaluxationen (Kniescheibenverrenkungen)
- Osteoporose, Chondropathie(siehe S. 157f.), d.h. Knorpelbildungsstörungen mit Entwicklung von Gelenkschmerzen
- Karpaltunnelsyndrom als fortgeleitete Störung, entsprechend am Fuß Tarsaltunnelsyndrom und Fußschmerzen
- Virusansiedelung in einem Hüftgelenk mit der Folge eines therapieresistenten Schmerzsyndroms, das zu mehrfachen großen Hüftgelenkoperationen Anlass gab (siehe S. 83ff.).
- Reizmagen, Refluxösophagitis, d.h. Speiseröhrenentzündung wegen dauerndem Sodbrennen, Gastritis, chronischem Reizdarm, Morbus Crohn, Colitis ulcerosa, Hämorrhoiden

- → Urtikaria als Reaktion auf hoT-Mangel und belastende E-Stoffe in der Nahrung
- → Fixe Arzneimittelexantheme der Haut aufgrund einer Darmbelastung mit den Inhaltsstoffen von Arzneimitteln. Dabei wird der Wirkstoff häufig toleriert, während die zahlreichen produktionstechnischen Zusatzstoffe die Unverträglichkeit auslösen oder unterhalten können.
- → Neurodermitis, chronische Ekzeme an Händen und Füßen durch Nahrungsmittelintoleranzen
- → Präkanzerosen, d.h. Vorformen von Krebs, krebsartige Gewebeveränderungen, Tumorentwicklung z.B. eines Hodens als Reaktion auf eine Candidose in Verbindung mit einer Fehlernährung (siehe S. 256f).
- → Beeinträchtigungen der Nerven- und Hirnfunktion mit daraus resultierenden Lernstörungen (siehe S. 238ff.), Rechenstörungen, Depressionen, Stressstörungen, Burnout-Syndrom, Polyneuropathie, d.h. Nervenstörung meist in den langen Nerven der Beine, besonders beim Diabetiker
- → Hyperkinetisches Syndrom (ADHS, Zappelphilipp), Enuresis nocturna (Bettnässen)
- → Kindlicher Epileptischer Anfall durch Süßigkeitenexzess bei einem Kindergeburtstag (siehe S. 81ff.)
- → Hormonstörungen mit Homocysteinerhöhung, Voralterung und erhöhtes Infarkt- oder Schlaganfallrisiko
- → Schmerzhafte Frauenkrankheiten wie Endometriose, Prämenstruelles Syndrom und Dysmenorrhö (siehe S. 244ff.)
- → Gebärmuttermundkrebs durch verstärkten Ausfluss (siehe S. 258ff.)
- → Fruchtbarkeitsstörungen von Mann und Frau mit Blockierung der Hormonsynthese. Wir haben in unserer Praxis inzwischen ca. 50 Fälle erfolgreicher Schwangerschaften bei „unfruchtbaren“ Paaren – ohne Hormongaben und Operationen.
- → MCS (multiple chemische Sensibilisierung), einer Umweltkrankheit durch Weichmacher, Lacke, Pestizide etc.
- → Chronische Müdigkeit, chronic fatigue syndrome (CFS)
- → Elektromagnetische Sensitiviät (siehe S. 167ff.), d.h. Nervenstörungen oder Herzrhythmusstörungen durch elektromagnetische Felder

Diese Liste ließe sich beliebig weiter ausbauen, wie Sie den weiteren Fallbeispielen (siehe auch S. 340f.) dieses Buches entnehmen können. Wer unter dem Aspekt der regulativen Medizin die inneren Zusammenhänge einer Erkrankung aufzuspüren vermag, wird auch in scheinbar aussichtslosen oder therapieresistenten Fällen mit genetischen Störungen seine PatientInnen oft erfolgreich behandeln können (siehe S. 281ff.). Die Basis sind bei all meinen Therapien stets reine Orthomolekularia in weitgehend standardisierten Regimen, die dann je nach persönlicher Belastung des Patienten zunehmend individuell angepasst werden.

Eine späte Bestätigung für meine Sicht von Krankheitsursachen und ganzheitlicher Therapie fand ich beim Würzburger Umweltmedizin-Kongress der EUROPEAM am November 2008. Dort erklärte der Amerikaner Prof. Dr. Martin Pall die Hintergründe vieler bisher unverstandener Krankheiten vom chronischen Erschöpfungssyndrom (CFS) über die Multiple Chemikaliensensibilität (MCS) bis zur Fibromyalgie und der posttraumatischen Belastungsstörung (PTSD). Als zentrale Schaltstelle chronischer Krankheiten sah er dabei den biochemischen NO/ONOO-Zyklus (Stickoxid-Peroxinitrit-Zyklus) – und kam bei vielen in diesem Buch angesprochenen Krankheiten immer wieder auf die gleichen Grundzusammenhänge zurück – sowie auf die einfachen und effektiven Therapiemöglichkeiten mit der hoT. Dass mein nachfolgender Vortrag zur orthomolekularen Schmerztherapie (siehe S. 262ff.) besonders aufmerksam aufgenommen wurde, zeigten die teilweise durch MCS usw. betroffenen Teilnehmer durch ihre Wünsche nach sofortiger Schmerzlöschung an unserem hypo-A Stand – denen wir natürlich gern nachkamen.

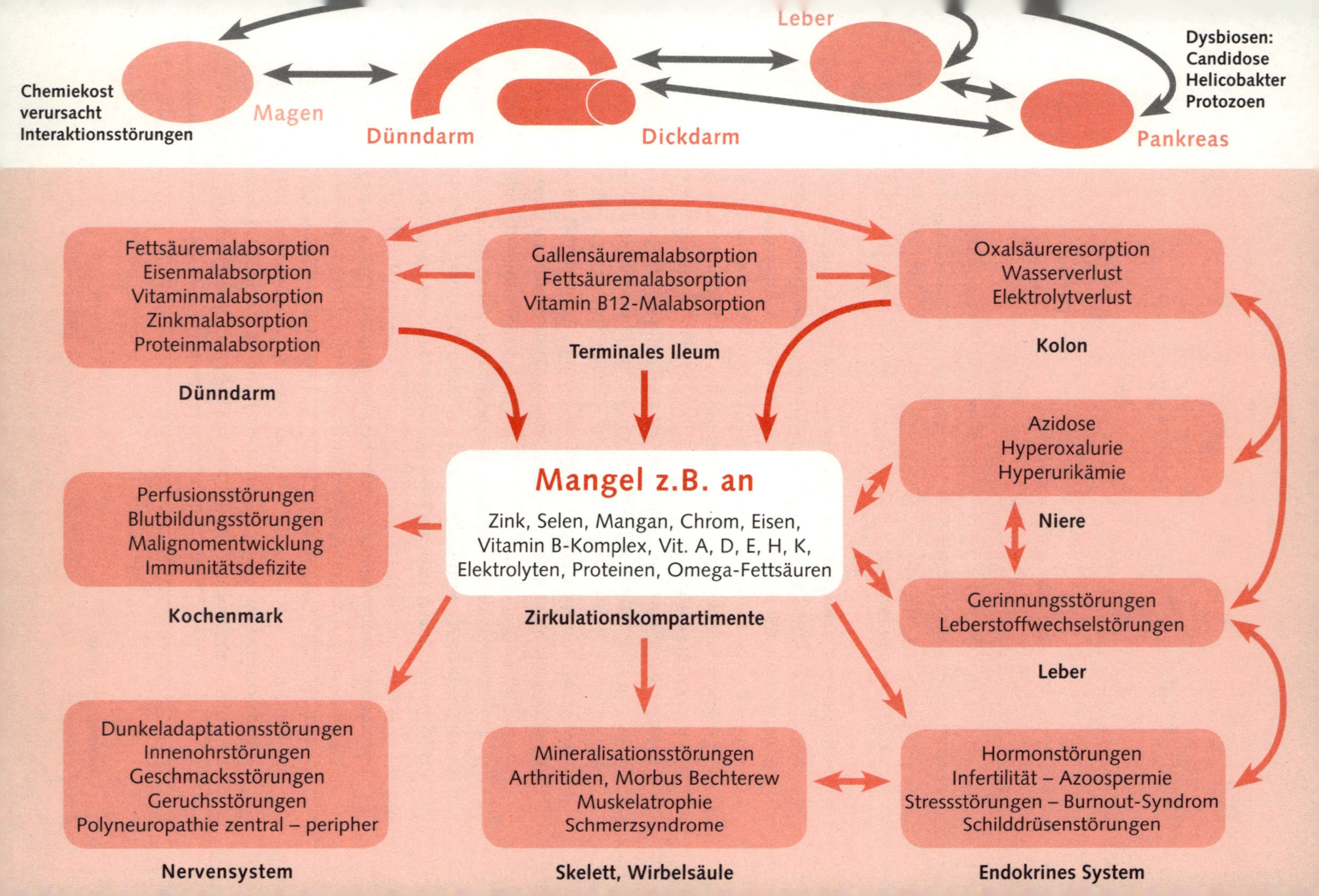

Chemiekost verursacht Interaktionsstörungen
Magen
Dünndarm
Dickdarm
Leber
Pankreas
Dysbiosen: Candidose Helicobakter Protozoen
Fettsäuremalabsorption
Eisenmalabsorption
Vitaminmalabsorption
Zinkmalabsorption
Proteinmalabsorption
Dünndarm
Gallensäuremalabsorption
Fettsäuremalabsorption
Vitamin B12-Malabsorption
Terminales Ileum
Oxalsäureresorption
Wasserverlust
Elektrolytverlust
Kolon
Mangel z.B. an
Zink, Selen, Mangan, Chrom, Eisen, Vitamin B-Komplex, Vit. A, D, E, H, K, Elektrolyten, Proteinen, Omega-Fettsäuren
Zirkulationskompartimente
Perfusionsstörungen
Blutbildungsstörungen
Malignomentwicklung
Immunitätsdefizite
Kochenmark
Azidose
Hyperoxalurie
Hyperurikämie
Niere
Gerinnungsstörungen
Leberstoffwechselstörungen
Leber
Dunkeladaptationsstörungen
Innenohrstörungen
Geschmacksstörungen
Geruchsstörungen
Polyneuropathie zentral – peripher
Nervensystem
Mineralisationsstörungen
Arthritiden, Morbus Bechterew
Muskelatrophie
Schmerzsyndrome
Skelett, Wirbelsäule
Hormonstörungen
Infertilität – Azoospermie
Stressstörungen – Burnout-Syndrom
Schilddrüsenstörungen
Endokrines System

Gelenkblockierungen

Die Gelenksubluxation ist eine geringgradige Gelenkblockierung, die bei der Röntgenuntersuchung und bei der manuellen Untersuchung (siehe S. 195ff.) durch den Orthopäden oft gar nicht auffällt.
Ursächlich sind häufig alte Unfälle, die aus verschiedenen Gründen nicht komplett ausgeheilt sind. Wer z.B. bei einem Waldlauf eine Sprunggelenkverrenkung hatte, wird zeitweise mit Gips oder Kunststoffmanschetten um das Gelenk ruhig gestellt. Ziehen sich während dieser Ruhigstellung die geschwollenen Weichteile wie Kapselgewebe oder Bandstrukturen nicht komplett aus dem Gelenk zurück, so kann es fortwährend zu einer geringen so genannten funktionellen Belastung des Gelenkes kommen.
Gleiches gilt für eine kurzfristige Überlastung oder Blockierung von Wirbelkörpern. Können diese nach einer Bewegung nicht wieder in eine entspannte Ruhelage zurückgleiten, bleibt ein dauerhafter „Störstrom" aus diesem Segment in unseren Nervenbahnen.
Dieser Störstrom kann fern seines Ortes zu Veränderungen, z.B. des Stoffwechsels im Magen-Darm-Trakt oder von Hormondrüsen, führen. Ein Eisenmangel oder ein Stresssyndrom mit hohem Cholesterinwert können die äußeren messbaren Zeichen eines derartigen Gefügefehlers sein. Bei der AK-Untersuchung finden wir in solchen Fällen oft eine so genannte Hyperfasciculation eines oder vieler Muskeln oder einen generellen Hypertonus. Das ist eine Muskelfasererregung in einzelnen Muskeln oder im ganzen Körper, die sich der normalen physiologischen Regulation z.B. über den zugeordneten Meridian entzieht.
Durch eine manuelle osteopathische Therapie der auslösenden Gelenkstörung (siehe S. 195ff.) ist eine derart umfassende energetische Körperstörung vom erfahrenen Therapeuten sofort komplett auszugleichen. Die damit zusammenhängenden Schmerzen können innerhalb kürzester Zeit verschwinden.

← **Abb. 19:**
Extraintestinale Wechselwirkungen der Maldigestion bei Dyspepsie/Dysbiosen (modifiziert nach Schölmerich)

Ein Sonderfall von Subluxationen sind so genannte Schädel- oder Beckenfehler. Dabei handelt es sich um Blockierungen von Schädelnähten oder von gelenkigen Verbindungen im Becken.
Die Schulmedizin geht überwiegend immer noch davon aus, dass beim Erwachsenen der Schädel fest und in sich unbeweglich sei. Das ist eindeutig falsch. Bei jedem Atemzug ändern sich die Schädel- und Beckenform minimal. Dabei bewegen sich die von Muskeln überspannten Nähte rhythmisch mit. Diese Bewegungen sind wahrscheinlich auch der Antrieb der Strömung des Hirnwassers in den Flüssigkeitsräumen von Schädel und Rückenmarkkanal. Der Liquor (das Hirnwasser) wird in den Hohlräumen des Hirns gebildet und fließt über einen Ventilmechanismus in den Rückenmarkkanal. Er umspült darin den Nervenstrang bis zum Steiß und wird dort von speziellen Zellen wieder resorbiert. Das sichert einen ständigen Fluss des Hirnwassers vom Schädel bis zum lumbalen Rückenmark. Ist dieser Fluss frei und ohne Hindernis möglich, sehen wir selten chronische Kopfschmerzen usw. Ist die so genannte Schädelatmung der Schädelknochen blockiert, stellen sich sofort Kopfschmerzen oder beispielsweise Ohrgeräusche (Tinnitus) ein.
Auch wenn das Becken blockiert ist, blockieren innerhalb kurzer Zeit bestimmte dem jeweiligen Gelenk zugeordnete Schädelnähte und es kommt auch dabei zu Kopfschmerzen, oft verbunden mit tief sitzenden Rückenschmerzen.
Hat Ihr Zahnarzt Ihnen eine Frontzahnbrücke eingegliedert, die die Mitte zwischen den beiden ersten Schneidezähnen überbrückt, dann ist genau diese Schädelatmung blockiert – mit allen möglichen Folgen für Ihre Gesundheit.
Blockiert der Kieferorthopäde bei einem Kind in bester Absicht mit einer festsitzenden Klammer die mittige Oberkiefernaht, passiert dasselbe mit der Schädelatmung. Dadurch kann es zu verschiedenen Beeinträchtigungen der Gesundheit eines Patienten kommen.
Auch im Rahmen von Infekten oder Allergien sowie bei hoT-Mangel kann es verstärkt zu den oben beschriebenen Gelenk- oder Nahtstörungen mit den entsprechenden Folgen kommen. Diese Blockaden haben aber, wie oben dargestellt, nicht nur ihre Auswirkungen im Bereich der Muskulatur, sondern auch auf das Meridiansystem und darüber hinaus auf alle Organe des Körpers.

Praxisfall Nr. 17: Knie und Allergie

Das Mädchen war fast 15 Jahre alt. Es hatte seit etwa einem Jahr zunehmend in beiden Knien Schmerzen. Die Stärke variierte in Abhängigkeit von der jeweiligen Belastung. Da sie Leistungssportlerin in einer Hockey-Landesliga war, wurden das Training und die Punktspiele jedesmal zu einer starken Belastung mit anschließenden starken Schmerzen.

Der Orthopädiebefund nach Röntgen beider Knie lautete Chondromalazie beidseits und Patellaspitzensyndrom. Das sind Beschreibungen von Knorpelveränderungen im Knie und an der Kniescheibenspitze oberhalb des Schienbeinkopfes. Eine Operation sei unumgänglich, war den besorgten Eltern gesagt worden. Außerdem sollte das Mädchen in Zukunft dem Sport ganz entsagen. Das sei nichts für ihre Knie. Zudem sei sie etwas pummelig, was eine zusätzliche Belastung für ihre Knie bedeute.

Die Perspektive für das sportliche leistungswillige junge Mädchen hieß also: Kein Sport mehr, keine Lust mehr am Essen – nur noch Schule und sonst nichts!

Bei unserem ersten Gespräch fragte ich sie, ob sie denn für einige Wochen auf alle Süßigkeiten verzichten könne. Einige Wochen – ja. Wie lange? Ca. 6-8 Wochen je nach Therapieerfolg.

Und später Süßigkeiten nur in Maßen – wird das gehen? Was haben denn die Süßigkeiten mit meinen Knieschmerzen zu tun, war die Gegenfrage. Ich erklärte ihr also den Zusammenhang von Knie und Allergie, wie wir ihn aus der AK kennen, wie folgt:

Am Knie setzen vorne Muskeln an, die über den Meridian mit dem Dünndarm verknüpft sind. An den Außenseiten setzen Muskeln des Dickdarms an. Die Rückseite des Oberschenkels wird von dem Enddarm zugeordneten Muskeln gebildet. Zusätzlich haben wir noch eine Verknüpfung mit dem Stresssystem durch den M. sartorius – den Schneidermuskel, der vom Becken oben vorn zum inneren Kniegelenkspalt und Innenmeniskus zieht. Er ist der Nebenniere zugeordnet (siehe auch die Muskel-Meridiantabellen S. 320ff.).

Süßigkeiten, aber auch einige konventionelle Nahrungsmittel, können Unverträglichkeitsreaktionen im Darm auslösen. Dabei handelt es sich im wei-

testen Sinn oft um Allergien, besonders gegenüber E-Stoffen. Diese machen lokal Stress und Schleimhautirritationen mit der Folge einer Fehlbesiedelung, einer Fehlverdauung und einer Minderaufnahme von Orthomolekularia aus dem Darm.
Wenn wir Störungen der Darmflora wie z.B. Dysbiosen haben, kommt es zu Regulationsstörungen der über die Meridiane verknüpften Muskeln. Gleiches gilt, wenn der Darm mit Nahrungsbestandteilen gefüllt ist, auf die er im Sinne eines Darm-Resonanz-Syndroms (siehe S. 145ff.) reagiert.
Außerdem machen solche Reaktionen im Darm natürlich auch inneren Stress, so dass die Nebenniere als Stressregulator auch Probleme bekommt, wenn solche Störungen längere Zeit unbeachtet bleiben. Also ist ganz logisch, dass Knieschmerzen immer auch Störungen im Magen-Darm-Trakt und Stressmanagement des Patienten anzeigen. Bei dieser Patientin waren sowohl der Dünndarm- und Dickdarm-Meridian als auch der Kreislauf-Sex-Meridian (M. sartorius, siehe S. 297) blockiert.
Meine Erklärungen waren vielleicht zunächst nicht ganz nachvollziehbar für die anwesende Mutter und Tochter, aber sie stimmten meinen Therapieansätzen nach der AK-Untersuchung zu. Dies besonders gern, weil unter der oralen Gabe von Vitamin B-Komplex plus der Bewegungsschmerz beider Knie völlig ausgelöscht war. B-Vitamine und Darm sind eine oft sehr enge Verknüpfung im Schmerzprozess des Knies!
Wir starteten mit der hoT nach Testergebnis und begannen wenig später mit der Candidatherapie unter Pilzdiät. In nur 4 Wochen waren die Schmerzen aus beiden Knien komplett verschwunden.
Das Mädchen spielt wieder erfolgreich in seiner Landesliga Rasenhockey und darf gelegentlich auch wieder seine Schokolade oder Cola in Maßen genießen – wie gesagt, in Maßen! Die Knie sind inzwischen ihre „Ampel". Wenn sie einmal leichte Beschwerden in einem Knie hat – gelbe Ampel – erinnert sie sich sofort unserer Gespräche über Ernährung und korrigiert selbständig kleine Fehler, die sich wieder eingeschlichen haben.
Oder sie macht mal wieder einen kurzen Behandlungszyklus mit hoT-Präparaten, die ihr erfahrungsgemäß gut getan haben. Damit hält sie sich sportlich fit und genießt, dass auch ihre schulischen Leistungen unter der hoT ohne Mehraufwand beim Lernen jedesmal deutlich besser werden.

Unfallgedächtnis

Es ist immer wieder zu beobachten, dass lange zurückliegende Unfälle vom Patienten als Ursachen für Schmerzen oder für dauerhafte Störungen an Gelenken angesehen werden. Der medizinische Untersuchungsbefund lautet dann oft: ohne Befund. Und trotzdem hat der Patient ein Problem, das ihn nicht mehr los lässt.

In den letzten Jahren wird auch schulmedizinisch ein so genanntes Schmerzgedächtnis diskutiert. Ob es sich dabei tatsächlich um Erinnerungen handelt, die im Gehirn als Schmerz abgelegt sind, mag dahinstehen. Sicher wissen wir, dass alle Gewebe in der Lage sind, einmal aufgetretene Entgleisungen des Stoffwechsels lokal oder fortgeleitet dauerhaft zu speichern.

Das ist auffällig beispielsweise bei der so genannten Frozen Shoulder, einer stark schmerzhaften Bewegungseinschränkung der Schulter. Bei genauerer Befragung des Patienten kommen häufig Unfälle in der Vorgeschichte zur Sprache. Im Laufe der Zeit haben sich dann die lokalen Störungen von vielleicht zunächst einem oder zwei Muskeln auf die ganze Schulter ausgedehnt.

Solange es sich um deutlich sichtbare und messbare Bewegungseinschränkungen handelt, ist auch für den Mediziner eine Behandlungsnotwendigkeit nachvollziehbar. Bei schlechten Therapieergebnissen schwindet jedoch meistens schnell der Elan.

Ist von den Schmerzen jedoch „gar nichts zu sehen“ und sind die radiologischen Untersuchungsergebnisse auch ohne Befund, dann wird es für den Patienten schwierig.

Der „Schmerz ohne Korrelat“, d.h. ohne Ursache[1], entzieht sich jedem medizinischen Zugriff. Fehlende Therapieerfolge zermürben den Therapeuten wie auch den Patienten verständlicherweise und führen bei ihm auf Dauer zu einer depressiven Grundhaltung.

Nun setzt oft ein Prozess ein, der Ursache und Wirkung verkehrt. Die Diagnose lautet plötzlich „depressive Störungen mit somatisierter Schmerzsymp-

1 Schmerzen ohne Ursache gibt es sicher nicht. Eine andere Frage ist, ob Therapeuten die Schmerzursachen erkennen und behandeln können.

tomatik ohne Korrelat". Hier nun tritt das Schmerzgedächtnis auf.
Da auch medizinisch immer öfter chronische therapieresistente Schmerzen nicht mehr weg zu diskutieren sind, sucht man nach Erklärungen für diese Phänomene.
Die oft tatsächlich zu Grunde liegenden Zusammenhänge, wie sie in diesem Buch vorgestellt werden, passen noch nicht in das aktuelle medizinische Verständnis von chronischer Schmerzkrankheit.
Das Schmerzgedächtnis, wie wir es aus der naturheilkundlichen oder osteopathischen Sicht verstehen, liegt als so genanntes Engramm in jeder Körperzelle vor. Ein Engramm ist eine „bleibende Spur", die eigentlich nur im Gehirn abgelegt sein sollte. Die Naturheilkunde versteht darunter jedoch meist den oben angesprochenen, auf alle Körperzellen erweiterten Begriff.
Diese Engramme überlagern sich im Verlaufe des Lebens und steuern zunehmende Entgleisungen zunächst bestimmter, dem Unfallgeschehen nahe gelegener Gewebe, sowie später der gesamten Grundregulation im Körper. Sie sind wahrscheinlich eine der Ursachen für die Faszienverklebungen, die oft die äußerlich wahrgenommenen Gründe für schmerzhafte Bewegungseinschränkungen von Gelenken sind.
Durch eine spezielle Behandlungstechnik in der AK kann man diese Engramme oft umfassend löschen z.B. in ihren Auswirkungen auf eine eingeschränkte Gelenkmobilität. Dass diese gespeicherten Informationen sofort und vollständig zu löschen sind, zeigt sich immer wieder bei der oralen Testung in der orthomolekularen Schmerztherapie, die näher auf S. 262 beschrieben wird.
Die Schmerzpatienten, deren Schmerzerkrankung sich auch unter einer komplexeren naturheilkundlichen Therapie nicht heilen ließ, kann ich indes in den 20 Jahren Praxistätigkeit an den Fingern abzählen – bei mehr als 2500 erfolgreich Therapierten.

Umweltgifte

Umweltgifte sind heute oft nicht erkannte Auslöser sehr unterschiedlicher Erkrankungen. Dabei kann es sich um Schmerzen genauso handeln wie um Asthma, Rheuma, chronisch entzündliche Darmerkrankungen oder Unfruchtbarkeit.

Alle chemischen Belastungen, die wir in den Körper aufnehmen, werden in uns entweder im Magen-Darm-Trakt oder z.B. über die Lunge zu Fehlregulationen führen. Die Vergiftung mit Kohlenmonoxid, die bei entsprechender Dauer und Konzentration des Gases tödlich verlaufen kann, ist allgemein bekannt. Staubbelastungen, die zusätzlich Allergene enthalten, können neben Atemnot aufgrund einer Verkrampfung der Bronchien auch zu Durchfällen führen, weil der Körper den belastenden geschluckten Staub möglichst schnell wieder ausleiten möchte. Formaldehyd aus minderwertigen Spanplatten kann aus der Atemluft aufgenommen werden und löst sich teilweise im Körperfett. Die Entgiftung erfolgt in der Leber zu Essigsäure – und trägt damit u. U. maßgeblich zu einer Übersäuerung des Körpers bei. Die Pufferung dieser Säure mit Calciumcarbonat aus dem Knochen kann dann wiederum zu einer Schmerzsymptomatik der Knochen und zunehmender Osteoporose führen, die ihrerseits zu Schmerzen vor allem der Wirbelsäule sowie zu einer vermehrten Anfälligkeit für Knochenbrüche führen kann.

Bestimmte Chemikalien werden über die Haut oder Schleimhäute direkt aufgenommen. Dabei kann es örtlich zu Störungen der Nervenfunktion mit einer Entwicklung von Neuralgien, d.h. Nervenschmerzen kommen.

Im Folgenden möchte ich Ihnen einen Fall von Aggressiver Fibromatose vorstellen, bei dem nach meiner Einschätzung Umweltbelastungen und schlechte Ernährung eine wichtige Rolle gespielt haben.

Praxisfall Nr. 18: Aggressive Fibromatose – eine hartnäckige Tumorerkrankung

P18

Das Kind erkrankte mit 13 Jahren an einem schnell wachsenden Tumor an der Rückseite des linken Oberschenkels, der sieben Monate nach der Diagnosestellung zum ersten Mal in der Universität operiert wurde. Dieser Tumor ist zwar kein Krebs, aber durch sein unberechenbares Wachstum und seine wiederholten Neubildungen stellte er durchaus eine Gefahr für das Leben des Kindes dar.

Weil der Tumor schnell nachgewachsen war, wurde schon acht Monate später erneut operiert und ein großer Teil der rückwärtigen Muskulatur des Oberschenkels entfernt. Leider hatte auch diese Operation nicht den gewünschten Effekt, so dass nur zwei Monate später erneut operiert werden musste, wobei jetzt fast keine Muskulatur mehr auf der Rückseite des Oberschenkels vorhanden war. Die Haut war streckenweise bei der Wundheilung direkt an den Knochen angewachsen. Die Beugebeweglichkeit des Beines war im Knie auf maximal 80 Grad eingeschränkt.

In diesem Zustand mit einem erneut auf etwa 10–15 cm Durchmesser angewachsenen Tumor wurde mir der inzwischen 15-jährige Junge vorgestellt. Dieser Haupttumor saß fest verklebt am Becken und Sitzhöcker und reichte bis zum Hüftgelenk. Er war hart wie Holz und nicht verschieblich. Ein weiterer etwa 20 cm langer und ca. 6 cm drehrunder Tumor fand sich gestreckt am Unterschenkel in Fortsetzung der ehemaligen Tumorlokalisation hinter dem Kniegelenk. Er reichte etwa 8 cm hinter dem Knie aufwärts bis zum Oberschenkel.

Da der Junge inzwischen dreimal in nur 10 Monaten unter Vollnarkose großflächig operiert worden war, suchte die Familie nach einer anderen Lösung in der Hoffnung, dem Kind weitere Eingriffe ersparen zu können. Wir diskutierten eine ganzheitliche Sichtweise im Zusammenhang mit der Tumorentstehung, wobei sowohl Umweltbelastungen als auch die bisherigen Ernährung einen breiten Raum einnahmen. Da das Kind aus Südosteuropa kam, spielten auch Fragen hinsichtlich einer möglichen Pestizid- und Herbizidbelastung sowie weiter Umweltgifte eine Rolle bei unseren Überlegungen zur Entstehung dieser Krankheit. Konkret konnten wir auch bei einer umfassenden Laboranalytik keine eindeutigen Hinweise auf derartige Zusammenhänge finden. Einzig eine auf das mehr als Fünffache der Norm erhöhte Quecksilberbelastung konnte chemisch nachgewiesen werden. Wieweit das Nervengift Quecksilber in diesem Krankheitsprozess eine Rolle spielt, entzieht sich meiner Kenntnis.

Grundsätzlich aber gilt in der Naturheilkunde und regulativen Medizin der Grundsatz, dass eine Summe von Belastungen das Fass zum Überlaufen bringt – und dass die Reduktion von Belastungen, egal an welcher Stelle und welcher Art – über eine Verbesserung der Regulationsfähigkeit den (Rück-) Weg in die Gesundheit bahnen kann. Kann? – In der Medizin ist alles ein „Kann", denn eine 100%ige Sicherheit gibt es weder bei naturheilkundlichen Verfahren noch in der Schulmedizin.

Vor diesem Hintergrund einigten wir uns auf eine konsequente Ernährungsumstellung, auf die umfassende Versorgung mit Orthomolekularia in besonders reiner Form und auf eine Räumaktion im Kinderzimmer, das mit Fernseher und weiteren Elektronik- und Kunststoffartikeln vollgemüllt war.

Kurz nach Beginn meiner Therapie erreichte mich ein Schreiben aus der Universität, dass der Junge wohl bei einem Heilpraktiker in Mitbehandlung stehe, mich aber auch als seinen Arzt angegeben hätte und man bäte mich dringend, die Familie zu einer weiteren Operation zu motivieren. Daraufhin rief ich zunächst den Professor an, um konkret zu hören, was denn als nächste Schritte geplant sei. Sofort nach stationärer Aufnahme war eine neuerliche Operation geplant, die noch radikaler werden sollte als die drei vorangegangenen. Anschließend käme möglicherweise eine Bestrahlungsserie zur Vernichtung eventuell verbliebener Metastasen zur Anwendung. Daran anschließen sollte sich eine Hormonbehandlung, obwohl die Gewebeuntersuchungen keinerlei Hinweis auf eine mögliche Hormonaktivität zuließ, weil der Tumor Hormonrezeptor negativ war. Der 15-jährige Junge sollte mit den gleichen Hormonen behandelt werden, wie eine 50-jährige Frau mit metastasiertem Brustkrebs. Dabei ist zu berücksichtigen, dass es für dieses Krankheitsbild gar keine Zulassung des Medikamentes gab. – Und schon überhaupt keine im Kindesalter für pubertierende Jungen! – Und es gab weltweit keinerlei Hinweise, dass diese Therapie sinnvoll sein könnte. Den Einwänden der Eltern wegen befürchteter Nebenwirkung eines derart massiven Eingriffs in die hormonelle Entwicklung eines pubertierenden Jungen wurde mit dem Hinweis begegnet, die eventuell möglichen Nebenwirkungen wären ähnlich wie bei Aspirin.

An diese Therapieplanungen angepasst antwortete ich der Kinderchirurgie schriftlich zusammenfassend und stellte unter anderem die Frage, warum ein

Therapieverfahren wie die Operation, das schon mehrfach ohne wirklichen Erfolg geblieben war, nun nochmals angewandt werden sollte. Des Weiteren stellte ich Fragen zur Hormontherapie usw. und lehnte aus meiner Sicht der Medizin das geplante Vorgehen der Universität ab – in Absprache mit den Eltern. Das Antwortschreiben sollte ich mir wohl hinter den Spiegel stecken, aber so gut war es auch wieder nicht. Zusammenfassend wurde mir mit juristischen Konsequenzen und einer Meldung an die Ärztekammer wegen unethischen Verhaltens gedroht. Die Verantwortung für die weitere schlechte Entwicklung läge ganz allein bei mir und man würde dafür sorgen, dass ich zu gegebener Zeit zur Verantwortung gezogen würde.

Wir therapierten ganzheitlich wie schon mehrfach beschrieben. Darüber hinaus setzte ich verschiedene Homöopatika ein, die Tumoren im Wachstum hemmen sollen, und verabreichte mehrfach wöchentlich Mistelinjektionen in die Tumoren. Die Mistel ist dafür bekannt, Tumorwachstum zu bremsen und Metastasenbildungen zu verhindern. Die Therapie in meiner Praxis lief etwa zwei Jahre mehr oder minder konsequent, was die Ernährung und einige andere Aspekte unserer Therapie anging. In dieser Zeit sind die Tumoren nur geringgradig weiter gewachsen und stellten in der gemeinsamen Wahrnehmung von Familie und Arzt keine Bedrohung dar.

Nach ca. zweieinhalb Jahren Therapiepause ging die Familie mit dem jungen Mann zur Kontrolluntersuchung abermals in die Universität – aus Kostengründen wegen der MRT-Untersuchungen. Die Befunde waren mit kleinen Abweichungen ähnlich zu den Vorbefunden und es wurde abermals sehr dringend zu einer kurzfristigen Operation geraten. Dabei schlug man der Familie wegen der Lokalisation des Tumors am Becken und an der Hüfte vor, sicherheitshalber gleich das ganze linke Bein mit einem Teil des Beckens abzunehmen. Das Becken könne mit Titanplatten oder ähnlichem sehr gut stabilisiert werden und er bekäme nach der Wundheilung einen schicken Rollstuhl. – Denn bei Teilentfernung des Beckens könne man leider keine Prothese mehr am Körper fixieren. – Der Junge war etwa 18 Jahre alt!

So flüchtete die Familie abermals zu mir und wir besprachen das weitere Vorgehen hinsichtlich Ernährung, hoT, Verhalten usw. Aus Kostengründen schien eine kontinuierliche Betreuung des Patienten in meiner Praxis nicht möglich, obwohl es sich um einen selbstständigen Unternehmerhaushalt handelt. Es

kommt im Leben eben immer wieder auf die persönlichen Prioritäten an.
Kürzlich nun stellte sich der junge Mann erneut vor, weil er ein neues Gesundheitsproblem im Schultergürtel hat und sich bei mir Hilfe versprach. Dabei konnte ich ihn nach langer Zeit wieder genauer untersuchen und feststellen, dass die Tumoren in den letzten Jahren wesentlich weicher, verschieblich und kleiner geworden waren.
Der aktuelle MRT-Befund stützt den manuellen Untersuchungsbefund durch folgende Angaben: Der Tumor ist gegenüber dem Vorbefund von 2005 im Radius in alle Richtungen um 1 cm geschrumpft und das Gewebe zentral an verschiedenen Punkten deutlich aufgelockert. Der weitere Verlauf sollte mit MRT-Untersuchungen in sechsmonatigen Intervallen beobachtet werden.
Als munterer Student treibt mein junger Freund regelmäßig mehrfach in der Woche Sport, fährt Fahrrad und schwimmt viel ohne irgendwelche subjektiven Beschwerden oder Bewegungseinschränkungen. Die Oberschenkelrückseite ist immer noch derb-knollig, aber frei beweglich bis zu 160 Grad Beugung. Die operativ entfernte Muskulatur hat sich jedoch unter seinen Aktivitäten teilweise neu gebildet, Verklebungen der Haut mit dem Oberschenkelknochen haben sich völlig gelöst und das Gangbild ist unauffällig. Die unendlichen Selbstheilungskräfte der Natur wirken immer wieder wie ein Wunder! – Der angehende Philosoph ist jeden Tag glücklich mit der damaligen familiären Entscheidung gegen einen schicken Rollstuhl – und hat seine berechtigten Zweifel an der modernen evidenzbasierten Medizin!

Die fünf wichtigsten Umweltbelastungen

Sie können eine Menge für Ihre Gesundheit tun, wenn Sie auf die folgenden Empfehlungen achten und die angesprochenen Substanzen meiden:

1. Meiden Sie beschichtetes Kochgeschirr und Pfannen sowie beispielsweise auch die heute so beliebten Backautomaten und Fritteusen für den Haushalt. Frittieröl und diese Beschichtungen können Spuren krank machender Substanzen abgeben (siehe S. 91f.).
2. Meiden Sie Weichmacher enthaltende Haushaltsgegenstände zum Aufbewahren von Lebensmitteln. 30 Jahre Garantie gegen Bruch umfassen

leider nicht 30 Jahre Garantie für eine gesunde hormonelle Regulation. Ein lange weich bleibendes Kunststoffmaterial enthält immer Weichmacher. Oft sind das Phtalate (siehe S. 93f.), die Ihr Nervensystem und Ihre Hormondrüsen vergiften. Wie sagen die zuständigen Zulassungsbehörden gern: Es besteht keine *akute* Gesundheitsgefährdung. *Keine akute – das stimmt. Aber eine langfristige!*

3. Meiden Sie beschichtete Tapeten und Vinyltapeten. Auch hier gilt, was ewig weich bleibt, gibt über die Jahre Weichmacher ab und vergiftet so die Familie. Wenn jemand in der Wohnung Asthma entwickelt, ist das ein Grund, genau nach diesen Substanzen zu suchen – oder auch nach Ausgasungen von Deckentäfelungen bis hin zu Fertighaus-Ausgasungen.
4. Kaufen Sie so selten wie möglich ein neues Auto. Jeder Neuwagen enthält Substanzen, die die Gesundheit belasten. Selbst wenn diese Dinge heute mehr Beachtung finden als früher: Jeder Neuwagen vor allem aus Billigproduktion ist ein gewisses Gesundheitsrisiko.
5. Meiden Sie die modernen Baustoffe und Fertighäuser. Leider weiß man immer erst nach 15 bis 20 Jahren, welche Substanzen als Insekten- oder Fäulnisschutz unsere Gesundheit mit welchen Folgen belasten. Es gibt inzwischen fachärztliche Sammlungen von Krankheitsbildern, die man bestimmten Jahrgängen von Fertighäusern und Herstellern zuordnen kann.

Elektrosmog

Elektrische Felder stehen schon länger im Verdacht, gesundheitliche Störungen zu verursachen.
Nach unseren Kenntnissen von der Elektrotechnik einerseits sowie von den körperlichen Zell- und Nervenfunktionen andererseits sind Schädigungen durch Elektrizität und elektrische Felder völlig logisch. Unser heutiges Problem ist nicht die Frage, ob es zu Störungen der Zellfunktion kommt, sondern wie man sie wissenschaftlich nachweisen kann.
Schon vor mehr als 200 Jahren hat der schwäbische Arzt und „Scharlatan" Franz Anton Messmer (1734–1815) die biologischen Zusammenhänge des „thierischen Magnetismus" am Menschen entdeckt und seine Aufsehen erregenden Entdeckungen über elektrische Wechselbeziehungen zwischen Tieren oder Menschen veröffentlicht. Seine Erkenntnisse nutzte er für seine Magnettherapien. Damit war er seiner Zeit weit voraus – wie das noch heute vorherrschende allgemeine Unverständnis dieser Zusammenhänge traurig belegt. Inzwischen akzeptiert man ihn nur noch als Entdecker des Somnambulismus – der Hypnose.
Dabei haben wir alle gelernt, dass Strom fließt, wenn sich die Feldlinien elektrischer Leiter in Bewegung schneiden– das Prinzip des Dynamos. Und nichts anderes passiert, wenn wir die Aura eines Patienten kontaktlos mit unseren von Dipolen aus Proteinen und Wassermolekülen, aber auch von Elektrolyten und Spurenelementen durchströmten Händen behandeln: Wenn man also beim Messmerismus – oder moderner beim Reiki – mit den Händen den Arm eines anderen Menschen berührungslos überstreicht, schneiden die Feldlinien unserer Hände und Arme – unsere Aura –durch die Feldlinien des Patienten und erzeugen minimale Ströme, wie sie in ähnlicher Größenordnung im EEG als Funktionsnachweis für die Hirnfunktion abzuleiten sind. Es wird also elektrische Energie erzeugt, die Änderungen in der Zell- und Muskelfunktion herbeiführt. Dieser Strom kann durchaus einen Schmerz kurzfristig mildern oder auslöschen, wie die alltägliche Reiki-Erfahrung bestätigt.
Wir alle wissen aus Erfahrung, dass Dinge, die ihre guten Seiten haben, auch nachteilig sein können. Da liegt ein gesundes Misstrauen gegenüber den un-

kritischen Abwieglern nahe, die gern anderen eine Technikfeindlichkeit unterstellen.
Nach Tschernobyl wurde beim Herbstkongress der Naturheilkundler in Freudenstadt allen Ernstes von einem Radiologie-Ordinarius vorgetragen, dass 2-3 Reaktorunfälle in Europa für eine optimale Entwicklung von Pflanzen und Mäusen wünschenswert seien. Auf meine Frage, wie er denn später den 4. und folgende weltweit verhindern wolle, blieb der kluge Herr die Antwort allerdings schuldig.
Zuletzt möchte ich Ihnen noch einen Selbstversuch zum Elektrosmog vorstellen: Wenn Sie mit einem modernen Handy in Ihrem Auto sitzen, sollten Sie bei eingeschaltetem Radio ein Telefonat führen und dabei den Abstand zum Autoradio variieren. Die erste Wahrnehmung wird sein, dass das Radio, wahrscheinlich sogar im Kassetten- oder CD-Betrieb in der Wiedergabe gestört wird.
Die zweite Wahrnehmung, die allerdings nur relativ sensiblen Menschen gelingt, ist ein dumpfes Gefühl im Kopf, das sich zu Kopfschmerzen in Abhängigkeit zur Dauer des Telefonates entwickeln kann.

Elektromagnetische Sensibilität

Als von einer elektromagnetischen Sensibilität oder Sensitivität (EMS) betroffen werden je nach Quelle zwischen 5 und 10 Prozent der Bevölkerung entwickelter Länder bezeichnet. Dabei ist die Abgrenzung zu psychosomatischen Krankheitsbildern schwierig, weil sich die EMS vor allem durch Krankheitszeichen äußert, für die viele Ursachen in Frage kommen. Diese könnten naturgemäß sowohl durch Umwelteinflüsse als auch durch Nahrungsmittelunverträglichkeiten, aber z.B. auch durch unklare Virusinfekte bedingt sein.
Abbildung 20 zeigt die Ergebnisse einer Schweizer Untersuchung, die das BUWAL (Bundesamt für Umwelt, Wald und Landschaft) aus Bern an EMS-Patienten durchführen ließ[1]. Primäre Krankheitszeichen sind danach in bis

1 Pressemitteilung „Umfrage zum Elektrosmog" des BUWAL vom 8.4.2005; http://www.diagnose-funk.org/downloads/pmumfragezuelektrosmog.pdf

zu 50 % der Fälle vor allem Schlafstörungen und Kopfschmerzen, gefolgt von Konzentrationsstörungen, chronischer Müdigkeit und Nervosität in ca. 10 % der Fälle.

Abb. 20: Gesundheitliche Probleme, die elektrosensible Personen auf Elektrosmog zurückführen (Mehrfachnennungen möglich)

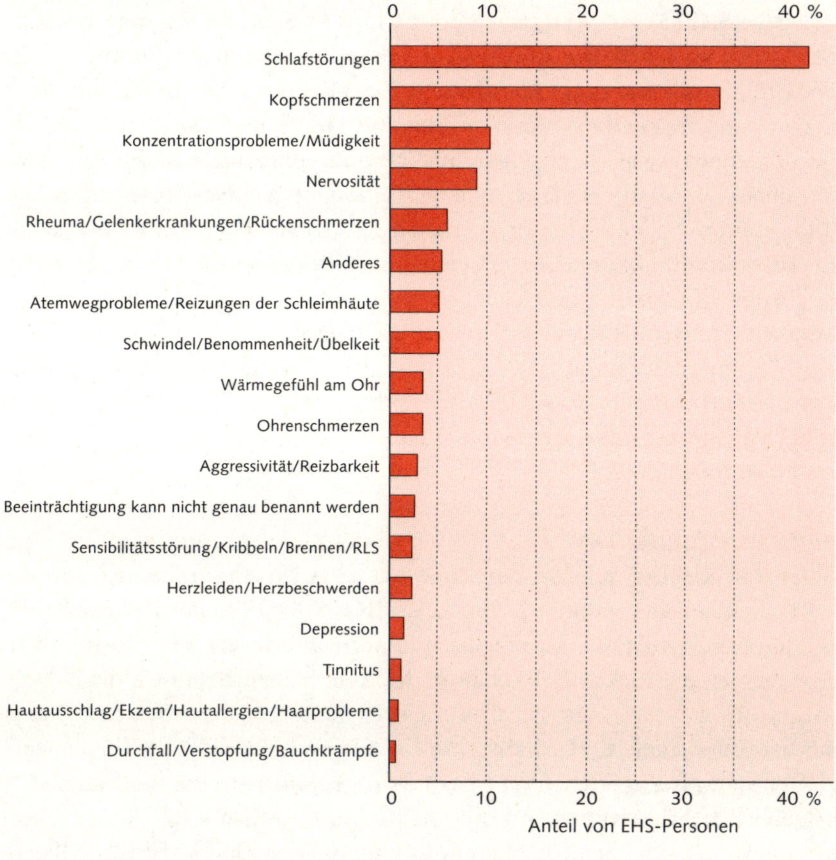

RLS = Restless-Legs-Syndrom (Syndrom der unruhigen Beine)
EHS = elektromagnetische Hypersensibilität (Anzahl der elektrosensiblen Personen)

Die Zellmembran

Der komplexe Aufbau der Zellmembran aus Lipoproteiden sichert die Funktionen der Zellen in Geweben und Organen. Dabei spielt neben einem ausreichenden Angebot an Omega-Fettsäuren auch die sterische Konfiguration, d.h. die räumliche Struktur, der eingebauten Zellwandmoleküle eine entscheidende Rolle für die Funktion von Transportsystemen wie der Natrium-Kalium-Pumpe und das Oxidationsverhalten der Membranen. Transfette (siehe S. 113) aus Margarine oder Chips können die Membranfunktion ebenso schwächen wie künstlich hergestellte fettlösliche Vitamine oder Farbstoffe, Emulgatoren und fettlösliche E-Stoffe, die in der Evolution nie in unserer Nahrungskette vorkamen. Eine besondere Rolle spielen in diesem Zusammenhang auch chemisch veränderte Vitamine, wie z.B. die eigentlich fettlöslichen Vitamine A, D, E und K, in wässerigen Nektargetränken als "Multivitamin" oder als Antioxidanzien in Convenience Food. Da es für diese Substanzen häufig keine passenden Entgiftungssysteme im Körper gibt und darüber hinaus die räumliche Struktur solcher Substrate einen geordneten, gut randschlüssigen Aufbau der Zellmembran wie auch eines optimalen Zellmembranpotentials vereiteln, kann es zunehmend zu Zellfunktionsstörungen kommen. Erste Zeichen chronischer Zellfunktionsstörungen können Allergien, chronische Müdigkeit oder chronischer Schmerz wie bei einer Fibromyalgie sein!

Membranpotential

Die zentrale Lebensfunktion der Zelle ist die Aufrechterhaltung eines stabilen Ruhemembranpotentials von ca. -70 bis -90 mV an der Zellmembran. Das Membranpotential wird erzeugt und aufrechterhalten von Konzentrationsgradienten der Elektrolyte Calcium, Kalium, Natrium und Chlorid, deren Konzentrationen zwischen intra- und extrazellulär für die anliegende Spannung verantwortlich sind. Als wichtiges Puffersystem steht das Hydrogencarbonat und als Energielieferant das Hydrogenphosphat zur Verfügung.
Maßgeblich für das Ruhemembranpotential ist der Konzentrationsgradient des Kaliumions, d.h. das Ruhemembranpotential der Zelle wird vom Gleichgewichtspotential des Kaliumions bestimmt. Die nur geringen Ionenströme aufgrund der Semipermeabilität, d.h. der Teildurchlässigkeit der Zellwand,

für Calcium und Natrium spielen eine untergeordnete Rolle.

Tab. 14: Elektrolytkonzentrationen inner-/außerhalb der Zellen

Ion	Konzentration intrazellulär [mmol/l]	Konzentration extrazellulär [mmol/l]	Gleichgewichtspotential nach Nernst
Ca^{2+}	10^{-5}-10^{-4}	2	+ 125 mV bis +310 mV
Cl^{-}	4 - 7	120	- 24 mV
K^{+}	160	4	- 91 mV
Na^{+}	7 - 12	144	+ 80 mV
HCO_3^{-}	8 - 10	26 - 28	- 27 mV

Das Ruhepotential sichert über die Stabilisierung der Membranfunktion die spezifischen Funktionen der Zelle. Das kann bei der Muskelzelle die Potenz zur Kontraktion sein wie es bei der Nervenzelle die Informationsübertragung ist oder bei einer Leberzelle die Entgiftung aktiv gegen einen Konzentrationsgradienten angereicherter Giftstoffe aus dem Blutstrom.
Liegt an der Zellmembran ein ausreichend hohes Potential an, erlaubt es einerseits aktive und passive Transportvorgänge durch spezifische Kanäle in der Membran z.B. für Na^{+} oder K^{+}. Andererseits wird eine unkontrollierte Diffusion unerwünschter geladener Substrate in die Zelle weitgehend verhindert.

Abb. 21: Schnitt durch eine Zelle

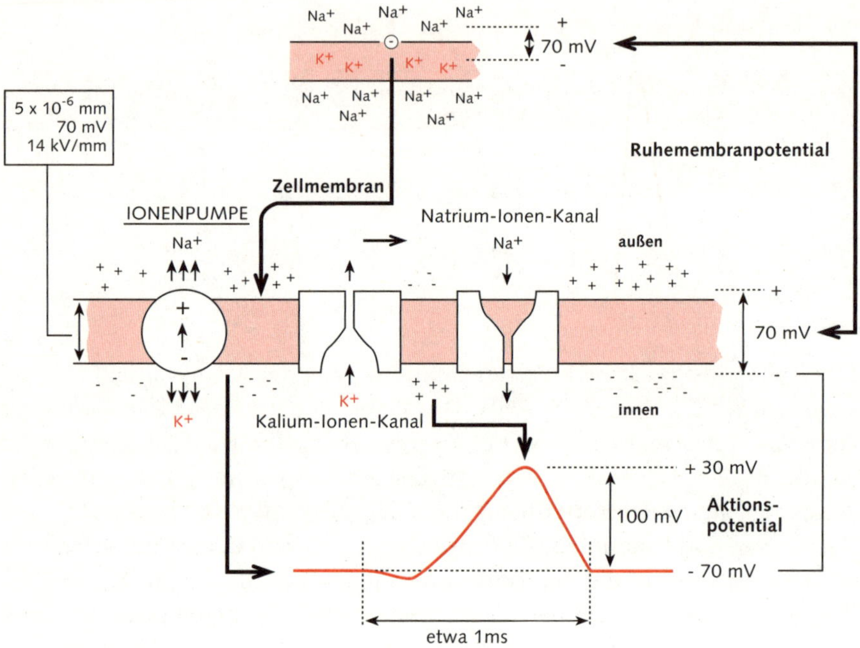

Aktionspotential

Unter einem spezifischen überschwelligen Reiz kommt es mit Auslösung eines so genannten Aktionspotentials zu einer kurzfristigen Depolarisation an der Zellmembran durch Umkehr der Ionengradienten. Durch den initialen Reiz erzeugen der Ausstrom von Kalium und Einstrom von Calcium innerhalb weniger Millisekunden eine Reaktion. Dabei muss die Reizstärke das Grenzpotential übersteigen, um die Ionenkaskade in Gang zu setzen. Das Grenzpotential ist die mindestens anzustrebende Spannung bei der Repolarisation nach einer Zellaktion – und der Wert, dessen Erreichen z.B. durch EMS-Felder erschwert werden kann.
Der Reiz kann elektrisch z.B. von einer Nervenendigung kommen. Die ausgelöste Reaktion wäre z.B. eine Muskelkontraktion.

Abb. 22: Aktionspotential

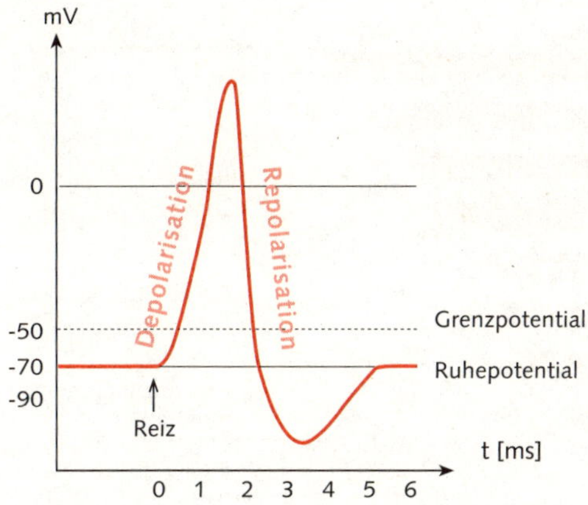

Magnetfelder – Therapeutikum und Ursache von Kopfschmerz

Aus der Applied Kinesiology (siehe S. 189ff.) ist bekannt, dass durch ein Magnetfeld Einfluss auf die Zellfunktion genommen werden kann. Man macht sich diese Erkenntnis bei der magnetischen Schwächung eines Testmuskels ebenso zu Nutze wie bei der Verstärkung eines zu untersuchenden Störfeldes. Bei der Behandlung von Brüchen und chronischen Funktionsstörungen von Muskeln, Gelenken sowie bei Schmerzsyndromen haben sich pulsierende Magnetfelder seit mehr als 15 Jahren bewährt. Was diese Felder tatsächlich an der Zelle und am Membranpotential auslösen, ist umstritten. Dass sie therapeutische Wirkungen haben, kann nicht mehr bestritten werden.
Die folgende Grafik zeigt die hauptsächlichen EMS-Ursachen in der Schweizer Untersuchung, die das *BUWAL* an mehr als 2000 ProbandInnen durchführen ließ[1]. Bei Radio- und Fernsehantennen sind die Sender gemeint.

1 Pressemitteilung „Umfrage zum Elektrosmog" des BUWAL vom 8.4.2005

Abb. 23: Ursachen elektromagnetischer Sensibilität[1]

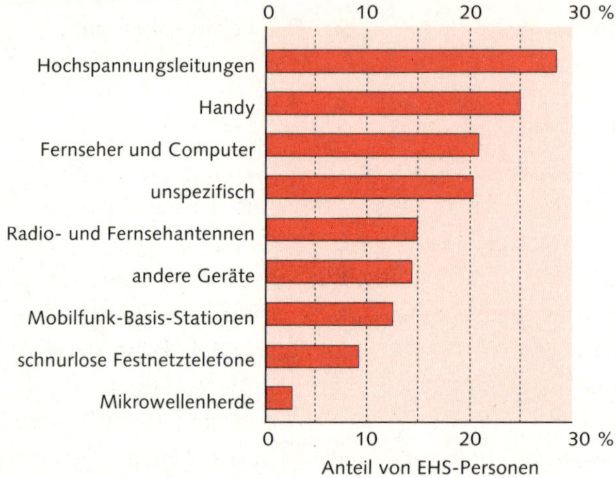

EHS = elektromagnetische Hypersensibilität

Mehrfachnennungen möglich

In diesem Zusammenhang ist eine Selbstbeobachtung für mich das Schlüsselerlebnis gewesen: Im Herbst 1997 hatte ich plötzlich bei meiner abendlichen Computerarbeit innerhalb einer halben Stunde pochende Kopfschmerzen. Bis dato kannte ich gar keinen Kopfschmerz. An den ersten Abenden stellte ich schnell meine sonst bis Mitternacht dauernden Arbeiten ein und widmete mich der Familie. – Auch nicht schlecht!
Aber die Arbeit drängte und ich musste mich zwingen, an den betreffenden Arbeitsplatz zu gehen und zu arbeiten – mit dickem Kopf! Eines Abends suchte ich auf meinem Schreibtisch einen vergrabenen Zettel und verschob dabei meine neue Halogenlampe. Der Effekt was verblüffend: Mein Computerbild verzerrte sich bis zur Unleserlichkeit! Änderte ich den Abstand zwischen Lampe und Bildschirm, hatte ich wieder ein normales Bild. Diese neue Lampe war im Nachhinein der Auslöser meiner akuten Kopfschmerzen. Nach Verbannung der Halogenlampe mit dem sehr starken Magnetfeld des Transformators war ich wieder fit und konnte mein nächstes Buch in al-

1 Pressemitteilung „Umfrage zum Elektrosmog“ des BUWAL vom 8.4.2005

ler Ruhe gelegentlich auch bis vier Uhr morgens schreiben – ohne Kopfschmerzen! Seither prüfe ich bei Wohnungsbegehungen mittels AK-Testungen auch EMS-Phänomene in den Wohnungen Umweltkranker und werde oft fündig.

Der Mensch – ein elektromagnetisches Wesen

Elektromagnetische Wechselwirkungen sind die Grundlage vieler alter, zunehmend wieder entdeckter Behandlungsverfahren. Dazu gehört das Reiki ebenso wie die sanfte Craniosacraltherapie oder Qigong und Yoga als übende Verfahren. Aber auch die Homöopathie, Bachblüten oder die Edelsteintherapie finden in diesen Wechselwirkungen ihre wissenschaftliche Begründung.
Seit etwa 50 Jahren arbeitet man in der ehemaligen UDSSR an der Erforschung von Magnetfeldtherapien zur Knochen- und Wundheilung – im Westen lange belächelt. Die Ergebnisse der Behandlung mit stimulierenden, oszillierenden Feldern in wechselnden Feldstärken und Frequenzen sind dabei außerordentlich gut. Offenbar hat jedes Gewebe und jeder Heilungsprozess seine eigenen elektromagnetischen Bedingungen, unter denen sogar alte Frakturen, die über Jahrzehnte nicht zusammenwuchsen, in kurzer Zeit ausheilen können.
Die Wechselwirkungen zwischen Therapeut und Patient sind neben mechanischen, durchblutungsfördernden Faktoren auch das tatsächliche Wirkprinzip einer guten Massage. Aus japanischen Untersuchungen wissen wir, dass die Feldenergie eines geschulten Energietherapeuten an seinen Händen bestimmte Frequenzmuster und Feldstärken abstrahlen kann, die im Patienten Ströme aktivieren können, die Entspannung und Heilung unterstützen können. – Die Dosierungen, Frequenzen und Feldstärken entscheiden über die Frage, ob wir durch die beschriebenen Wechselwirkungen eher gesund oder langfristig krank werden!
Störungen der Kommunikation zwischen den Hirnhemisphären, die über das so genannte Corpus callosum, den Balken, in der Mitte des Gehirns laufen, zeigen sich im AK-Test unter anderem daran, dass der Patient seine Muskelkraft nicht aktivieren kann, während er spricht. Diese Störungen therapiere ich mit eben dieser Energie des „thierischen Magnetismus“ nach Messmer erfolgreich innerhalb weniger Minuten. Das einzige, was die Patienten dabei

gelegentlich spüren, ist ein leichtes Kribbeln und ein Wärmegefühl mitten im Kopf.

Auch die Lichttherapie mit variablen Farben und Lichtintensitäten kann stimulierende Effekte auf das Lebensgefühl, auf die Selbst- und Fremdwahrnehmung des Menschen haben. Das weiß man seit vielen Jahrzehnten aus der Grundlagenforschung des frühen 20. Jahrhunderts. In unserer modernen Zeit sind diese bahnbrechenden Erkenntnisse weitgehend in Vergessenheit geraten, so dass wir uns politisch verordnet von der wohlig warmes Licht spendenden Glühbirne verabschieden sollen, die im Lichtspektrum der Leben spendenden Sonne am nächsten kommt.

Totes Kunstlicht soll das warme Licht ersetzen, um Energie zu sparen, weil die Glühlampen zu wenig Licht und zuviel Wärme abgeben. Zumindest in Mittel- und Nordeuropa ist diese zusätzliche Abwärme in Wohnräumen während der dunklen, kalten Jahreszeit ein durchaus erwünschter Nebeneffekt, den wir auch beim warmen Kerzenlicht oder Kaminfeuer zu schätzen wissen und genießen.

Wie sonst wäre das beglückende Gefühl zu erklären, das sich beim Blick auf eine sonnendurchflutete Landschaft in den Bergen oder an der See einstellen kann, wenn nicht durch die Energie und das besondere Licht? Wo uns die fühlbare Energie nicht nur über die Haut und die Augen, sondern auch als elektrische Ladungen der Luftmoleküle im Nasen-Rachenraum und über die Lungen stimuliert. Diese anregende Wirkung ist für viele Menschen sogar von dem reflektierten Sonnenlicht eines ruhig am nächtlichen Himmel wandernden Vollmondes zu spüren, der wieder andere durchaus um ihren Schlaf bringen kann.

Als mir vor mehr als 15 Jahren von wissenschaftsgläubigen Medizinern vorgehalten wurde, wir seien am Ende des Mittelalters auch in der Medizin und im wissenschaftlichen Zeitalter angekommen, in dem AK, Homöopathie etc. nur noch Scharlatanerie seien, entgegnete ich ihnen: Das wissenschaftliche Zeitalter in der Medizin geht zur Neige. Wir stehen gerade jetzt am Beginn eines neuen, des energetischen Medizinzeitalters, wie Computertomografie, Elektrokardiogramm, Magnetresonanz, Röntgen oder Bioresonanz und Biofeedback uns täglich zeigen.

Ganzheitlichen Therapeuten, die sich mit den Fragen der Energie in der Medizin und mit den daraus abzuleitenden Interaktionen intensiver beschäftigen möchten, sei das Buch „Energiemedizin“ von J. L. Oschman aus dem Urban & Fischer-Verlag als umfassende Grundlagenquelle empfohlen.

Diagnostische Ströme beim Menschen

Die oben dargestellten Zusammenhänge sind die Basis der folgenden modernen Elektrountersuchungen an Organsystemen des Menschen.

Tab. 15: Mikrowellenfelder und ihre Auswirkungen

Wellen-bezeichnung	Frequenz [Hz]	Amplitude [µV]	Wach-ElektroEncephaloGramm (EEG) Erwachsene
Betawellen	14 – 30	5 – 50	gruppenweise frontal und präzentral auftretend, als Normvariante oder auch durch Medikamenteneinnahme
Alphawellen	8 – 13	20 – 120	dominierende, häufigste normale Aktivität
Thetawellen	4 – 7	20 – 100	selten konstant auftretend – einzelne Gruppen aber häufig, unterschiedliche Bedeutung
Deltawellen	0,5 – 3	5 – 250	nicht auftretend, oft Hinweis auf schwere Schädigung
Gammawellen	31 – 60	-10	Gesetzmäßigkeit von Auftreten/Lokalisation unbekannt

An der Technischen Universität von Tallinn (Estland) untersuchten Wissenschaftler 2004 die Auswirkung schwacher Mikrowellenfelder auf das menschliche EEG (Alpha- und Thetawellen). Im Verlauf des Experiments wurden 20 gesunde Versuchspersonen einem 450-MHz-Signal ausgesetzt, das mit 7 Hz gepulst war. Die Leistungsflussdichte am Kopf der Probanden erreichte 1,6 W/m^2. In seiner zeitlichen Abfolge sah der Experimentalzyklus auch eine Phase mit optischer Stimulation mit Lichtblitzen vor. An diese schlossen sich zehn Phasen der Hochfrequenzbefeldung an. Wie sich zeigte, wirkten sich beide Stimulationen mehr auf die Alphawellen aus. Die Lichtreize verursachten stärkere EEG-Aktivität in der Hinterkopfregion, während die Mikrowellenstimulation in der Stirnregion zu einer stärkeren Erregung führte. Neben dem EEG kennen wir z.B. das EKG, das mit um fast drei Zehnerpotenzen höheren Strömen arbeitet. Der Messwert des QRS-Komplexes eines Gesunden liegt um ca. 1 mV. Das EMG – die Messung der Muskelfunktion – kann Spannungen bis ca. 5 mV nachweisen.

Handy-Strahlung und Feldstärken

Die spezifische Absorptionsrate (SAR) ist ein wichtiges Kriterium für die biologische Belastung durch oszillierende Felder, wie sie Handys emittieren. Der Strahlungsfaktor ist ein weiteres Kriterium, der wie die SAR möglichst niedrig sein sollte, um langfristig Strahlenschäden vorzubeugen. Neben der klugen Gerätewahl und Reduktion von Telefonaten mit Mobiltelefonen kann man z.B. eine so genannte Entstörungen an den Geräten durchführen lassen, deren Wirksamkeit jedoch umstritten ist.

Tab.16: Mobiltelefone und SAR

Hersteller	Modell	max. SAR-Wert [W/kg] ab 2002 nach CENELEC	connect-Strahlungsfaktor	Quelle	Quelldatum
Samsung	Qbowl	0,08	0,66	Connect	17.12.2007
Samsung	SGH-F700v	0,08	0,66	Connect	17.12.2007
Samsung	SGH-Z560	0,10	2,68	O2	25.01.2007
Samsung	SGH-Z560 Net	0,10	2,68	T-Mobile	27.09.2006
---	---	---	---	---	---
LG	C3300	1,05	25,19	LG	24.03.2005
Siemens	EF51	0,78	25,76	Connect	28.10.2006
Samsung	SGH-P310	1,00	26,30	Connect	25.02.2007
SonyEricsson	T650i	1,80	3,16	Connect	20.09.2007
LG	G512	1,94	???	BFS	20.08.2007

Bei der Suche nach allen Herstellern wurden 1448 Werte gefunden. Oben einige Beispiele. Es liegen nicht immer alle Werte vor (Quelle: http://www.handywerte.de).

Ernährung als wichtiger EMS-Schutzfaktor

Der Kollege war auf dem Freudenstädter ZÄN-Kongress und unterhielt sich mit einem Bekannten an einem Ausstellungsstand. Plötzlich klingelte sein Handy und er musste kurz telefonieren. Nach dem Telefonat fragte ihn sein Gesprächspartner, ob das Handy entstört sei oder er eine kostenlose Entstörung im Freundeskreis vornehmen solle.

Zunächst wollte er dem Kollegen jedoch die Auswirkungen eines elektromagnetischen Handy-Feldes mittels kinesiologischem Test demonstrieren. Dazu testete er nach einem Leertest des M. deltoideus, einem Muskel im Bereich der Schulter, mit dem Handy am Thymus des Probanden. Erwartet hatte der Untersucher eine Schwächung des zuvor starken Muskels – aber nichts geschah! Der M. deltoideus blieb unbeeindruckt vom Handy normoton im Test und ließ sich problemlos sedieren (siehe S. 189ff.).

Bei der Diskussion dieses für den Untersucher völlig neuen Phänomens kam es zu folgender hypothetischen Erklärung: Der Kollege war seit Jahren in einer umfassenden hypoallergenen orthomolekularen Therapie (hoT) und Darmsanierung bzw. Darmpflege. Im Zuge dieser Therapie führte er sich regelmäßig Elektrolyte wie Kalium, Magnesium, Calcium, aber auch die Spurenelemente Zink, Selen, Mangan, Chrom, Jod, Molybdän und Kobalt sowie Omega-Fettsäuren zu.

Lag hier der Grund für seine hohe Toleranzschwelle gegenüber Elektrosmog?

Seit Kenntnis des oben dargestellten Falles habe ich in meiner Praxis wiederholt Patienten mit ihren Handys getestet – vor, unter und nach einer umfassenden hoT mit begleitender ODS. – Denn nur ein gesunder Darm kann richtig verdauen und die uns schützenden essenziellen Inhaltsstoffe aus dem Speisebrei ordnungsgemäß aufnehmen.

Abb. 24: Orthomolekulare Kompensation einer Handy-Strahlenbelastung

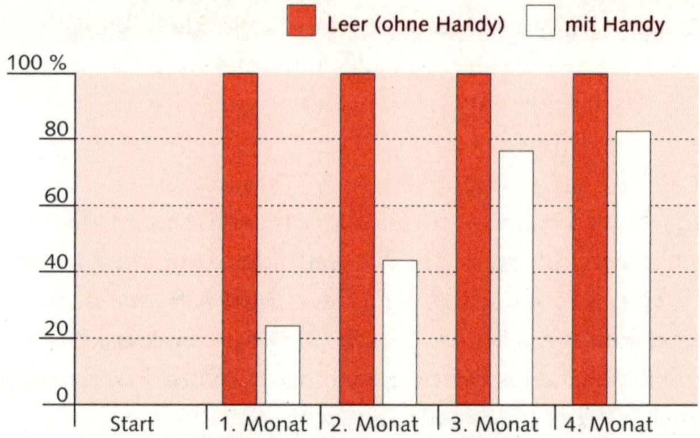

In Abb. 24 finden Sie die Testungen für 37 Patienten. Leer steht für den einfachen Muskeltest ohne Therapielokalisation (siehe S. 192) und ohne Handykontakt. Handy steht für Auflegen des Handys auf den Thymus. Die Leertestungen bestätigen die seit langem bekannte Tatsache, dass Patienten auf das vierwöchige Reha 1 Paket mit einem schnellen Ausgleich von Meridianstörungen ansprechen. Ursache dafür ist eine Verbesserung der Darmfunktion bei „Leaky gut“ – bei undichtem Darm – sowie eine bessere Versorgung des Körpers mit essenziellen Orthomolekularia. Die Thymus belastende Wirkung der Handystrahlung nimmt unter der Substitution von Omega-Fettsäuren, Elektrolyten, Spurenelementen und unter der anschließenden zweimonatigen Darmsanierung sowie gesunder, frischer Ökoernährung bei ausreichender Trinkmenge von täglich 2 l reinem Wasser signifikant ab.

Nach langjährigen Erfahrungen ist die Intoleranz gegenüber Elektrosmog, aber auch gegenüber Umweltgiften, durch eine umfassende hoT und ODS in überschaubaren Zeiträumen in mehr als 60 % der Fälle deutlich zu bessern. Begleitend reduzieren sich Müdigkeitssyndrome (Chronic fatigue) ebenso wie z.B. Fibromyalgie, neurologisch-orthopädische Schmerzsyndrome und auch Nahrungsmittelintoleranzen.

Eine lokale Störung in der Grundsubstanz führt innerhalb der regulativen Vorgänge im Körper automatisch zu einer Fortleitung von Fehlerinformationen, die ihrerseits Wechselwirkungen auf die Grundsubstanz am Ursprungsort sowie in gekoppelten Geweben nach sich ziehen. Diese Informationsübermittlung läuft über unterschiedliche Wege. Durch örtliche Reizung oder Entzündung kommt es zu pH-Wert-Änderungen am Ort der Störung. Diese wird informativ in der Grundsubstanz unter Umgehung von Zellen und Nervenbahnen weitergeleitet. Das ist vielleicht vergleichbar mit der Welleninformation, die ein Stein in einem ruhenden See auslöst.

Dabei ist weder die Größe des Steines noch die umgebende Wassermasse ein entscheidendes Kriterium. Mit einem kleinen Kiesel kann man auch der spiegelglatten Ostsee kurzfristig eine Information aufprägen, die unendlich weit laufen kann. Und kein Wassermolekül kann sich dieser Information entziehen.

Lokale Schädigungen werden andererseits direkt von Zelle zu Zelle übertragen und so fortgeleitet. Man kann das z.B. gelegentlich bei der Entwicklung eines Kontaktekzems beobachten. Zunächst ist nur eine umschriebene Zone betroffen. Im Verlauf einer solchen Ekzemation kann es aber zu einer immer größeren Ausbreitung des Ekzems kommen, obwohl das neu befallene Gewebe mit der ursächlichen Substanz schon lange nicht mehr im Kontakt steht.

Ein anderes Beispiel für die Leitung in Nachbargewebe ist das Aufschwingen des Schwingkreises bei einem Epileptiker vor dem Anfall. Ein Zentrum entwickelt eine Störschwingung, mit der das umliegende Gewebe in Resonanz geht. Das steigert sich u.U. bis zu einem hirnorganischen Anfall, der eine mehr oder minder vollständige Entladung des Systems nach dem Anfall zurücklässt.

Informationen über lokale Störungen werden auch vom autonomen Nervensystem (ANS) übermittelt und gesteuert. Das ANS ist Bestandteil des Zentralnervensystems (ZNS) und regelt selbständig über den Weg der Zellausläufer der Nervenzellen die Körperfunktionen. Die Reflexe laufen z.B. im ANS automatisch ab, soweit keine neurologischen Störungen vorliegen.
Alle begrenzten Störungen münden, wenn sie nicht frühzeitig vom Körper saniert werden, in eine stärkere Entgleisung der Grundregulation mit den Krankheitsbildern wie sie z.B. bei einer Grippe oder Bronchitis auftreten.
Im Falle einer lange bestehenden chronischen Störung kann es nach vielen Jahren z.B. zu einem Krebs kommen.

Abb. 25: Kausalität chronischer Krankheiten

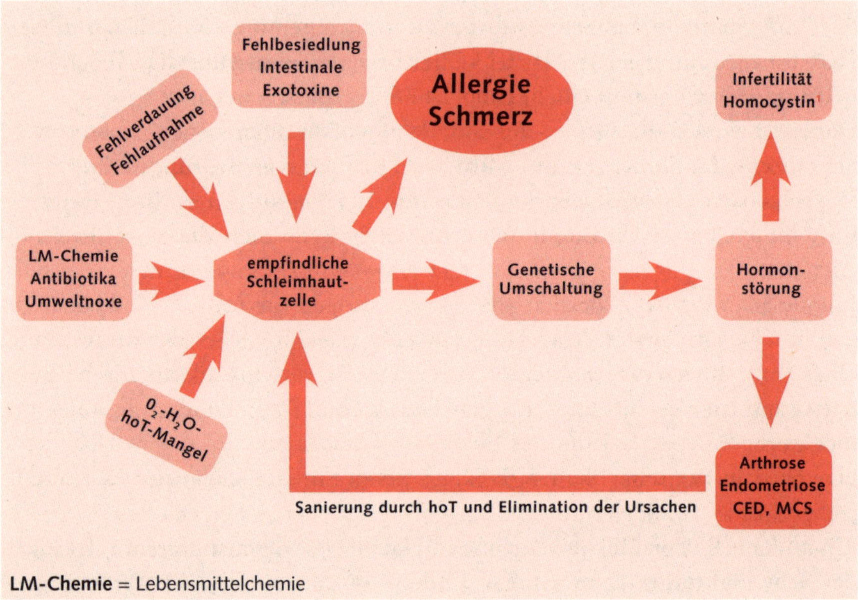

1 Homocystin ist ein Stoffwechselprodukt, das zunächst nur im Zusammenhang mit Alterungsprozessen, Infarkt und Schlaganfall verstanden wurde. Heute lösen wir die oft zu beobachtende Voralterung 30-Jähriger durch Gaben von Vitamin B6, B12, Folsäure und Zink. Genau diese Substanzen schützen auch vor Makuladegneration, wie eine Studie aus Boston nachwies [Arch Intern Med. 2009, 169(4): 335-341].

Das klassische Alarmsignal des Körpers ist neben dem Fieber der Schmerz, aber auch die Allergie. Dabei ist zu unterscheiden zwischen Schmerzen, die dem Patienten selber bewusst werden und solchen, die der Körper mehr oder weniger lange selbständig kompensiert. Eine solche Schmerz-Kompensation zeigt sich z.B. bei einer gründlichen Untersuchung des Bauchraumes. Schon F.-X. Mayr fiel vor 100 Jahren auf, dass es kaum Patienten gab, deren Bauch bei gründlicher Untersuchung mit tiefer Palpation nicht schmerzte. Der Bauchschmerz hatte die Patienten aber damals wie heute gar nicht zum Arzt geführt, sondern z.B. die Leberschmerzen. Wenn die Leber schmerzt, ist die Kompensationsmöglichkeit des Körpers im Bauchraum aber lange überschritten.

In der Regel macht ein Darm, der schon lange krank ist, die Leber letztendlich auch krank. Gleiches sehen wir heute bei der chronischen Pankreatitis, der chronischen Bauchspeicheldrüsenentzündung. Wer eine erhöhte Lipase um 200 U/ml oder mehr hat, leidet zumeist schon lange an Dysbiosen und Nahrungsmittelunverträglichkeiten, ohne sich dessen bewusst zu sein.

Selbst schwere Krebserkrankungen fallen zumeist nicht wegen zunehmender Schmerzen, sondern wegen so genannter funktioneller Störungen auf!

Das klassische Beispiel für die autonome Begrenzung einer Störung ist die Entwicklung einer Schonhaltung. Jeder Schmerz, auch der vom Patienten zunächst noch gar nicht gefühlte, stellt schon zu Beginn der Entgleisung selbständig über das ANS das umgebende Muskelgewebe ruhig.

Der auslösende, oft gar nicht empfundene ursächliche Schmerz führt so zu einer muskulären Verspannung der umgebenden Muskulatur als Muskelhartspann, der seinerseits die freie Beweglichkeit der anliegenden Gelenke blockiert.

Das trifft in typischer Weise ganz besonders auf die bekannten Wirbelsäulensyndrome zu. Der autonom unterdrückte, nicht empfundene viscerale Schmerz, d.h. der Darm-Bauch-Schmerz, löst den muskulären Hartspann der Rücken- und Bauchmuskulatur aus. Das führt dann zum Wirbelsäulenschmerz durch Wirbelgelenkblockierungen und Kompression von Bandscheiben, bis es unter Umständen zur Einklemmung der Nervenwurzeln kommt.

Woher aber kam der ursprüngliche auslösende Schmerz? Wo liegt die Ursache?

Eine lokale Störung kann sich durch die Schwellung am Ort sowie durch eine übertragene fortgeleitete entfernte Schwellung manifestieren. Ein Beispiel für eine übertragene Reaktion wäre z.B. die einseitige, nicht entzündliche, nicht bakterielle Knieschwellung unklarer Herkunft. Ein anders Beispiel für eine übertragene Reaktion könnte das Karpaltunnelsyndrom als eine durch einen Engpass verursachte Störung sein wie auch die radiologisch sichtbare Quellung einer Nervenwurzel am Spinalkanal ohne ersichtliche Ursache.
Die beiden letzten Reaktionen sind durch sofortige Ernährungsumstellung, am besten 10-tägiges Fasten, sowie durch reichlich leere, d. h. mineralstoffarme hypoallergene Flüssigkeitszufuhr von mindestens 3 Litern Wasser pro Tag unter hoT kurzfristig positiv zu beeinflussen.
Wer wie ich in seiner Praxis immer wieder reproduzierbar akute und chronische Wirbelsäulensyndrome durch Darmsanierung, hypoallergene orthomolekulare Therapie, Kostumstellung sowie ggf. Fasten usw. innerhalb kurzer Zeit kuriert, kommt um die Frage nach den inneren Zusammenhängen nicht herum.
Der Darm (siehe S. 25ff. und S. 143ff.) spielt für mich die zentrale Rolle bei den meisten chronischen Krankheitsprozessen. Aber auch der akute rheumatische Schiefhals, der zumeist am Morgen den Patienten mit „Wahnsinnsschmerzen" plagt, lässt sich ohne Wirbelsäulen-Knacken, nur durch eine gekonnte Viscerale Osteopathie (siehe S. 199), d.h. eine Eingeweidemassage, innerhalb von 20 bis 30 Minuten vollständig schmerzfrei lösen. Zink im Mund verkürzt sogar oft die Behandlung!

NATURHEILKUNDLICHE THERAPIE CHRONISCHER KRANKHEITEN

Die ganzheitliche Naturheilpraxis bestätigt immer wieder, dass für eine tatsächliche Heilung chronischer Erkrankungen verschiedene therapeutische Prinzipien effizient miteinander kombiniert werden müssen. Werden Mitursachen einer chronischen Erkrankung ausgeschaltet, kann es zur Besserung des Allgemeinzustandes des Patienten kommen. Eine vollständige Heilung wird mit einem monokausalen, d.h. nur eine Ursache behandelnden Therapieansatz jedoch nur selten gelingen.

Abb. 26: Gesundheit

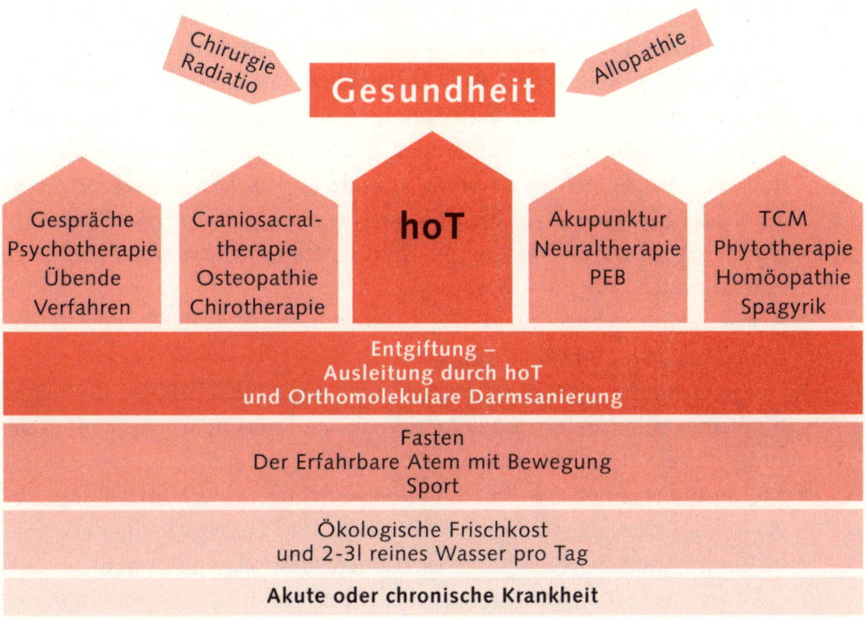

Aus diesem Grunde sind viele schulmedizinische Therapien langfristig zum Scheitern verurteilt, wie die rasante Zunahme von Krebserkrankungen ebenso belegt wie die Zunahme chronisch Kranker und „neuer Krankheiten“, für die das Behandlungsziel Gesundheit in der deutschen Medizin aufgegeben und durch Disease-Management-Programme (DMP) abgelöst wurde.
„Mit Krankheit leben lernen!“ heißt das neue Motto moderner Gesundheitspolitik. Da passt es gut ins Bild, dass man politisch z.B. der Homöopathie, Nosoden- und Phytotherapie durch pseudowissenschaftliche Regeln den Garaus machen will.

Praktisches Vorgehen bei der ganzheitlichen Therapie chronisch Kranker

Die naturheilkundliche Behandlung chronisch Kranker erfordert einen breiten therapeutischen Ansatz. Schädliche Einflüsse müssen vermieden, mangelnde Stoffe ergänzt und der Darm saniert werden. Die folgende Liste fasst die wesentlichen Schritte bei der Behandlung chronisch Kranker zusammen.

- → Kostumstellung auf naturnahe, ökologische Frischkost der Region und Jahreszeit. Im Winter isst man in Deutschland Kohl, Wurzelgemüse, Bohnengerichte, Porree, Chicoree usw. Bitte zu Weihnachten weder Spargel noch Erdbeeren, die in den Frühsommer gehören! Trinkmenge bei Erwachsenen mindestens zwei Liter frisches Wasser pro Tag. Tee ist kein Wasser – Kaffee ist kein Wasser ... – Wasser ist Wasser!
- → Umfassende hoT mit reinen Spurenelementen, Mineralien, Vitaminen, Fettsäuren etc. als Basistherapie
- → Konsequente orthomolekulare Darmsanierung (ODS) ohne Diät, ohne Nystatin und ohne Antibiotika
- → Nach erfolgreicher dreimonatiger hoT und ODS Überprüfung auf Nahrungsmittelunverträglichkeiten an den eigenen, frischen Nahrungsmitteln des Patienten
- → Meidung belastender E-Stoffe in der Nahrung, wie sie oft auf den abgepackten Nahrungsmitteln nachzulesen sind – Nehmen Sie nie etwas in Ihren Mund, was Sie nicht lesen oder aussprechen können!
- → Narben- und Störfeldsanierung, z.B. mit Neuraltherapie oder manuel-

len Techniken der Osteopathie (siehe S. 195ff.)
→ Weitgehende Eliminierung belastender Materialien aus Zähnen, Brillen, Haarfarben, Arbeits- und Wohnumfeld, beschichtete Pfannen, Tupperware und vergleichbaren Kunststoffdosen im Haushalt, Vinyltapeten, d.h. Tapeten mit einer schaumartigen Oberflächenstruktur, weil sie Weichmacher ausgasen, die z.T. hormonaktiv oder hormonblockierend wirken können, usw.
→ Ggf. Akupunktur, Phytotherapie, Homöopathie, Reiki, Schwermetallausleitung etc.

Eine effiziente Therapie sollte in erster Linie den drei Hauptursachen chronischer Krankheiten Rechnung tragen. Wie bereits angesprochen sind dies:

1. Fehlernährung mit Mangel an essenziellen Inhaltsstoffen in der Nahrung sowie erhöhter Vitaminverbrauch durch allopatische Dauermedikation wie Hormone etc.
2. Fehlbesiedelung des Gastrointestinaltraktes und beispielsweise der Vagina
3. Fehlverdauung und Resorptionsstörungen essenzieller Orthomolekularia

Die folgende Therapie-Trias gleicht diese Störungen effektiv aus:

1. Zufuhr von reinen, hypoallergenen Orthomolekularia zur Entgiftung und Wiederherstellung guter Verdauungsleistungen
2. Orthomolekulare Darmsanierung ohne Allopatika und ohne Diät
3. Ernährungsumstellung auf frische Naturkost der Region und Jahreszeit, am besten aus ökologischem Anbau

Der gesetzmäßige Einstieg in die Therapie chronisch Kranker erfolgt mit dem Reha 1 Paket (siehe S. 324f.), gelegentlich in modifizierter Form. Daran schließen sich die ODS 1K und ODS 2 in je nach Einzelfall modifizierter Form an. Dieses schrittweise Vorgehen zeigt eine hohe Wirksamkeit bei fast allen chronisch Kranken, wie sie auch in der Göttinger Studie zur Darmsa-

nierung (siehe S. 126f.) augenfällig war.
Je nach Krankheitsbild des Patienten schließt sich an diese Basis eine weitere, umfassend zu variierende hoT unter Weiterführung der Darmpflege mit 3-SymBiose plus an. Hinzu kommen andere, oben angesprochene therapeutischen Verfahren je nach Einzelfall, wie beispielsweise eine Potenzierte Eigenblutbehandlung (siehe S. 318f.), eine Viscerale Osteopathie (siehe S. 199), oder eine Leber-Bauchspeicheldrüsen-Therapie mit den reinen, pflanzlichen Kombinationspräparaten Ceres Taraxacum comp. und Ceres Hypericum comp., in Deutschland bei Alcea (siehe S. 352) im Vertrieb.

Applied Kinesiology: Das Untersuchungsverfahren

Die Applied Kinesiology (AK) ist das Untersuchungsverfahren, das meine ärztliche Entwicklung am stärksten beeinflusst und gefördert hat. Es ist derart phänomenal in seiner Erkenntnisfähigkeit in der Hand des Kundigen, dass therapeutisches Arbeiten ohne AK für mich inzwischen unvorstellbar ist. Die Kinesiologie ist die Lehre von der Bewegung. In diesem Fall ist sie die Lehre von der Muskelbewegung als Reaktion auf Schwingungen, die aus dem eigenen Körper oder aus den angebotenen bzw. getesteten hypoallergenen orthomolekularen Produkten, Medikamenten, Nosoden oder auch Nahrungsmitteln kommen.

Muskeltestreaktionen zu Beginn des AK-Tests

Dabei gibt es die folgenden Muskeltest-Reaktionen als Ausgangswerte:

1. **Normoton, normal geregelt, das heißt:**
   - → Der Muskel kann zunächst aktiv Kraft gegen Widerstand aufbauen.
   - → Bei zusätzlicher Belastung ist der Muskel zur erhöhten federnden Kraftanpassung fähig.
   - → Durch Beklopfen eines zugeordneten Meridian-Sedierungspunktes wird der Muskel sediert, d.h. schwach.

2. **Hypoton, schwach geregelt, das heißt:**
   - → Der Muskel kann aktiv nur geringe Kraft aufbauen.
   - → Bei zusätzlicher Belastung wird der Muskel spontan schwach, er weicht einem mäßig erhöhten Gegendruck aus.
   - → Die Schwäche lässt sich durch Behandlung des Tonisierungspunktes am zugeordneten Meridian sowie durch orale Gabe der passenden hypoallergenen orthomolekularen Substanz ausgleichen.

3. **Hyperton, starr, regulativ blockiert, das heißt:**
   - → Der Muskel kann eine sehr große Kraft gegen Widerstand aufbauen.
   - → Eine Krafterhöhung ist scheinbar beliebig möglich bei merklich star-

rer Gegenregulation.

- Der Muskel ist nicht sedierungsfähig, d.h. er reagiert nicht auf normale Reize aus dem Meridiansystem.
- Er kann auf sein passendes Allergen oder den Auslöser seiner Regulationsstarre mit einer plötzlichen Schwäche (hypoton) oder auch mit Normalkraft (normoton) reagieren. Dann ist er stark und sedierungsfähig.

Durch diese drei Muskelfunktionszustände, verbunden mit der Kenntnis der meridianen Zusammenhänge, haben wir ein ausgezeichnetes Instrument zur Beurteilung der energetischen und pathogenetischen Zusammenhänge des Körpers bei Krankheitsprozessen zur Hand.
Die Anwendung der hoT nach AK-Testergebnis und naturnahe Ernährung als Basis gesunder Regulation erlaubt uns zumeist schnelle effektive Behandlungen von akuten und chronischen Regulationsstörungen im Körper, lange bevor eine schwere Erkrankung nach außen in Erscheinung tritt.

Veränderungen des Muskeltonus im AK-Test

1. Normotoner Muskel:

- Ein normal starker Muskel *verändert seine Reaktion nicht im Test* – d.h. es gibt keine Schwingungsinterferenz im Körper, der Stoff oder der Kontakt ist für die Regulationsfähigkeit belanglos.
- Ein normal starker Muskel *verändert sich zu schwacher, hypotoner Testung* – d.h. durch Schwingungsinterferenz mit einer belastenden Substanz oder einer belastenden Therapielokalisation[1] (TL, siehe auch S. 192) wird die Regulationsfähigkeit des Muskels gestört.
- Ein normal starker Muskel *verändert sich zu überstarker hypertoner Testung* – d.h. durch Schwingungsinterferenz mit einer belastenden Substanz oder einer belastenden TL kommt es zum maximalen Stress in der Regulation mit Blockierung der Regulationsfähigkeit.

1 d.h. Hand- oder Fingerkontakt des Patienten mit einem Störfeld.

2. **Hypotoner Muskel:**
   → Ein schwacher Muskel *verändert seine Reaktion nicht im Test* – d.h. es gibt keine Schwingungsinterferenz im Körper, der Stoff oder der Kontakt ist für die Regulationsfähigkeit dieses Muskels belanglos.
   → Ein schwacher Muskel *verändert sich zu starker normotoner Testung* – d.h. durch Schwingungsinterferenz mit einer belastenden Substanz kommt es zum Ausgleich einer Regulationsstörung. Damit haben wir eine Ursache der primären Störung, z.B. Candida, gefunden. Eine die Störung ausgleichende Substanz, wie z.B. Zink, Magnesium etc., hätte die gleiche Auswirkung.
   → Ein schwacher Muskel *verändert sich zu überstarker hypertoner Testung* – d.h. durch Schwingungsinterferenz mit einer belastenden Substanz kommt es zum maximalen Stress in der Regulation. Diese Substanz ist eine den Patienten allgemein belastende Substanz.

3. **Hypertoner Muskel:**
   → Ein starrer Muskel *verändert seine Reaktion nicht im Test* – d.h. es gibt keine Schwingungsinterferenz im Körper, der Stoff oder der Kontakt ist für die Regulationsfähigkeit belanglos.
   → Ein starrer Muskel *verändert sich zu starker, normotoner Testung* – d.h. durch Schwingungsinterferenz mit einer belastenden oder auch helfenden hoT-Substanz kommt es zum Ausgleich der Regulation, der Muskel wird sedierungsfähig und damit normal in seiner Funktion.
   → Ein starrer Muskel *verändert sich zu schwacher, hypotoner Testung* – d.h. durch Schwingungsinterferenz mit einer belastenden Substanz kommt es zum Abbau der Regulation, der Muskel wird völlig kraftlos! In der AK nennt man diese Reaktion Superchallenge und wertet sie als sehr ausgeprägte Ursachen-Wirkungsbeziehung. Damit haben wir die wesentliche Ursache der primären Störung, z.B. Candida, gefunden.

Interferenz- oder Schwingkreise der AK

Bei der AK-Untersuchung haben wir verschiedene Möglichkeiten, durch Prüfung der Muskelreaktionen auf unterschiedliche Substanzen, Nosoden oder z.B. durch Kontakt mit Körperregionen wichtige Gesundheitszusammenhänge aufzudecken.

1. **Therapielokalisation** (TL): Das ist die Berührung einer Körperregion oder eines Körperteiles mit der Hand bzw. mit der Fingerspitze. So können z.B. Zahnstörfeld- oder Narbentestungen durchgeführt werden, so kann auch eine chronische Nasennebenhöhlenentzündung oder eine Bauchspeicheldrüsen-Funktionsstörung als Störfeld entlarvt werden.

2. **Oraler Test:** Das ist die Untersuchung von Substanzen, Medikamenten, Speisen usw., die in den Mund gebracht werden können.
   - → zur Testung der Verträglichkeit, z.B. Allergie-Unverträglichkeitsteste, AK-Langzeittest auf optimale Verträglichkeit z.B. bei der Prüfung von Nahrungsmitteln oder Orthomolekularia. Der AK-Test wird mit einer Substanz im Mund über ca. 3 Minuten ausgedehnt und zeigt dann, ob die Substanz wirklich frei ist von belastenden Zusätzen. Diese werden ggf. nach 2-3 Minuten demaskiert.
   - → zur Testung auf Ausgleich gefundener Muskel-Organstörungen, d.h. ein schwacher Muskel wird bei der „richtigen" hypoallergenen orthomolekularen Substanz im Mund sofort normoton.

3. **Körperkontakt-Test** durch Einbringen von Testsubstanzen in den Schwingkreis der TL mit dem Ziel des Ausgleichs der Schwächung oder des Hypertonus, d.h. der Stressreaktion des Muskels. Die Testsubstanzen können z.B. am Bauchnabel, mit Magnetfeldverstärkung am Störfeld oder z.T. in der Hand getestet werden.
   - → Es kann sich dabei um hypoallergene orthomolekulare Substanzen handeln wie z.B. Mineralstoffe, Spurenelemente oder ungesättigte Fettsäuren.
   - → Es können homöopathische Einzel- oder Komplexmittel und Nosoden zur oralen oder parenteralen Behandlung oder auch Antigene wie Candida oder Parasiten getestet werden.

4. **In der Psychokinesiologie** kennt man auch die mentale Testung. Das ist eine Untersuchung des Patienten mit kinesiologischer Technik durch eine mündliche Befragung zu seiner aktuellen oder früheren Lebenssituation.
   - → Dabei können Fragen nach dem tatsächlichen Wunsch auf Heilung gestellt werden.
   - → Dabei kann nach bakteriellen, infektiösen oder Pilzbelastungen als Ursache der akuten Erkrankung gefragt werden.
   - → Es können die verschiedenen hilfreichen Medikamente oder notwendige hypoallergene orthomolekulare Substanzen abgefragt werden.
   - → Es kann sogar die Frage der Dosierung eines Therapeutikums bezüglich der Höhe der Tagesdosen und der Dauer der Anwendung im Test überprüft werden.

Beschreibung verschiedener AK-Testabläufe

Ein Muskel reagiert normal, wenn er im Test eine maximale Kraft gegen einen Widerstand aufbauen kann. Wenn nun der Widerstand vom Untersucher erhöht wird, kann der Muskel weitere Kraft entfalten und die Mehrbelastung ausgleichen.

Wird nun eine Schwingung z.B. durch Auflegen der Hand des Patienten auf seinen Bauch oder durch ein Nahrungsmittel im Mund in diesen Regelkreis gegeben, dann testet der normotone Muskel stark, wenn *keine* Erkrankung, wie z.B. eine Pilzerkrankung im Bauch oder eine Nahrungsmittelunverträglichkeit, vorliegt.

Ein normaler Muskel wie oben beschrieben testet schwach, wenn bei der TL auf den Oberbauch eine Erkrankung z.B. im Magen vorliegt.

Über die Art der Erkrankung kann der so geschwächte Muskel zunächst nichts aussagen. Es kann sich bei den schwächenden Schwingungen sowohl um Nahrungsmittelunverträglichkeiten als auch um eine Gallenblasenentzündung oder einen Reizdarm wie bei einer Colitis ulcerosa handeln.

Die weitere Diagnostik kann jedoch u. U. mit dem gleichen Muskel unter Testung von Medikamenten, Nahrungsmitteln oder Nosoden (Stoffwechselprodukte oder Sekrete des Menschen in homöopathischer Zubereitung) erfolgen. Dabei kann dann z.B. ein Darmpilz oder eine Nahrungsmittelunverträglichkeit auf Weizen oder Milch als Ursache nachgewiesen werden. Zuletzt kann man dann das passende Therapeutikum im gleichen Untersuchungsgang testen. Der zuvor schwach getestete Muskel wird durch das richtige Molekül in orthomolekularer Form oder die passende Nosode sofort wieder stark!

Die Überreaktion eines hypertonen Muskels ist von vergleichbarer diagnostischer Bedeutung wie eine Schwächung. Dabei ist zu berücksichtigen, dass eine Überreaktion oft einer verstärkten Stressreaktion entspricht und deshalb als wichtiges Warnsignal bei der Untersuchung berücksichtigt werden sollte. Außerdem gibt es diese Überreaktion gelegentlich bei Menschen, deren Selbstregulation durch Krankheiten, Stress, Fehlernährung oder Giftstoffbelastungen wie Schwermetalle oder Wohngifte über eine längere Zeit schwer gestört bzw. überlastet ist. In solchen Fällen ist dieser muskuläre Hypertonus das letzte Warnsignal vor einer möglichen Entgleisung oder vor einem Zusammenbruch.

Schwache Muskeln sind immer ein deutlicher Hinweis auf massive Störungen des Patienten. In solchen Fällen sage ich gern, der „Akku“ sei leer, weil es dem Patienten an Kraft fehlt. Wir sehen z.B. stets bei Störungen der Sexualhormone schwache Beinmuskeln, die mit den Hoden oder Eierstöcken in einer Meridianverbindung stehen (siehe S. 320).

Die Antibabypille oder Wechseljahrhormone sowie Mineralstoffstörungen sind oft ursächlich für derartige Muskelstörungen und die damit einhergehenden Migräneanfälle, depressiven Syndrome, PMS usw.

Osteopathie – ein sanftes bioenergetisches Therapieverfahren

Die Osteopathie ist eine sanfte Technik zur Korrektur von Gelenkblockaden, Fehlhaltungen und muskulären Dysbalancen. Dabei bewirken geringe mechanische Kräfte sowie energetische Impulse und Interaktionen zwischen Patient und Therapeut eine Besserung und Heilung. Die Osteopathie ist sowohl gegen die Chirotherapie, bei der mit wesentlich stärkeren Kräften unter hörbarem Knacken von Gelenken behandelt wird, als auch gegen die Atlastherapie, einer manuellen Behandlung des ersten Wirbelkörpers in der Halswirbelsäule, abzugrenzen.

Bei der Atlastherapie wird über einen starken, gezielten Impuls auf einen seitlichen Wirbelkörperfortsatz des Atlas eine massive Umstellung im Nervensystem ausgelöst, die man vielleicht mit einem Reset eines Computers vergleichen könnte. Das kann gelegentlich hilfreich sein. Wenn jedoch manuelle Therapien, die einen größeren Kraftaufwand benötigen, wiederholt an den gleichen Gelenken ausgeführt werden, kann es langfristig zu Bandlockerungen und zunehmenden Problemen der behandelten Körperzone kommen.

Bei allen Gelenkblockaden sollte man sich immer wieder fragen: Warum ziehen die dem Gelenk anliegenden Muskeln nicht ausgewogen und gleichmäßig ausbalanciert, ohne Beschwerden zu machen und ohne über eine gestörte Zügelung eine Arthroseentwicklung auszulösen? Spätestens bei der Beantwortung dieser Frage sind wir mitten in der hoT, die durch ein ausgewogenes Angebot an Vitaminen etc. Dysbalancen in der Muskulatur und Gelenkblockaden kausal entgegen wirkt.

In diesem kurzen Abschnitt möchte ich Ihnen drei osteopatische Behandlungen vorstellen, die besonders effektiv sind und deshalb bei vielen meiner Patienten zwei- bis dreimal im Zuge unserer Therapie eingesetzt werden. Dies sind

1. Handgelenkkorrekturen bei gestörter Kraftentfaltung der Unterarmmuskulatur in den Händen und Fingern,
2. Sprunggelenkkorrekturen bei gestörter Kraftentwicklung der Unterschenkelmuskulatur, die langfristig das Risiko für Bänderrisse erhöhen und Ge-

lenkschmerzen der Oberen Sprunggelenke verursachen kann und

3. die Liquorpumpe, die die Hirnflüssigkeit durch gezielte Impulse pulsierend in den Spinalkanal der Wirbelsäule pumpt. Dadurch können energetische Verklebungen der harten Hirnhäute im Rückenmarkkanal gelöst werden.

In den ersten beiden Fällen spielen zusätzlich zu dem lokalen Problem Interaktionen mit dem Meridiansystem (siehe S. 201f.) eine besondere Rolle. Sowohl durch die Handgelenke als auch durch die Fußgelenke ziehen jeweils sechs Meridiane. Kommt es in einer solchen Region durch Subluxationen zu energetischen Muskelstörungen, dann können dadurch auch energetische Störungen im Fluss des Chi, der Lebensenergie der Meridiane, in dieser Region entstehen. Langfristige Chi-Störungen können zu vielen chronischen Krankheiten führen.
Darüber hinaus liegt es auf der Hand, dass beispielweise ein Leistungssportler, der seine Hände als Ruderer oder Segler besonders einsetzt, durch Störungen in diesen Gelenken stark behindert sein kann, ohne selbst diese Störung als Leistungsbremse zu spüren. Das Gleiche gilt für Biathleten, Nordische Kombinierer, Fußballer oder Geher, die ihre Wettkämpfe auch mit ihren Füßen bestreiten.
Im Folgenden sollen die drei genannten osteopathischen Behandlungen näher ausgeführt werden:

Handgelenkkorrekturen

Viele Menschen haben bei alltäglichen Verrichtungen ein Gefühl der Schwäche in den Handgelenken, die sie sich nicht erklären können, und bei der ihnen kein Mediziner hilft, weil er die zugrunde liegenden Zusammenhänge nicht kennt. Auslöser dieser Schwäche kann eine Subluxation (siehe S. 155f.) im Bereich der Handwurzel und Fingergelenke durch ein leichtes Abfangen an harten Kanten zur Verhinderung eines Sturzes, aber auch beispielsweise ein Infekt sein. Vor der osteopatischen Behandlung teste ich die Kraft, mit der der Patient die geballte Faust bei gestrecktem Unterarm nach oben und nach unten beugen kann. Abschließend wird die Kraft getestet, mit der Daumen und Kleinfinger einen Zangengriff ausüben kann. Meistens sind mindesten zwei dieser drei Teste durch deutliche Schwäche gekennzeichnet, die dem Patienten allerdings während des Tests oft noch nicht bewusst ist („Sie drücken ja viel stärker als ich!"). Durch Traktion, d.h. Ziehen, an den Fingerendgliedern zum Lösen von Gelenkverklebungen und durch anschließendes Klopfen auf die zurück gebeugte Handwurzel für etwa eine Minute lösen sich die Energie-Gelenkstörungen in fast allen Fällen, so dass die Kraft beim zweiten Test soviel stärker ist, dass fast alle Patienten diesen Kraftunterschied sofort spüren.

Sprunggelenkkorrekturen

Bei den Fußgelenken verhält es sich energetisch wie mechanisch ähnlich wie beim Handgelenk. Lediglich die zu testenden Bewegungen zur Prüfung der vorhandenen Kraft sind hier etwas anders. Allerdings sollte man bei den Überlegungen im Zusammenhang mit der Fußwurzel und dem Oberen sowie Unteren Sprunggelenk bedenken, dass der Kraftfluss über diese Gelenke unseren Stand und die Anpassung im Raum auf unebenen Böden sicherstellen muss. Unter Berücksichtigung des kurzen Vorfußes von vielleicht 25 cm als Hebel gegenüber einer Körpergröße von ca. 175 cm sind hier nach den Gesetzen der Mechanik sowohl hohe Kräfte als auch eine hohe Geschicklichkeit zur Koordination erforderlich.
Die getesteten Bewegungen werden bei 90 Grad angewinkeltem Knie durchgeführt. Getestet wird eine Rotation des Vorfußes nach innen und nach außen. Beide Bewegungen müssen volle Kraft zeigen, die vom Therapeuten mit seinen Händen normalerweise nicht überwunden werden kann. Bei Kindern, Senioren oder z. B. bei Patienten mit Unfallfolgen muss die Testkraft des Untersuchers entsprechend angepasst werden. Oft sind diese Bewegungen jedoch nur unter Schmerzen und funktioneller Schwäche auszuführen.
Die Therapie ist der Handgelenkbehandlung vergleichbar: Traktion an den Zehen in gestrecktem Zustand. Anschließend wird unter Atemübungen ein leichter Zug auf das Obere Sprunggelenk ausgeübt und nach 4–6 tiefen Bauchatmungen ein ziehender Impuls ausgelöst. Der abschließende Test zeigt

maximale Kraft, die vom Untersucher manuell nicht zu überwinden ist, weil er mit dem Vorfuß unter Stabilisierung der Ferse nur einen kurzen Hebel zur Verfügung hat. Gerade dieser Hebel kann jetzt die Stellung des Patienten im Raum wieder uneingeschränkt garantieren.

Liquorpumpe

Der Liquor, das so genannte Hirnwasser, wird in den Hohlräumen des Großhirns gebildet und strömt langsam durch den Hirnstamm bis zum Schwanz der Rückenmarknerven im Kreuzbein mit Anheftung am Steißbein. Dieser Fluss des Hirnwassers spielt offenbar eine wichtige Rolle in der Grundregulation des ganzen Körpers. Bei einem Kinesiologie-Workshop in Lübeck konnte ich vor einigen Jahren an einer Kollegin die Wirkung besonders eindrucksvoll demonstrieren.

Die ungeübte leicht übergewichtige etwa 50-jährige Dame hatte den Auftrag, sich aus der Rückenlage ohne sich abzustützen aufzurichten („Klappmesser"). Wie erwartet hatte sie zu wenig Kraft, um sich in einer flüssigen Bewegung aufzusetzen. Nachdem sie sich wieder hingelegt hatte, führte ich die Liquorpumpe durch. Dabei werden bei der Einatmung die Vorfüße und Zehen Richtung Nasenspitze angehoben, während der Therapeut den Kopf leicht gegen die Halswirbelsäule drückt. Dieser Druck mobilisiert Schädelnähte an der Schädelbasis und verbessert die so genannte Schädelatmung – von der Ihr Orthopäde wahrscheinlich noch nie etwas gehört hat.

Beim Ausatmen werden die Vorfüße und Zehen maximal gestreckt und auf der anderen Seite leicht am Kopf gezogen, um die Schädelbasis auch in dieser Richtung zu mobilisieren. Diese komplexen koordinierten Bewegungen werden 5- bis 10-mal atemabhängig durchgeführt und dann ein Nachtest vorgenommen. In dem hier beschriebenen Fall wurde die Kollegin gebeten, sich abermals ohne abzustützen aufzusetzen. Spontan flüssig und scheinbar ohne die geringste Kraftanstrengung schnellte der Oberkörper in die Senkrechte und die Dame sah sich verblüfft und fragend im Kollegium um: „Das konnte ich noch nie!" sagte sie völlig konsterniert.

Viscerale Osteopathie bei rheumatischem Schiefhals

Die Osteopathie ist eine wundervolle Technik, um akut wie chronisch Kranken zu helfen, ohne ihnen zu schaden. Beim rheumatischen Schiefhals, mit dem manche Patienten gelegentlich am Morgen wachwerden, „weil sie sich verlegen haben", wende ich gern die so genannte Viscerale Osteopathie an. Dabei werden die Baucheingeweide, die Leber, Nieren, Magen, Zwerchfell usw. etwa 20 Minuten lang mit den Händen atemabhängig behandelt. Anschließend bitte ich den Patienten, den zuvor stark schmerzenden, blockierten Hals nach rechts und links zu drehen. Nach anfänglichem Zögern sind die Patienten regelmäßig erstaunt, dass die Beweglichkeit jetzt völlig frei ist und nur noch ein leichter Restschmerz auf das stark schmerzende Krankheitsbild dieses Morgens hinweist.

Wie kann das funktionieren? Auslöser eines rheumatischen Schiefhalses ist meistens ein unverträgliches Abendessen, das zu energetischen Störungen im Darmtrakt und in den Oberbauchorganen führt. Wenn wir dic daraus entstandenen Energieblockaden und Verklebungen in der Bauchhöhle mit den Händen des Behandlers mobilisieren, ist das hochschmerzhafte Problem an der Halswirbelsäule schnell spontan zu lösen.

F.-X. Mayr entdeckte schon vor etwa 100 Jahren den Zusammenhang zwischen den Bauchfaszien und der Schädelbasis. Die Faszien sind an der Schädelbasis aufgehängt und führen bei gestörter Regulation zu Bewegungseinschränkungen in der Halswirbelsäule. Dieser Zusammenhang lässt sich durch den F.-X. Mayr-Griff[1] unter die Baucheingeweide von hinten am stehenden Patienten sehr eindruckvoll demonstrieren.

Ein guter Osteopath zeichnet sich dadurch aus, dass er Sie effektiv behandelt in einer Häufigkeit von 6–12 Behandlungen, um Sie dann gesund zu entlassen, oder aber um Sie an einen versierten Co-Therapeuten mit einem anderen Therapieansatz weiterzuleiten. Wer Sie seit fünf oder zehn Jahren regelmäßig behandelt, so dass Sie sich nie von dem Therapeuten trennen können, der mag ein netter Mensch sein – ein guter Therapeut ist er aber bis auf seltene Ausnahmefälle sicher nicht!

1 Beschreibung in P.-H. Volkmann: „Orthomolekulare Therapie – hypoallergen! Der naturheilkundliche Patienten-Ratgeber", VBN-Verlag Lübeck

Wie sagte schon Hippokrates so treffend: „Gut ist der Therapeut, der die Prognose stellen kann!“ Und damit war gemeint, dass Ihnen Ihr Therapeut zu Beginn der Behandlung sagt, wann in Ihrem Fall damit zu rechnen ist, dass Sie wieder weitgehend bzw. völlig gesund sind. Diese Prognose wird nicht in allen Fällen zutreffen, weil wir es mit Menschen in ihren unterschiedlichsten Lebens- und Umweltbedingungen zu tun haben. Für die meisten Patienten einer Praxis sollten die gestellten Prognosen jedoch zutreffen. Bei mir lautet diese in vielen Fällen: Wir sehen uns die nächsten vier bis sechs Monate etwa alle vier Wochen. Dann sollte Ihr Problem gelöst sein – wenn Sie sich an meine Empfehlungen hinsichtlich Ernährung usw. halten.
Eine Garantie kann es bei Krankheitsprozessen jedoch nie geben, denn allein der Tod lässt niemanden aus!

Meridiane und Akupunktur

Die Meridiane sind die Energiebahnen des Körpers, die uns die Chinesische Medizin gelehrt hat. Seit etwa 5000 Jahren arbeiten die Chinesen erfolgreich mit dem Ausgleich von Mangel oder Überfluss, die sie als Ursachen aller Erkrankungen und Schmerzen verstehen.

Die Meridiane dienen nicht materiellen Strömen wie zum Beispiel dem Blut oder der Lymphe, die in einem jeweils eigenen Gefäßsystem zirkulieren. Sie sind reine Energiebahnen, die innerhalb von 24 Stunden zweimal von der Lebensenergie durchflossen werden.

Fließt dieser Energiefluss frei und ungestört, dann sind wir gesund. Kommt es zu Störungen oder zu einem Energiestopp, dann zeigen uns Schmerzen und Stoffwechselentgleisungen, dass unsere Gesundheit mehr oder minder stark gestört ist. Verknüpft mit diesen Meridianen sind bestimmte Organe. Auch dieser Zusammenhang ist aus der Chinesischen Medizin sehr lange bekannt, wobei das Organverständnis im chinesischen Denken nicht direkt mit unseren westlichen Vorstellungen im Einklang ist. Dennoch können wir auch in Europa mit diesen Organbezügen gut arbeiten, weil ein optimal gesteuerter Energiefluss unabhängig von den persönlichen oder wissenschaftlichen Vorstellungen stets Gesundheit garantiert.

Bekannte Verknüpfungen, die auch bei uns die chinesischen Vorstellungen hinsichtlich der Meridianfunktion stützen, sind zeitliche Zuordnungen. Es ist beispielsweise dem Asthmatiker wie dem Lungenfacharzt geläufig, dass die meisten Asthmaanfälle zwischen 3-5 Uhr am Morgen auftreten. Dann gibt es eine weitere leichte Häufung zwischen 15-17 Uhr am Nachmittag. Diese Zeiten sind die Meridianzeiten, in denen der Lungenmeridian energetisch durchflossen wird.

Leberkranke haben oft ihre stärksten Probleme zwischen 1-3 Uhr in der Nacht sowie nach dem Mittag. Auch hier handelt es sich um die Meridianzeit des gerade energetisch durchflossen Lebermeridians.

Das Verdienst des amerikanischen Entdeckers der Applied Kinesiology, Dr. George Goodheart, ist es, die Verknüpfung dieser Meridianbezüge über die bekannten Organe hinaus zu den Muskeln fortgeführt zu haben.

Heute kennen wir ein durchgehendes System, das sich vom Meridian über

das zugehörige Organ zum zugeordneten Muskel und weiter zu entsprechenden reinen orthomolekularen Substanzen wie Vitaminen, Mineralien usw. fortsetzt.
Die Verknüpfung von Meridian und Muskel (siehe Tabellen S. 320ff.) gibt uns die Möglichkeit, über eine Behandlung bestimmter Meridianpunkte Einfluss auf die Muskel- und auch auf die Organfunktion zu nehmen.
Die Wechselwirkung mit der hoT ist eine der Grundlagen, die Ihnen erlauben wird, sich bei akuten oder chronischen Schmerzen selber gezielt zu behandeln.

Akupunktur als ganzheitliches Gesundheitsverständnis

Die Akupunktur arbeitet an den Meridianen und ihren Organbezügen. Eine direkte Korrelation zu unserem abendländischen Organverständnis ist nicht gegeben. Wenn eine Therapie wie die Akupunktur jedoch gesetzmäßig bei kluger Anwendung wirkt, ist das eine hinreichende Bestätigung für die Richtigkeit dieser philosophischen Denkschule. Allerdings wird heute zunehmend vergessen, dass eigentlich die ganze Medizin aus der Philosophie des Altertums in Griechenland entstanden ist. Und noch Goethe sprach in einigen seiner Texten im Zusammenhang mit der damaligen Medizin von der „moderen Physik“ (siehe Zitat auf S. 203). Der moderne Materialismus in der Medizin ist sicher ein Grund für mangelndes Streben nach Gesundheit und für die Leiden chronisch Kranker unter Disease-Management.
Im gesunden Meridiansystem fließt das Chi, die Meridianenergie, innerhalb von 24 Stunden zweimal ungehindert durch jeden Meridian. Freier Fluss der Energie heißt Gesundheit – Störungen bedeuten Funktionseinschränkungen, Schmerzen, Krankheit usw.
Energie kann jedoch nur dort fließen, wo ausreichend Energie vorhanden ist und wo nicht nur ein Notprogramm vom Körper aufrechterhalten wird. Zur Energiegewinnung benötigt unser Körper Orthomolekularia wie Zink, B-Vitamine, Mineralien, Spurenelemente, Omega-Fettsäuren usw. aus hochwertiger Nahrung.
Diese Zusammenhänge zeigen logisch die Wechselwirkungen zwischen Ernährung mit ausreichenden essenziellen Orthomolekularia und einer gesun-

den Regulations- bzw. Anpassungsfähigkeit des Körpers auf. Unter Berücksichtigung der heutigen Mangelversorgung mit orthomolekularen Substanzen (siehe S. 101ff.) spricht alles für eine biologische Aufwertung der Nahrung mit reinen Substanzen, wie sie hier verschiedentlich im Zusammenhang von hypoallergener orthomolekularer Therapie (hoT) und Orthomolekularer Darmsanierung (ODS) (siehe S. 204ff.) beschrieben wird.

Der Mensch an sich selbst ...
Der Mensch an sich selbst,
insofern er sich seiner gesunden Sinne bedient,
ist der größte und genaueste physikalische Apparat,
den es geben kann.

Und das ist eben das größte Unheil
der neueren Physik, daß man die Experimente
gleichsam vom Menschen abgesondert hat und bloß in dem,
was künstliche Instrumente zeigen,
die Natur erkennen, ja, was zu leisten sie imstande ist,
dadurch beschränken und beweisen will.

Dabei ist das Ergebniß der Summe der abgesonderten Teile
stets geringer als das ursprüngliche Ganze!

Vermischte Schriften – Johann Wolfgang von Goethe

Orthomolekulare Darmsanierung als Basis gesunder Regulation

„Ein Bakterium ist nichts ohne sein Milieu!" war schon im 19. Jahrhundert in Frankreich bekannt. Deshalb sind die gezielte Milieutherapie mit Orthomolekularia und eine „Impfung" des Darmes mit helfenden, lebensfähigen Keimen stets einer Antibiotika- oder Antimykotika-Therapie vorzuziehen. Aufgrund der allgemeinen Ernährungs- und Umweltsituation leiden heute die meisten Patienten an chronischen Darmstörungen und funktionellen Problemen im Oberbauch. Ähnliche Befunde hatte schon F.-X. Mayr vor mehr als 100 Jahren in Wien entdeckt, wobei damals sicher infektiöse Ursachen und Hygieneprobleme bei der Krankheitsentwicklung im Vordergrund standen. Im Jahr 2000 habe ich eine inzwischen sehr erfolgreiche Nahrungsergänzung zur Dünndarmsanierung entwickelt, der wir 2001 für eine optimierte Dickdarmsanierung noch eine erweiterte Keim- und Vitaminpalette hinzugefügt haben. Bei diesen hoT-Kombi-Präparaten (siehe S. 324ff.) handelt es sich um einen dreifachen Ansatz zur Verbesserung der Regulationsfähigkeit und Kolonisationsresistenz gegenüber schädlichen Keimen im Darm und im restlichen Körper; z.B. auch bei chronischen Nasennebenhöhlenentzündungen, Fußpilz oder wiederholten Scheidenpilzen (siehe S. 258ff.).

3-SymBiose zur orthomolekularen Darmsanierung (ODS) ist eine synergistische Kombination, die sich wie folgt zusammensetzt:

1. Die **lebensfähigen Milchsäurebakterien** Lactobacillus acidophilus und Bifidobacterium lactis verbessern die Symbiose des Dünndarmes. Sie produzieren als Stoffwechselschlacken u.a. antibiotisch wirksame Substanzen wie Lactocidin, Acidolin, Acidophilin etc. sowie kurzkettige Fettsäuren als weiteren Schleimhautschutz. Die Stoffwechselprodukte der Keime blockieren das Wachstum krank machender Keime wie z.B. Klebsiellen, Salmonellen, Streptokokken, pathogenen E. Coli oder Candida-Spezies. Die Vermehrung der zugeführten Symbionten wird durch den für Menschen unverdaulichen Ballaststoff Inulin sichergestellt. Inulin dient vornehmlich symbiotischen Keimen im Darm als Nahrungsgrundlage.

2. Die **kombinierten Vitamine** B12, Folsäure und Vitamin D3 verbessern die Barrierefunktion der Darmschleimhäute bei „Leaky gut" – bei undichtem Darm – und fördern die regelrechte Verdauung und Nährstoffaufnahme sowie die Leberentgiftung. Bei Kinderwunsch schützen sie vor kindlichen Entwicklungsstörungen wie offenem Rücken und Kiefer-Lippen-Gaumenspalten.
3. An **Spurenelementen** ist Zink als essenzielles Spurenelement, das an mehr als 300 Enzym- und Hormonsystemen im Körper beteiligt ist, enthalten. Es wirkt gemeinsam mit dem eingesetzten Silicea (Kieselerde) Abwehr steigernd und Oberflächen stabilisierend. Silicea dient darüber hinaus der Entgiftung des Darm-Leber-Kreislaufes der Pfortader durch Bindung und Ausfuhr freier Gallensäuren über den Enddarm.

Das Präparat führt oft schon innerhalb von ca. 4 Wochen unter täglicher dreimaliger Einnahme zu einer verbesserten Regulation im Dünndarm. Durch die Giftentlastung des Pfortaderkreislaufes und der Leber zeigen sich positive Effekte im gesamten Organismus, wie in der Göttinger Studie (siehe S. 126ff.) demonstriert werden konnte.
Zur Optimierung der Dickdarmsanierung wurde das oben beschriebene Keimspektrum von **3-SymBiose** um Streptococcus faecalis und Saccharomyces cerevisiae erweitert sowie um die Vitamine B5 und B6. Durch das so entstandene **3-SymBiose plus** kommt es in Verbindung mit den weiteren Präparaten der ODS 2 über eine Milieu-Umstimmung des gesamten Gastrointestinaltraktes zu einer umfassenden Funktionssteigerung der Darmschleimhäute, der Leber, der Bauchspeicheldrüse und der Nieren.

Vor jeder Darmsanierung führen wir bei nahezu allen Patienten eine Entschlackung und Ausleitung mit dem Reha 1 Paket durch. Danach werden zur orthomolekularen Darmsanierung (ODS) in zwei Schritten die ODS 1K und die ODS 2 mit den beiden Symbionten-Kombinationen jeweils vier Wochen lang wie folgt eingenommen.

1. **Reha 1 Paket** – Lachsöl, Vitamin B-Komplex plus, Spurenelemente, Magnesium-Calcium

→ ggf. bei starker *Umwelt- oder Stressbelastung* zusätzlich dreimal täglich eine Kapsel Vitamin ADEK, bei starker *Übersäuerung* bzw. *Wadenkrämpfen* zusätzlich 2 Kapseln Magnesium-Calcium zur Nacht

2. **ODS 1K** – Schwarzkümmelöl, 3-SymBiose und Kalium spe
   → ggf. bei starker *Umwelt- oder Stressbelastung* zusätzlich 3-mal täglich eine Kapsel Vitamin AE+Lycopin, bei *Polyneuropathie* dreimal täglich 2 Kapseln Lipon plus für mindestens 3 Monate und bei starker *Übersäuerung* langfristig 2 Kapseln Magnesium-Calcium zur Nacht, bei *Herzproblemen* zusätzlich Q10 Vitamin C zum Essen und dreimal täglich 1 bis 2 Kapseln Selen nach dem Essen z.B. auch bei *Schilddrüsenerkrankungen*
3. **ODS 2** – Lachsöl, Schwarzkümmelöl, 3-SymBiose plus, Magnesium-Calcium
   → ggf. bei starker *Umwelt- oder Stressbelastung* zusätzlich dreimal täglich eine Kapsel Vitamin ADEK, bei *Polyneuropathie* dreimal täglich 2 Kapseln Lipon plus für mindestens 3 Monate, bei *Herzproblemen* zusätzlich 3-mal täglich 2 bis 3 Kapseln Q10 Vitamin C zum Essen und dreimal täglich 1 bis 2 Kapseln Selen nach dem Essen z.B. auch bei *Schilddrüsenerkrankungen*

Eine signifikante Funktionsverbesserung im Oberbauch einschließlich der Bauchspeicheldrüse, des Hormon- und Nerven-Muskel-Gelenksystems sowie der Haut ist regelmäßig das Ergebnis dieses drei Monate dauernden ganzheitlichen Therapiesystems. Geduld ist angesagt, weil der Körper keine Maschine ist – und der chronisch Kranke schon lange krank ist. Da kommt es auf diese kurze Zeit wirklich nicht an, zumal sich eine Besserung in den meisten Fällen schon innerhalb von vier bis acht Wochen abzeichnet.
Leider gibt es jedoch immer wieder Patienten oder Therapeuten, die aus persönlichen Erwägungen heraus oder aus Zeit- und Kostengründen meinen, die oben dargestellten Therapien nur in Teilen umsetzten zu müssen. Trotzdem erwarten sie gute Effekte und wundern sich, wenn es dem Patienten unter einer ODS 2 ohne eine Vorbehandlung zur Entschlackung und Ausleitung mit dem Reha 1 Paket und ohne Dünndarmsanierung mit der ODS 1 dann plötzlich noch schlechter geht als zuvor. Eine derartige Verschlechterung

ist ein Alarmzeichen der Überforderung der Regulation und Ausleitung des chronisch Kranken! Manche Therapeuten meinen, sie hätten ja schon mit anderen Substanzen und Produkten ausgeleitet, aber sie vergleichen dabei Äpfel mit Birnen! Man möge sich bitte an den alten Satz des Begründers der Homöopathie Samuel Hahnemann erinnern: *Macht's nach – aber macht's genau nach!*

Patienten mit viel Stress, aber auch mit regelmäßigen Medikamenteneinnahmen und alle, die älter als fünfzig Jahre alt sind, sollten zur Gesunderhaltung dauerhaft eine Darmpflege mit 3-SymBiose plus in einer modifizierten ODS 2 (siehe S. 206, S. 326) durchführen, denn schon die Alten wussten: Der Tod sitzt im Darm!

Die positiven Auswirkungen der hier vorgestellten Dreimonatskur zeigen sich u.a. an den folgenden Punkten:

- → Die Ausleitung und Entgiftung verbessern sich signifikant, was sich bei stark Übergewichtigen z.B. an einem Gewichtsverlust von 3 bis 5 kg innerhalb von 2 bis 3 Monaten zeigt – ohne dass gefastet wurde. Jedes stoffwechselfremde Molekül wird im Köper von einer Schale Wassermoleküle zum Schutz der Gewebe umgeben. Durch die Ausleitung von Gift- und Schlackenstoffen werden diese jeweils ein Molekül umgebenden Wassermoleküle mit ausgeleitet, was den starken Gewichtsverlust durch 3 bis 5 Liter Schmutzwasser verständlich macht. Manche Patienten riechen die Geruchsveränderungen in ihrem Urin!
- → Die Verdauung und Stoffaufnahme bessern sich messbar. Patienten mit starkem Untergewicht nehmen unter der Therapie oft 1 bis 3 kg zu, soweit sie sich wirklich ökologisch aus Frischkost ernähren.
- → Fettstoffwechselstörungen mit hohem Cholesterin können sich normalisieren.
- → Pathologische Leberwerte normalisieren sich ebenso wie erhöhte Werte der Bauchspeicheldrüsenenzyme.
- → Diabetes mellitus zeigt eine bessere Blutzuckereinstellung und HbA1c-Werte.
- → Nahrungsmittelunverträglichkeiten und Allergien sind deutlich rückläufig und verschwinden bei mehr als 80 % der Patienten völlig.
- → Meridianstörungen werden spontan weitgehend ausgeglichen. Das

zeigt sich in wenigen Wochen an der Reduktion von chronischen Schmerzen und besserer Gelenkbeweglichkeit.

- → Pilzerkrankungen der Haut und Schleimhäute heilen. Oft gehen bestehende Ekzeme schon unter dem Reha 1 Paket zurück oder verschwinden ganz. Belastende Dysbiosen oder Candidosen sind bioenergetisch oft nicht mehr nachweisbar.
- → Schmerzsyndrome wie Migräne, Knie- oder Wirbelsäulenschmerzen sind stark rückläufig oder verschwinden.
- → Hormonelle Regulationsstörungen vom Regelschmerz über Migräne bis zur Endometriose bessern sich eindrucksvoll.
- → Der Akupunkturpunkt des Kiefergelenkes am Ohr verliert seine Schmerzhaftigkeit in der „Very Point-Technik" nach Gleditsch als Zeichen des auf den Kaumuskel bezogenen Meridianausgleichs.
- → Bissstörungen bessern sich regelmäßig parallel zur Balancierung des Meridiansystems (siehe S. 225), Bissschienen und kieferorthopädische Maßnahmen sind unter der hoT und längerfristigen ODS wesentlich effektiver in kürzerer Zeit, was von Kindern wie Eltern besonders geschätzt wird.
- → Durch Kiefergelenkstörungen verursachte Strukturdefekte wie Wirbelsäulenverkrümmungen, HWS-Syndrome, Plattfüße etc. gleichen sich oft innerhalb weniger Monate völlig aus.
- → Spitzensportler schätzen neben der objektiven Zunahme der Muskelkraft die Optimierung des Herz-Kreislaufsystems, die sich in einer verringerten Herzfrequenz bei Maximalbelastung zeigt (siehe S. 298ff.).
- → Die sportliche Maximalleistung wird je nach Sportart und Ausbelastung um bis zu 5 % angehoben. Die aerobe Ausdauer kann bei Weltmeistern um bis zu zehn Prozent steigen. Das Laktat kann unter Maximalbelastung von Ausdauersportlern der Weltklasse je nach Sportart um 25 bis 35 % sinken!
- → Koordination und Geschicklichkeit im Spitzen- wie im Breitensport steigen signifikant, was unter anderem daran zu messen ist, dass die Verletzungshäufigkeit und -schwere deutlich abnimmt und z.B. die Torausbeute oder die maximale Slalomgeschwindigkeit steigt.

Multiple Sklerose (MS)

Bei diesem hinsichtlich der tatsächlichen Ursachen noch weitgehend unklaren Krankheitsbild spielen die Muskel-hoT-Beziehungen eine besondere Rolle. Durch die Kenntnis dieser Zusammenhänge ist es mir in vielen Fällen gelungen, Lähmungen der Arme und Hände, aber auch des Beckengürtels und der Beine, durch orale Testungen spontan zu reduzieren. Störungen des Gangbildes können sich innerhalb von 15 Minuten Untersuchungszeit völlig normalisieren, wie ich sowohl in der Euromed-Klinik in Fürth anlässlich meines schwierigsten Schmerztestes (S. 300) als auch bei einem internationalen Kongress in Sölden vor vielen Jahren öffentlich eindrucksvoll zeigen konnte.

In Fürther Fall kam die etwa 50-Jährige mit Unterarmgehstütze für ihr linkes Bein, das sie schon seit Jahren kaum belasten und nur ca. 10 cm anheben konnte. Der Einbeinstand auf der gesunden Seite war nur mit meiner Unterstützung möglich. Dabei schlotterte der ganze Körper deutlich. Unter der Testung konnte das lädierte Bein zunehmend besser gehoben werden und der Stand wurde ruhiger, entspannter. Am Ende unserer Teste stand die Dame wie eine Primaballerina frei auf ihrem gesunden rechten Bein, streckte die Arme ruhig seitlich weg und hob ihr krankes Bein um 90 Grad an. Der Abstand des Fußes vom Boden betrug ca.45 cm. Alle muskulären Dysbalancen waren offenbar ausgeglichen und die Nervenleitung in die Peripherie normalisiert.

MS soll eine Autoimmunerkrankung sein. Meine Patienten mit MS werden seit fast 20 Jahren Immunsystem stärkend behandelt, weil sich dieser Ansatz in der AK immer wieder erfolgreich testen ließ – und vielen Patienten hat es langfristig gut bis sehr gut geholfen: Schübe traten seltener oder gar nicht mehr auf, die allgemeine Aktivität war signifikant verbessert und die Berufsfähigkeit wieder hergestellt.

Dass wir auch Schädel-CTs nach breiter, langfristiger hoT, PEB und Osteopathie mit einer deutlichen Reduktion der Anzahl von Entzündungsherden im Gehirn vorliegen haben, stützt meine Hypothese: Auch die MS ist eine Erkrankung durch unklare Infektionen, kombiniert mit Umwelt- oder Ernährungsnoxen sowie mit einem chronischen hoT-Mangel.

Dyspepsie und Neurodermitis im Säuglingsalter

Bei gesund geborenen Säuglingen stellt sich oft schon innerhalb weniger Tage und Wochen eine rezidivierende Krampfneigung des Intestinums ein, deren Behandlung schulmedizinisch mit Dimethicon usw. erfolgt. Dass es sich dabei um keine die eigentlichen Ursachen angehende, heilende Therapie handelt, liegt auf der Hand.

Desgleichen finden wir zunehmend beim Säugling neben oralem oder perianalem Soor Hautveränderungen am Körper, die sich bis zu einer manifesten Neurodermitis schon im Alter von wenigen Wochen oder Monaten entwickeln können. Die Ursachen beider Krankheitsbilder liegen scheinbar im Dunkeln und bilden oft den Anfang einer langjährigen Krankheitskarriere.

Mögliche Auslöser aus naturheilkundliche Sicht

Darmstörungen können verschiedenste Ursachen haben. Mögliche Auslöser sind z.B.

- → größere Schwermetallmengen, die während der Schwangerschaft von der Mutter auf das Kind übertragen wurden und beim Stillen weiterhin direkt den Verdauungstrakt des Säuglings belasten.
- → unverträgliche Nahrung, selbst wenn sie sich offiziell HA – hypoallergen – nennt. Dabei handelt es sich offenbar um teilweise aufgeschlossene technologisch veränderte Nahrungsmittelfraktionen, die der kindliche Organismus z.T. nur schlecht oder gar nicht mit seiner Enzymausstattung verdauen kann. Oft vertragen die bei uns behandelten Säuglinge Öko-Kuhmilch als Zwiemilch, d.h. mit abgekochtem Wasser verdünnte Öko-Milch, oder auch als Vollmilch neben oder statt des Stillens besser als derartige denaturierte Kunstprodukte.
- → eine Fehlbesiedelung des Verdauungstraktes mit Pilzen oder anderen pathogenen Keimen, die beispielsweise beim Durchtritt durch den infizierten Geburtskanal erworben wurden. Eine andere oft unterschätzte Infektionsquelle sind die Säuglingsstationen großer Kliniken, die zwar einen hohen Hygienestandard vorweisen können, trotzdem aber oft mit multiresistenten Keimen belastet sind.

- → Belastungen aus der Umwelt wie Ausgasungen von Vinyltapeten im Kinderzimmer respektive in der Wohnung, Ausgasungen von Teppichböden und Deckentäfelungen oder auch Belastungen durch die für ihre hohe allergene Potenz bekannten Weichspüler.
- → füttern mit schlecht gereinigten Fläschchen, die beispielsweise noch chlorhaltige Reinigungsmittel in die Nahrung einbringen, „weil das hygienischer ist" als ein gründliches Nachspülen der gereinigten Utensilien mit frischem Leitungswasser. Besser ist sicherlich das alt herkömmliche Abkochen des Geschirrs, mit dem der Säugling in oralen Kontakt kommt.
- → übertriebene Reinlichkeit beim mehr als 6 Monate alten Säugling, der zwar alles in seiner Umgebung in den Mund nimmt, jedoch oft weiterhin in teilweise überprotektiver Hygiene gehalten wird.
- → Ausscheidungen von Haustieren oder Keimübertragungen durch Lecken, Tröpfcheninfektion usw.

Abb. 27: Alter der wegen Dyspepsie/Neurodermitis behandelten Säuglinge

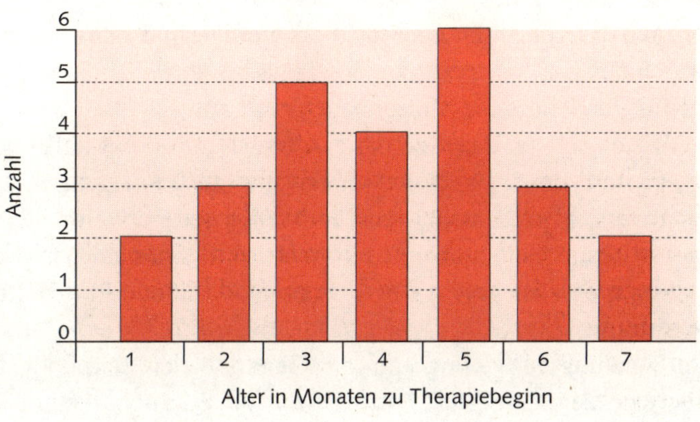

Neurodermitis – eine Infektionskrankheit

Als ich vor einigen Jahren diesen Zusammenhang das erste Mal bei einem Patientengespräch ansprach, erntete ich Unglauben und Ablehnung. Nur der Tatsache, dass die Patientin von einem geheilten zuvor schwerst kranken Säugling gehört hatte und deshalb eine entsprechende Motivation mitbrachte, war es zu verdanken, dass ich den ganzen Krankheitsprozess so darstellen konnte, wie ich ihn regelmäßig in der Praxis erfahre.

P19

Praxisfall Nr. 19: Neurodermitis als Infektionskrankeit

Der dreijährige Junge war seit mehr als zwei Jahren von Kopf bis Fuß von einer stark juckenden Neurodermitis betroffen. Neben starker Hautschuppung und offenen nässenden Rhagaden war der Körper übersät mit Kratzspuren.

Die Mutter, der ich den Infektionsverlauf bei der Neurodermitis erläutern wollte, hatte ein so genanntes „Berufsekzem". Auf ihre offenen Hände, als sichtbares Zeichen der eigenen intestinalen Infektion mit pathogenen Keimen, angesprochen, widersprach die Mutter vehement. Das Ekzem sei vom Dermatologen als berufsspezifisch diagnostiziert worden und habe mit der Erkrankung des Kindes gar nichts zu tun. Eine familiäre Mitbehandlung, wie von mir vorgeschlagen, lehnte die Mutter kategorisch ab.

Nach ca. vier Wochen sah ich das Kind das zweite Mal. Die Haut hatte sich sehr deutlich gebessert, der Juckreiz war weitgehend zurückgegangen und die Mutter war zuversichtlich, dass ihr Kind bald völlig gesund werden würde. Wegen eigener Gesundheitsprobleme wollte die Mutter nun doch in meine Behandlung kommen – aber nicht wegen der offenen Hände – die hätten damit gar nichts zu tun!

Im Rahmen der Anamneseerhebung kam die Frage auf den Zeitpunkt, zu dem sich das Berufsekzem eingestellt hatte. Es war vor 8 Jahren genau eine Woche nach ihrer frischen Bekanntschaft mit ihrem jetzigen Ehemann und Vater ihres Kindes aufgetreten! Ihren Beruf hatte sie allerdings schon mehr als 10 Jahre vor dieser Bekanntschaft aufgenommen. Auf meine Nachfrage, ob ihrem Mann denn nichts fehle, antwortete sie zunächst, der sei „komplett gesund!" Nach einigem Nachdenken fiel ihr noch ein, dass ihr Partner am

linken Knie medial ein ca. 2 Euro großes Ekzem hatte, gegen das keine Therapie bisher etwas ausgerichtet hatte. „Aber mein Mann glaubt an Ihre Sachen sowieso nicht. Der kommt bestimmt nicht in Ihre Behandlung!"
Nach weiteren vier Wochen sahen wir uns abermals. Diesmal war auch der ungläubige Ehemann dabei. Er war mitgekommen, weil das Therapie resistente Ekzem an seinem Knie wenige Tage nach einem ausgedehnten Liebesleben in einem tollen Skiurlaub aufgetreten war.
Die Sanierungsschritte Wohlfühlpaket, ODS 1 und ODS 2 führten in der ganzen Familie innerhalb von drei Monaten zu einem vollen Erfolg. Sowohl das beim Ehemann bestehende Ekzem als auch das „Berufsekzem" der Friseurmeisterin verschwanden und sind seither nicht wieder aufgetreten, obwohl sich bei beiden beruflich nichts geändert hat. Das Kind ist nach insgesamt 4 Monaten Therapie sowohl von Seiten der Haut als auch hinsichtlich seiner vorher bestehenden Infektanfälligkeit völlig auskuriert.

Abb. 28: Dyspepsie Heilungen durch 3-SymBiose plus

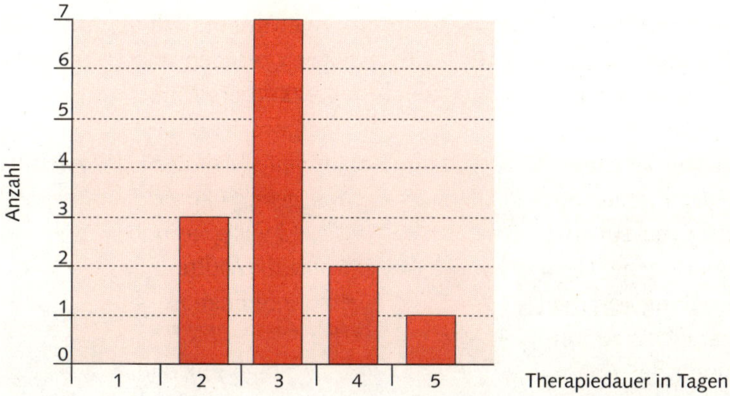

Orthomolekulare Darmsanierung als kausaler Lösungsansatz

Sowohl die Dyspepsie als auch pathologische Hautveränderungen des Kleinkindes und Säuglings sprechen therapeutisch meistens sehr gut auf die Gabe reiner Orthomolekularia sowie auf eine hypoallergene orthomolekulare Darmsanierung an.

Dabei gliedert sich die Therapie je nach Alter und Erscheinungsbild der Erkrankung in zwei alternative Schemata:

1. Beim Neugeborenen kann man in den allermeisten Fällen erfolgreich eine direkte Symbioselenkung mit 3-SymBiose plus (siehe S. 205) beginnen. Die Verabreichung der hypoallergen, ohne Zusatzstoffe verkapselten Pulvermischung ist sowohl beim Stillen als auch mit Flaschennahrung möglich. Die stillende Mutter legt ihr Kind kurz an, um die Brustwarze anzufeuchten. Dann streut sie etwa ½ Kapsel des Pulvers auf den feuchten Warzenhof und legt das Kind sofort wieder an. Sie kann auch mehrfach kleinere Dosen aufstreuen und das Kind wiederholt anlegen. Die Gesamtmenge sollte etwa 1½ bis 2 Kapseln pro Tag sein. Bei Flaschenfütterung werden entsprechende Anteile mehrfach täglich in die trinkfertig abgekühlte Flasche gegeben und gründlich durchgeschüttelt.

Abb. 29: Heilung von Neurodermitis bei Säuglingen durch 3-Symbiose plus

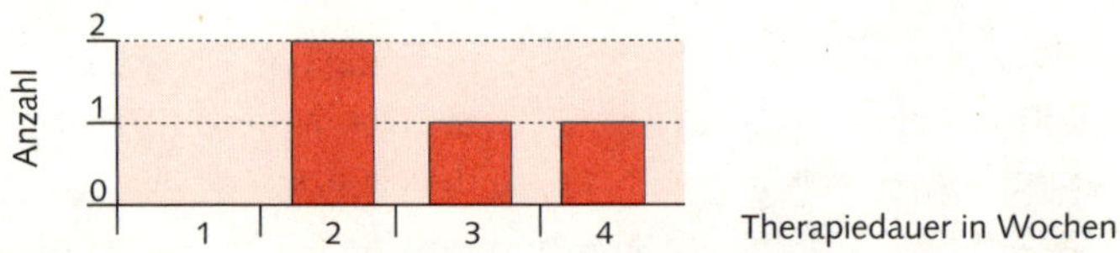

2. Ist der Säugling älter als 3 bis 4 Monate, ist oft eine umfassendere hoT erforderlich. Dabei werden in zwei bis drei Schritten Therapieregime kombiniert, wie sie bei Erwachsenen in höheren Dosierungen auch angewandt werden.

   Zunächst gibt man das Wohlfühlpaket, bestehend aus 2 bis 3 Kapseln Lachsöl pro Tag vor dem Essen, 2 bis 3 mal ½ Kapsel Spurenelemente

während der Mahlzeit sowie dreimal ½ Kapsel Magnesium-Calcium gegen Ende der Mahlzeit.
Nach ca. 2 Wochen kann man auf die orthomolekulare Darmsanierung (ODS 1) übergehen. Sie besteht aus 2 bis 3 Kapseln Schwarzkümmelöl pro Tag vor dem Essen, drei- bis viermal täglich ½ Kapsel 3-SymBiose zum Essen sowie weiterhin Magnesium-Calcium.
Nach etwa 4 Wochen stellt man auf den dritten Schritt mit der ODS 2 um. Diese besteht aus den beiden Ölen im täglichen Wechsel in gleicher Dosierung, zusätzlich zum Essen drei- bis viermal pro Tag ½ Kapsel 3-SymBiose plus sowie weiterhin Magnesium-Calcium. Die Ölkapseln kann man zur besseren Verabreichung mit einer Nadel anstechen und den Inhalt in die jeweilige Mahlzeit einrühren bzw. direkt in den Mund des Säuglings geben.

Abb.30: Heilung von Neurodermitis bei Säuglingen älter als 2 Jahre

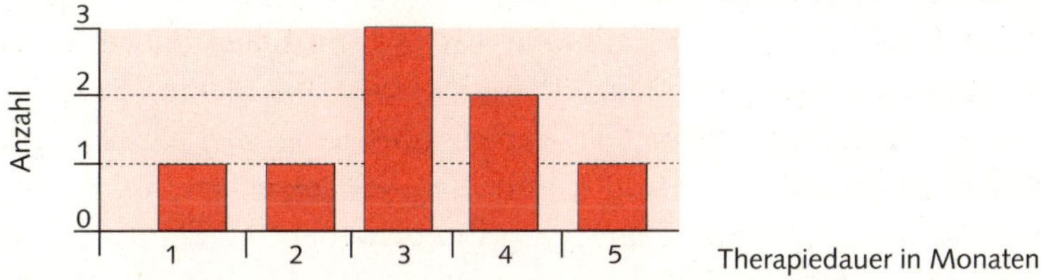

3. Besteht wider Erwarten weiterhin eine Infektanfälligkeit, so kann man nach den Symbiose lenkenden Therapien erneut das Wohlfühlpaket verabreichen – dann für 4 bis 6 Tage ergänzt durch dreimal täglich eine Kapsel Spurenelemente. Durch die hohen Zinkgaben – 3 Kapseln entsprechen 75 mg Zink pro Tag – regelt sich auch ein schwer gestörtes Immunsystem meistens im Zeitraum einer Woche.

Ernährungsgrundlagen

Bei der Behandlung der Dyspepsie wie auch der Neurodermitis ist es wichtig, die Patienten auf eine gesunde naturnahe Frischkost einzustellen.

Dabei sind Fertiggerichte ebenso zu meiden wie beispielsweise ein hoher Konsum an konventionellen Süßigkeiten, Cola, aber auch konventioneller Käse aus Holland (siehe S. 85ff.) etc. Ökologisch erzeugte Frischkost aus der Region und Jahreszeit lautet die Maxime gerade bei der Neurodermitis, aber auch bei wiederholten Ergüssen der Mittelohren oder Nebenhöhlenproblemen im Kindes- und Jugendalter oder beim Erwachsenen.
Nach unseren Erfahrungen sind Bio-Frischmilch, die bei Bedarf auch im Verhältnis 1:2 oder 1:3 mit abgekochtem Wasser verdünnt werden kann eine gute Grundlage, um die Ernährung bei Dyspepsie oder Neurodermitis umzustellen. Die meisten Säuglinge vertragen auch eine Zumischung von Kölln Schmelzflocken, wobei man zunächst mit nur wenig Haferflocken beginnen sollte. Bei guter Verträglichkeit kann der Haferschleim innerhalb weniger Tage in eine zunehmend dickere Konsistenz übergeführt werden.

Ergebnisse der hoT und ODS

In den letzten Jahren habe ich regelmäßig mit dyspeptischen und infektanfälligen Säuglingen sowie mit Neurodermitiskindern in meiner Praxis zu tun gehabt. Die oben angegebenen Therapieregime haben bei Kindern aller Altersstufen bisher in nahezu 100 % gute Ergebnisse gezeigt. In wenigen Einzelfällen haben wir bei mitbehandelten Erwachsenen die Hautprobleme nicht oder nicht vollständig lösen können.
Gerade beim Neugeborenen ist die orthomolekulare symbioselenkende Therapie mit dem 3-SymBiose plus eine sehr einfache und regelmäßig schnell wirkende Behandlung, die sich außerdem durch das völlige Fehlen von Nebenwirkungen auszeichnet. Besonders befriedigend ist es zu sehen, dass die meisten kleinen Patienten nur wenige Tage oder wenige Wochen behandelt werden müssen, um gesund und mit einem gestärkten Immunsystem aus der Therapie hervorzugehen.
Selbst massiv ausgeprägte Formen der frühkindlichen Neurodermitis sind regelmäßig innerhalb weniger Monate bei Kindern älter als 3 Monate zu kurieren, soweit nicht neben der massiven Dysbiose des Darmes und Nahrungsmittelunverträglichkeiten andere Auslöser wie z.B. Ausdünstungen von Teppichböden oder Formaldehyd belastete Möbel usw. vorhanden sind.

Tab. 17: hoT-Basis-Regime des Säuglings ab dem 3. Monat bis zu 2 Jahren

Präparat	1. Wo	2. Wo	3. Wo	4. Wo	5. Wo	6. Wo
Lachsölkapseln	3 x 1	3 x 1	3 x 1	3 x 1	---	---
Spurenelemente	4 x 1/2	4 x 1/2	3 x 1/2	3 x 1/2	2 x 1/2	---
Vit. B-Komplex plus	4 x 1/2	4 x 1/2	3 x 1/2	3 x 1/2	---	2 x 1/2
3-SymBiose	---	---	---	---	3 x 1	3 x 1
3-SymBiose plus	---	---	---	---	---	---
Schwarzkümmelöl	---	---	---	---	3 x 1-2	3 x 1-2
Magnesium-Calcium	2-3 x 1	2-3 x 1	2-3 x 1	2-3 x 1	---	---
Kalium spe	---	---	---	---	2-3 x 1	2-3 x 1

Präparat	7. Wo	8. Wo	9. Wo	10. Wo	11. Wo	12. Wo
Lachsölkapseln	---	---	---	1 x 1-2	1 x 1-2	1 x 1-2
Spurenelemente	2 x 1/2	---	---	2 x 1/2	---	1-2 x 1
Vit. B-Komplex plus	---	2 x 1/2	2 x 1/2	---	2 x 1/2	1-2 x 1
3-SymBiose	3 x 1	3 x 1	3 x 1	---	---	---
3-SymBiose plus	---	---	---	3 x 1	3 x 1	3 x 1
Schwarzkümmelöl	3 x 1-2	3 x 1-2	3 x 1-2	2 x 2	2 x 2	2 x 2
Magnesium-Calcium	---	---	---	2 x 1	2 x 1	2 x 1
Kalium spe	2-3 x 1	2-3 x 1	2-3 x 1	2 x 1	2 x 1	2 x 1

Das Regime kann mehrere Monate durchgeführt werden; bei Gedeihstörungen, ggf. mit Nachtkerzenöl/Schwarzkümmel im Wechsel. Angegeben ist die Zahl der pro Tag einzunehmenden Kapseln in der 1.-12. Woche (= Wo).

Ganzheitliche Therapie von Parodontitis und Periimplantitis

Unter Berücksichtigung ganzheitlicher Therapiestrategien spielen Vitamine, Spurenelemente usw. bei der Optimierung der somatischen Funktionen eine außerordentlich wichtige Rolle. Genau diese Substanzen sind auch die Grundlage gesunder Schleimhautverhältnisse von Darm, Mund und Körperhöhlen. Eben diese Substanzen spielen eine zentrale Rolle bei der Einheilung von Fremdmaterialien wie zahnmedizinischen Implantaten, bei einer Periimplantitis, aber auch bei jeder anderen Verletzung oder Wundheilung nach Operationen.

Nach allem, was man im Studium über Bakteriologie und Mykologie gelernt hat, breiten sich Bakterien oder Pilze in einer feuchten Kammer mit dem entsprechenden Nährboden innerhalb kürzester Zeit gleichmäßig aus. So kann es die Parodontitis nur eines einzigen Zahnes in der feuchte Kammer Mundhöhle eigentlich gar nicht geben. Das zu erwartende Krankheitsbild wäre eine Gingivitis, eine Stomatitis usw., die die gesamte Mundhöhle mit allen Parodontien erfasst.

Hier können die Meridianverknüpfungen der Zähne, die die zahnärztlichen Kollegen Dr. Voll und Dr. Kramer in langjähriger Forschungsarbeit entdeckt haben, wichtige Hinweise geben. Über den Zusammenhang Zahn-Meridian-Organ kann der Therapeut nach den lokal erhobenen Befunden oft die jeweiligen Organbelastungen schlüssig beurteilen.

Nicht zufällig sind die Molaren, die mit Pankreas-Magen sowie Dünn- und Dickdarm verknüpft sind, die am meisten von Karies und Parodontopathien betroffenen Zähne in einer zunehmend durch Fastfood belasteten Bevölkerung. Durch die Zufuhr der zugeordneten hypoallergenen Orthomolekularia können wir sowohl das Parodontium als auch akute oder chronische Schmerzsyndrome des Kausystems wie eine craniomandibuläre Dysfunktion (CMD) und der dadurch belasteten HWS zielgerichtet therapieren. Die sich langsam entwickelnde chronische Periimplantitis, die auch nach Jahren scheinbar guter Einheilung entstehen bzw. auftreten kann, ist je nach Lokalisation entsprechend dem Zahnschema nach Voll und Kramer eine weitere klassische Indikation für die hoT. Daher gilt für die Periimplantitis, dass sie ganz andere Keime (vornehmlich den Eiter bildenden Staphylococcus aureus) betrifft – im Gegensatz zur Parodontitis, die im selben Mund mit einem völlig anderen Keimspektrum lokalisiert sein kann.

Tab. 18: Zahnschema mit Meridian-Organ-hoT-Verknüpfungen für die rechte Seite

Organe	**Herz Dünndarm**	**Pankreas Magen**		**Lunge Dickdarm**		**Leber – Gb**	**Niere rechts Blase**	
Endokrine Drüsen	Hypophysen VL	Neben-SD	Schilddrüse	Thymus	Hypophysen HL		Epiphyse	
hoT-Substanz	Vit. A, E; *; Ω-3-FS; Se, Co, J	Ca, Mg, Mn, Cr Co, Mo	J, Mn, Zn, Cr; *	Vit. A, C; Zn, Mo; *	Vit. A, D, K; Ω-3/6-FS; Zn, Mo; *		Vit. A, D, E, K; Ω-3-FS; Se, Mo; *	
Zähne	18	17	16	15	14	13	12	11
Zähne	48	47	46	45	44	43	42	41
hoT-Substanz	α-Lipon; *; B-Kompl.	Ca, K, Mg, Zn; *	Vit. A, E; *; Se	Zn; *; B-Komp	Ω-3/6-FS; *; Zn, K, Mn, P, Mo		Vit. A, D, E, K; Ω-3-FS; Se, Mo	
Endokrine Organe oder Systeme	periphere Nerven	Arterien	Venen	Lymphgefäße	Keimdrüsen		Nebenniere	
Organe	Ileum rechts	Dickdarm rechts, Ileosakralgebiet		Magen rechts, Pylorus		Gallenblase	Blase rechts Urogenitalgebiet	

Ca = Calcium
Cr = Chrom
Co = Kobalt
FS = Fettsäuren
Gb = Gallenblase
HL = Hinterlappen
J = Jod
K = Kalium
Mg = Magnesium
Mn = Mangan
Mo = Molybdän
SD = Schilddrüse
Se = Selen
VL = Vorderlappen
Zn = Zink
***** = Symbionten zur Darmsanierung

Die in Tabelle 18 dargestellten Zusammenhänge zu den hoT-Substraten sind eine wesentliche Grundlage der hier dargestellten Zusammenhänge und Grundlage der Digeston-Systematik des Dünndarmes.

Studien zum Einsatz von Orthomolekularia in der Zahnmedizin

Nahrung allgemein

Gerade bei Zahnerkrankungen spielt die Zuckerzufuhr in der Ernährung eine besondere Rolle, wie vielfältige Studien zeigen konnten. Mit steigender Zuckerzufuhr stieg die periodontale Schleimhautreizung, mit reduziertem Zucker besserten sich innerhalb kurzer Zeit ohne weitere Therapie die Reizerscheinungen.

Quecksilberbelastung

Zu den Symptomen einer chronischen Quecksilberbelastung gehören Zahnfleischbluten, vermehrter Speichelfluss und Metallgeschmack im Mund. Amalgamfüllungen können in Zusammenhang mit Parodontopathien stehen. *[Mateer RS, Reitz C D. Corrosion of amalgam restorations. J Dent Fies 49:339, 1970].*

Vitamin A

Es ist bekannt, dass ein Vitamin A-Mangel für eine parodontale Erkrankung prädisponiert, da er in Zusammenhang steht mit:

1. keratinisierender Metaplasie des gingivalen Epithels
2. früher Karyolyse der gingivalen Epithelzellen
3. entzündlicher Infiltration und Degeneration
4. parodontaler Taschenbildung
5. gingivaler Zahnsteinbildung
6. erhöhter Infektionsanfälligkeit
7. abnormer Alveolarerknochen-Bildung

[Carranza F. Glickman's Clinical Periodontology. Philadelphia, Pa., WB Saunders, 1984].

Die Verminderung kann mit entzündlichen parodontalen Veränderungen in Zusammenhang stehen.

Beobachtende Untersuchung: 39 schwangere Frauen in gutem Allgemeinzustand wurden untersucht. Im 8. Schwangerschaftsmonat waren die entzündlichen Veränderungen des Parodontiums auf ihrem Maximum mit einer Besserung kurz vor der Entbindung. Ebenfalls im 8. Monat war die durchschnittliche physiologische Konzentration von Vitamin A auf dem Minimum

und erhöhte sich merklich kurz vor der Entbindung, was die Frage aufwirft, ob diese Erhöhung zur gleichzeitigen Verbesserung der Entzündung des Parodontiums beiträgt.
[Cemä H et al. Periodontium and vitamin E and A in pregnancy. Acta Univ Palacki Olomuc Fac Med 125:173-79, 1990].

Folsäure

Täglich 1 mg oral oder lokale Anwendung einer 0,1%igen Lösung. Die Supplementierung oder lokale Anwendung kann gingivale Exsudate aus entzündetem und infiziertem Zahnfleisch reduzieren – was eine Besserung der Gesundheit des Gewebes vermuten lässt.
Experimentelle Untersuchung: Nachdem Kontrazeptiva-Anwenderinnen mit normalen Folatkonzentrationen im Plasma 60 Tage lang täglich 4 mg Folsäure supplementiert hatten, besserte sich die Gesundheit ihres Zahnfleischs.
[Vogel Rl et al. J prev Dent 6:221,1980; J Dental Fies Vol. 57, 1978].

Vitamin C

Die tägliche Einnahme von 100 mg Vitamin C schützt die Schleimhautbarriere vor der Infiltration antigenen Materials wie bakteriellen Endotoxinen. Ein subklinischer Mangel kann die Anfälligkeit für Parodontalerkankungen steigern.
Experimentelle Untersuchung: Eine vorausgehende Behandlung mit Ascorbinsäure schützte Fibroblasten in einem Kulturmedium vollständig vor einer Endotoxinbelastung.
[Aleo JJ. Inhibition of endotoxin-induced depression of cellular proliferation by ascorbic acid. Proc Soc Exp Biol Med 164(3):248-51, 1980].

Vitamin D

Man weiß, dass ein Mangel die Resorption von Calcium behindert.
[Migi-covsky BB, Jamieson JWS. J Biochem Physio 33:202, 1955].
Beobachtende Untersuchung: Die Supplementierung kann die Exsudation der Gingiva, die in direkter Beziehung zur gingivalen Entzündung steht, vermindern.
[Maliek HM. Doctoral Thesis, Inst Arch, MIT, Cambridge 1978].

Vitamine A, E und K

Die Supplementierung und orale Anwendung kann heilsam sein. Die Glutathion-Reduktase wird aktiviert und der Gehalt von Glutathion-Sulfhydril-Gruppen im gingivalen Gewebe von Patienten erhöht. Die Anwendung von Antioxidanzien (Vitamine A, E und K) lokal und per os normalisierte die untersuchten Parameter und besserte den Status des Parodontiums.
[Khmelevskhi, luVetal. Effect of vitamins A, E and K on the indices of the glutathioneantiperioxidase System in gingival tissues in periodontosis. VoprPitan (4):54-56, July-Aug., 1985].

Vitamin E

Eine Therapie über 3 Wochen mit täglich 800 mg Vitamin E kann entzündliche Schleimhautläsionen zur Abheilung bringen. Bei dieser Lokaltherapie sind die Kapseln zu zerbeißen und das Vitamin E sollte vor dem Schlucken lokal einige Minuten verweilen.
Beobachtende Untersuchung: In der unter Vitamin A beschriebenen Studie an Schwangeren wurde auch die Vitamin E-Konzentration kontrolliert. Zur Zeit der maximalen entzündlichen Veränderungen am Paradontium im 8. Schwangerschaftsmonat erreichte die physiologische Konzentration von Vitamin E – wie die von Vitamin A – ihr Minimum. Zum Ende der Schwangerschaft hin ging der merkliche Anstieg der Vitamin E-Konzentration mit einer Besserung der Entzündung des Paradontiums einher. Dies wirft die Frage auf, ob Vitamin A und E zur Verbesserung der Entzündung beigetragen haben.
[Cemä H et al. Periodontium and vitamin E and A in pregnancy. Acta Univ Palacki Olomuc Fac Med 125:173-79, 1990].

Calcium

Die tägliche Zufuhr von 1000-1500 mg ist empfehlenswert. Ein diätetischer Mangel steht in Zusammenhang mit einem Verlust an Alveolarknochen.
[Studies of residual ridge resorption. Part II. The relationship of dietary calcium and phosphorus to residual ridge resorption. J Prosthet Dent32(1):13-22, 1974].
Beobachtende Untersuchung: Bei Prothesenträgern hatten diejenigen mit gutem Alveolarknochen eine tägliche Calciumzufuhr von ungefähr 900 mg,

während diejenigen mit Knochenverlusten eine tägliche Zufuhr von ungefähr 500 mg aufwiesen.
[Wical KE, Swoope CG. Studies of residual ridge resorption. Part II. The relationship of dietary calcium and phosphorus to residual ridge resorption. JProsthetDent32:13-22, 1974].
Tierexperimentelle Untersuchung: Spürhunde erhielten ein calciumarmes, phosphorreiches Futter, um einen sekundären Hyperparathyreoidismus zu bewirken. Die Folge war eine osteolytische Demineralisierung der Knochen, die die Alveolarknochen mehr als andere Knochen betraf.
[Henrikson PA. Periodontal disease and calcium deficiency. An experimental study in the dog. Acta OdontolScand 26:Suppl 50:1132, 1968].
Übersichtsreferat: Der Knochenabbau bei Parodontopathien wird prinzipiell durch lokale Faktoren verursacht. Er kann auch durch systemische Faktoren verursacht werden, aber deren Rolle ist nicht klar definiert. Die häufigste Ursache des Knochenabbaus bei Parodontalerkrankungen ist die chronische Entzündung.
[Goodman SF. Periodontal disease is not a metabolic disease. N Y State DentJ 47(8):462-64, 1981].
Tierexperimentelle Untersuchung: Ratten erhielten ein Futter, das zu Hypocalcämien führte. Die Resultate sprechen dafür, dass ein Calciummangel im Futter allein keine signifikanten Wirkungen auf Ausmaß oder Ausbreitung gingivaler Entzündungen, Verschiebung des epithelialen Attachments oder die Höhe des Alveolarknochens hat.
[Bissada NF et al. The effect of hypocalcemic diet on the periodontal structures of the adult rat. J Periodontol 45:739-45, 1974].

Magnesium

Magnesium beeinflusst den Einbau von Calcium und Phosphat im Knochen. Eine Magnesium-Supplementierung kann die Knochendichte erhöhen.
[Colmore JM et al. Science 172:1339, 1971]
Experimentelle Untersuchung: Eine 1%ige Vermehrung von Magnesium im Knochen nach Supplementierung stand in Zusammenhang mit einer 100%igen Erhöhung der Dichte des Alveolarknochens.
[Bamett, Louis – reported in Huggins HA. The influence of calcium in the

periodontal patient. J Holistic Med 2(1):32-39, 1980].

Coenzym Q10

Zweimal täglich ist die Einnahme von 25 mg Ubichinon für mindestens 2 Monate zu empfehlen.
Übersichtsreferat: Bei der Analyse von 7 Untersuchungen fand man, dass 70 % von 332 Patienten günstig auf eine Supplementierung von Q10 reagierten. *[Folkers K, Yamamura Y. Biomed & Clin Aspects of Coenzyme Q. Vol 1, pp. 294-311, Elsevier/North Holland Biomedical Press, Amsterdam, 1977].*

Ganzheitliche Parodontitis-Therapie mit der hoT

Nach dem oben Gesagten sollte die notwendige Kostumstellung naturnahe Frischkost der Jahreszeit bevorzugen und besonders die Meidung von chemischen Fertigungshilfsstoffen wie Aromen, Schönungsmitteln, Farben und Konservierungsstoffen betonen. Fertiggerichte sowie auch kalorienreduzierte Nahrung sind strikt abzulehnen, weil sie regelmäßig durch Nahrungsmittelchemie (E-Stoffe) gesundheitsgefährdend belastet sind.
Zunächst wird mit der vierwöchigen **Basissubstitution** des Reha 1 Paketes (siehe S. 324f.) behandelt. Dann folgt nach vier Wochen die **ODS 1K** (siehe S. 325) zur Dünndarmsanierung. Abschließend wird mit der **ODS 2** (siehe S. 326) die Dickdarmsanierung durchgeführt. Dabei wird Magnesium-Calcium weiterhin gegeben, um die Elektrolytbalance zu stützen und ggf. einer Osteoporose vorzubeugen.
Ein häufiger von mir eingesetztes **Parodontose-Regime**[1] besteht aus Vitamin AE + Lycopin und ADEK im Wechsel, Acerola-Zink, Mineral plus sowie wiederholt Q10 Vitamin C zur Optimierung der oralen Schleimhäute. Bei Parodontose gebe ich immer langfristig zusätzlich 3-SymBiose plus, um den Darm, der in seiner Schleimhautbeschaffenheit eng mit der Parodontose verknüpft ist, dauerhaft zu pflegen.

1 Itis-Protect zur Prophylaxe und Therapie von Periimplantitis und Parodontose umfasst ADEK, Acerola-Zink und Mineral plus.

Abb. 31: Bissregulation

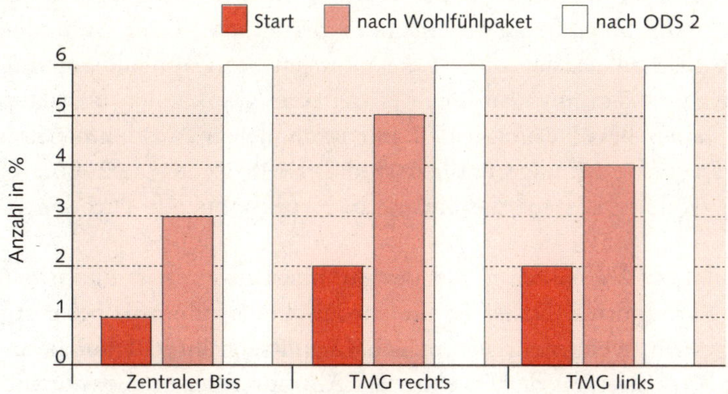

TMG = Articulo tempomandibularis (Kiefergelenk)

Die obenstehende Grafik zeigt eindrucksvoll die Ergebnisse der Göttinger Wohlfühlstudie (siehe S. 126ff.) hinsichtlich der Veränderungen der gestörten Bissregulation der Probanden im Applied Kinesiology Test (siehe S. 189ff.) mit Therapielokalisationen (siehe S. 192) rechts und links.
Die Verknüpfungen zwischen oralen Schleimhäuten, myofunktioneller Ausgeglichenheit wie auch der regulativen Zusammenhänge zur Muskulatur von Becken und Wirbelsäule sind ebenso beeindruckend wie die Verbesserungen der intestinalen Funktionen bei zuvor lange bestehenden chronischen Darmstörungen.

Studie zur orthomolekularen Substitution bei Parodontitis und Regulationsstörungen

Die folgende Studie wurde dankenswerterweise von Dr. med. dent. H.-P. Olbertz[2] durchgeführt und zusammengefasst.

2 Dr. Heinz Peter Olbertz, MSc, Friedrichstr. 1, 53842 Troisdorf

Epidemiologische Studien der jüngsten Zeit haben die Bedeutung der Wechselbeziehungen zwischen parodontaler und allgemeiner Gesundheit in den Blickpunkt gestellt. So ist heute allgemein anerkannt, dass orale Gesundheit nicht isoliert gesehen werden darf. Erkrankungen des Zahnhalteapparates zählen weltweit zu den am weitesten verbreiteten Krankheiten überhaupt: etwa 70–75 % der Bevölkerung leiden an entzündlichen Parodontalerkrankungen (4. Deutsche Mundgesundheitsstudie, DMS IV, Köln, 2006). Die chronische Parodontitis stellt die am meisten vorkommende Parodontitisform dar.

Die Akkumulation der Bakterien auf der Zahnhartsubstanz ist die primäre Ursache der Parodontitis. Daher ist die chronische Parodontitis bei gestörtem Immunsystem, wenn man sie auf den Grundlagen ihrer Ätiologie und Pathogenese betrachtet, als das Ergebnis der Abwehr gegen eine opportunistische Infektion zu verstehen.

Stabilität des Parodontalzustandes bedeutet klinisch gesehen ein dynamisches Gleichgewicht zwischen den Bakterienangriffen und der körpereigenen Immunabwehr des Wirtsorganismus. Chronisch entzündliche Erkrankungen nehmen in der medizinischen Praxis allgemein einen breiten Raum ein. Gerade die Mundhöhle ist ein Spiegel von Gesundheit oder Krankheit, ein Frühwarnsystem, das ein zugängliches Modell für die Untersuchung auch anderer Gewebe und Organe stellt und eine potente Quelle pathologischer Einflüsse auf andere Systeme oder Organe ist[1].

Gegenwärtig liegt der Anteil chronischer Krankheiten in den Industrienationen bei über 80 % aller Krankheitsbilder, mit weiter steigender Tendenz[2].

Der menschliche Organismus ist als ein autoregulatives, energetisch offenes System zu verstehen. Chronische Krankheiten bauen sich auf dem Boden einer gestörten Regulationsfähigkeit auf. Die Multikausalität kann anfangs noch aufgefangen und ausreguliert werden. Bei weiterer Zunahme führt sie jedoch zu Regulationsstörungen die bereits Jahre vor Ausbruch einer chronischen Krankheit oder von Tumoren in Form von Befindlichkeitsstörungen

1 Oral Health in America: A report of the Surgeon General, Executive Summary, Department of Health and Human Services, 2000

2 Reiblich, M.: Arzneimittelverordnung, Anstieg durch hohe Morbidität, Deutsches Ärzteblatt, Heft 21, S. 1487, 1995

und Funktionsstörungen auftreten. Erst auf diesem gestörten Terrain entstehen dann manifeste Organerkrankungen, die erst jetzt quantitativ diagnostizierbar, also objektivierbar sind.
Weltweite Forschungen der letzten Jahrzehnte haben das verfügbare Wissen über Orthomolekularia immens erweitert und gezeigt, dass diese Stoffe an unermesslich vielen Stellen im Stoffwechsel ihre Wirkungen entfalten.
Ernährungsmaßnahmen alleine können heute den Bedarf an Vitaminen, Antioxidanzien, Mineralstoffen, Spurenelementen, Fettsäuren, Aminosäuren und Enzymen nicht mehr vollständig decken[3]. Demgegenüber kann aber heute als gesichert angesehen werden, dass nicht nur ein ausgeprägter Mangel, sondern bereits eine leichte Unterversorgung die Entstehung von Erkrankungen chronischer Art fördern.
Die Regulationsdiagnostik erlaubt ein frühzeitiges, unspezifisches Erfassen von Grundregulationsstörungen. Da diese Vorgänge jedoch nur begrenzt apparativ erfassbar sind, nutzt die Kinesiologie den manuellen Muskeltest als Indikator für interne Stoffwechselabläufe des menschlichen Organismus (siehe S. 189ff.). Als Ganzkörper-Funktionsdiagnostik im Sinne einer Qualitätsdiagnostik kann der kinesiologische Muskeltest die konventionellen Diagnoseverfahren wie EKG, EEG oder bestimmte Labortests in gezielter Weise ergänzen, indem er eine gut reproduzierbare Diagnostik von regulativen Funktionen des Organismus liefert[4]. Er gewährt damit Einblick in die Entstehung und das Werden von Krankheiten.

Forschungsfragen & Methodik

Im Rahmen der vorliegenden monozentrischen Reproduzierbarkeitsstudie sollte geklärt werden, ob Patienten mit chronischer Parodontitis regulationsgestört sind oder Unterschiede und Auffälligkeiten in ihrem Regulationsverhalten im Vergleich zu einer Kontrollgruppe zeigen. Die Arbeitshypothese setzt voraus, dass parodontale Destruktionen unter anderem Ausdruck eines regulationsgestörten Organismus sind. In der Nebenfrage sollte entschieden werden, ob Regulationsstörungen durch ein standardisiertes orthomoleku-

3 Heine, H.: Lehrbuch der biologischen Medizin, Hippokrates Verlag 1997/Neuaufl. 2007

4 Schramm, H. J.: Myognostik bei Baulärm und Bach, Biol. Med., 2003 (3): 136–137

lares Therapieregime aufgehoben werden können und damit das Regulationsverhalten insgesamt signifikant verbessert werden kann.
In der Studie wurden 25 PatientInnen mit chronischer mittelschwerer oder schwerer Parodontitis (Verum-Gruppe: Einordnung in Code 3 oder Code 4 gemäß Parodontal Screening Index (PSI)) einer gleich großen Kontrollgruppe ohne chronische Parodontitis (Einordnung in Code 1 gemäß PSI) gegenüber gestellt, wobei die Gruppen in wesentlichen Merkmalen (Alter, Geschlechtsverteilung und andere Faktoren, die das Regulationssystem beeinflussen) vergleichbar waren. Ausgeschlossen von der Studie wurden starke Raucher (mehr als 20 Zigaretten pro Tag) und Patienten mit klinisch manifester Stoffwechselstörung.

Durchführung

Anhand eines kinesiologischen Organ-Screenings wurde das Regulationsverhalten aller Probanden festgestellt. Die 21 im Screening jeweils standardisiert getesteten Therapielokalisationen (TL1–TL21 ; siehe auch S. 192) wurden zu sieben Subgruppen zusammengefasst (TCM1–TCM7), da Veränderungen in bestimmten Teilbereichen von Interesse sein können. Die Subgruppen orientierten sich an den Funktionskreisen der Traditionellen Chinesischen Medizin (TCM). Die standardisierte Prüftherapie bestand aus einer rein schematischen und nicht individuellen hypoallergenen orthomolekularen Darmsanierung (Wohlfühlpaket, ODS 1 und ODS 2, siehe S. 126f., jeweils über vier Wochen).
Die statistischen Auswertungen erfolgten mittels Varianzanalysen mit Messwiederholungen sowie einfaktoriellen Varianzanalysen.

Ergebnisse

Bei allen PatientInnen mit chronischer Parodontitis war das Regulationsverhalten zunächst signifikant gegenüber der parodontal gesunden Kontrollgruppe beeinträchtigt. Durch den Ausgleich des ausgeprägten Mangels an orthomolekularen Substanzen konnte das Regulationsverhalten jedoch auf das Niveau der Kontrollgruppe angehoben werden.
In Verum- und Kontrollgruppe wurden die Werte TL1 bis TL21 durch zwei kinesiologische Organ-Screenings (Erst- und Zweittestung) erhoben, die in

allen sieben Subgruppen (TCM1–TCM7) eine signifikante Wechselwirkung ($p<0,01$) zwischen Verum- und Kontrollgruppe und den beiden Testungen aufzeigten:
Die beiden Gruppen unterschieden sich darin, wie sich das Regulationsverhalten zwischen den beiden Testungen veränderte. In allen Subgruppen unterschied sich die Verum-Gruppe in ihrer Ersttestung von der Zweittestung sowie von der Kontrollgruppe. Bei der Zweittestung waren dann keine Unterschiede im Regulationsverhalten zwischen Verum- und Kontrollgruppe mehr nachweisbar. Während also das Regulationsverhalten der Kontrollgruppe keine Veränderungen über die Zeit zeigte, wurde das Regulationsverhalten der Verum-Gruppe signifikant verbessert.
Das in der Nebenfrage untersuchte orthomolekulare Konzept zur biologischen Aufwertung der Ernährung mit der hoT konnte einen Ausgleich der Mikronährstoffverluste durch Umweltnoxen, durch die Belastung der Nahrung durch Nahrungschemie und Umwelt und die zu geringe biologische Wertigkeit der Nahrung bei gleichzeitig heute stark gesteigertem Bedarf an Vitalstoffen wirkungsvoll herbeiführen.

Besonderheiten

Bei der Therapielokalisation Dickdarm (TL1, siehe Abb. 32, S. 230) gab es eine Besonderheit. Hier unterschieden sich Verum- und Kontrollgruppe in der Ersttestung nicht voneinander – beide Gruppen zeigten zunächst eine gestörte Regulation. Bei der Zweittestung dagegen hatte sich das Regulationsverhalten der Verum-Gruppe durch die Behandlung mit der hoT gebessert, während das der Kontrollgruppe nach wie vor gestört war.

Abb. 32: Prozentuale Darstellung positiver Therapielokalisation bei Ersttestung und Zweittestung in beiden Gruppen

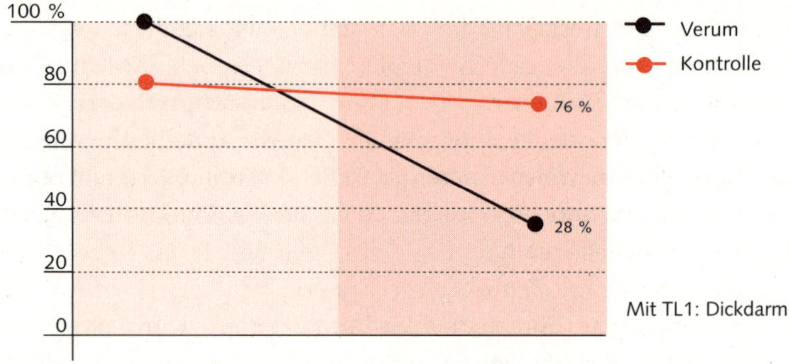

Schlussfolgerungen & Interpretation

Die chronische Parodontitis ist Ausdruck einer massiven Regulationsstörung. Da chronische Krankheiten immer in der Tiefe heranwachsen, also über Jahre unsichtbar und unspürbar verbleiben, summieren sich die Belastungen des Grundsystems langsam schleichend und unterschwellig auf. Hier muss die chronische Parodontitis offenbar als Frühsymptom im regulationsmedizinischen Verständnis von Krankheitsentstehung gewertet werden, deren Therapie in der oralmedizinischen Praxis ein zentraler Stellenwert zukommt.

Die eingesetzte hoT steuert alle Regelkreise gleichermaßen an, indem ein kausaler Ausgleich von Meridianstörungen und eine Optimierung von Organfunktionen sichergestellt werden. Durch diesen breiten Ansatz kann die Grundsubstanz massiv entgiftet, das Stressmanagement und die hormonelle Regulation verbessert und somit das Regulationsverhalten auf allen Ebenen des Organismus verbessert werden.

Damit eignet sich die eingesetzte hoT auch für die ursächliche Behandlung einer chronischen Parodontitis. Die orthomolekulare Substitutionstherapie sollte im Rahmen von Parodontitisprophylaxe und -therapie jedoch niemals alleine stehen. Vielmehr muss sie in ein wissenschaftlich fundiertes Behandlungskonzept integriert sein, das auf aktuellen Erkenntnissen sowohl der Pathogeneseforschung als auch der Risikoanalytik basiert.

Ausblick

Bei allen PatientInnen der Verum-Gruppe wurde das zunächst signifikant beeinträchtigte Regulationsverhalten auf das Niveau der Kontrollgruppe angehoben, im Fall des Dickdarmes (TL 1) zeigte sich sogar eine signifikante Verbesserung im Vergleich zur Kontrollgruppe, die sich hier ebenfalls belastet zeigte. Weitere Arbeiten könnten die Nachhaltigkeit dieses Effektes zeigen. Über fortgeführte begleitende regulationsmedizinische Diagnostik kann die Frage geklärt werden, inwieweit eine ständige, lebensbegeleitende orthomolekulare Substitution erforderlich ist, um die Funktionsfähigkeit der Grundregulation sicherzustellen.

Chronische Pankreatitis

Die chronische Pankreatitis (entzündete Bauchspeicheldrüse) und leichte Fehlfunktion der Bauchspeicheldrüse sind weit verbreitete intestinale Funktionsstörungen, die klinisch oft übersehen werden. Die spezielle Diagnostik misst die Menge eines Bauchspeicheldrüsenenzyms im Blut. Ein Wert wird dabei als Obergrenze für Gesunde festgelegt. Die gelegentliche Anpassung dieser Grenze nach oben hat in den letzten 40 Jahren die ärztliche Wahrnehmung dieser Störung eher behindert. Durch die geringen auf die Bauchspeicheldrüse einwirkenden Therapiemöglichkeiten wurde diese medizinische Sichtweise noch weiter gefördert. Zur Zeit der Einführung der Lipaseuntersuchung in den 1970er Jahren lag z.B. der Grenzwert für Gesunde bei kleiner als 3 Enzymeinheiten pro Liter (U/l). Die seither mehrfach angepassten Lipasegrenzwerte liegen inzwischen bei 200 U/l! Die Enzymeinheit ist eine definierte Meßgröße eines Enzyms, das man im Blutserum nachweisen kann und das dort nur im Falle einer Zell- und Gewebeschädigung als Hinweis auf eine Organerkrankung auftritt. Anzustreben sind möglichst niedrige Lipasewerte im Serum.

Regulation der Bauchspeicheldrüse

Bei der Bauchspeicheldrüse unterscheidet man zwischen der *endokrinen,* d.h. direkt in das Blut abfließenden Hormonabgabe z.B. von Insulin, und der *exokrinen,* d.h. nach außen in den Darm abgehenden Enzymabgabe.
Das exokrine Pankreas bezeichnet die in den Darm ausscheidenden Bauchspeicheldrüsenanteile. Diese produzieren für die Verdauung im Dünndarm drei verschiedene Gruppen von Verdauungsenzymen: Kohlenhydrate spaltende Saccharidasen, Eiweiße spaltende Proteasen sowie Fette spaltende Lipasen. Diese beeinflussen maßgeblich das Darmmillieu in Dünn-und Dickdarm.

1. Die α-Amylase spaltet große Mehrfachzucker-Moleküle und Glucagon (einen Zuckerreservestoff, der vor allem in der Leber gespeichert wird) zu Zweifachzuckern, Maltase spaltet Maltose und die Saccharase spaltet

das Disaccharid Saccharose zu Einfachzuckern.

2. Die Proteasen Trypsin und Chymotrypsin werden in einer nicht aktiven Form (Trypsinogen und Chymotrypsinogen) in den Darm abgegeben. Dort werden sie von Enterokinasen in ihre aktiven Formen zur Eiweißverdauung umgewandelt.
3. Das wichtigste Fett verdauende Enzym stammt gleichfalls aus dem Pankreas. Die Lipase spaltet Triglycride in Monoglyceride und freie Fettsäuren.

Abb. 33: Triglycerid – Spaltung durch die Lipase in Glycerin (rot) und Fettsäuren (schwarz)

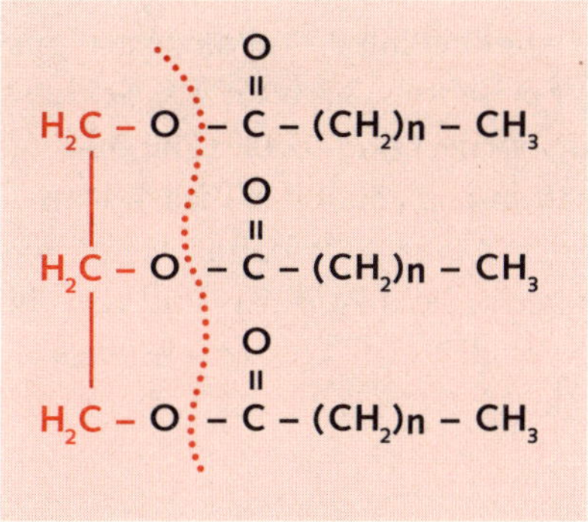

Die Steuerung der exokrinen, d.h. der in den Darm abgebenden Pankreasfunktion erfolgt über den Nervus vagus in Wechselbeziehung mit der hormonellen Magenregulation durch Serotonin und Gastrin sowie aus dem Dünndarm mit Wechselbeziehungen zur Leber und Gallenblase.

Abb. 34: Leber-Pankreas-Regulation

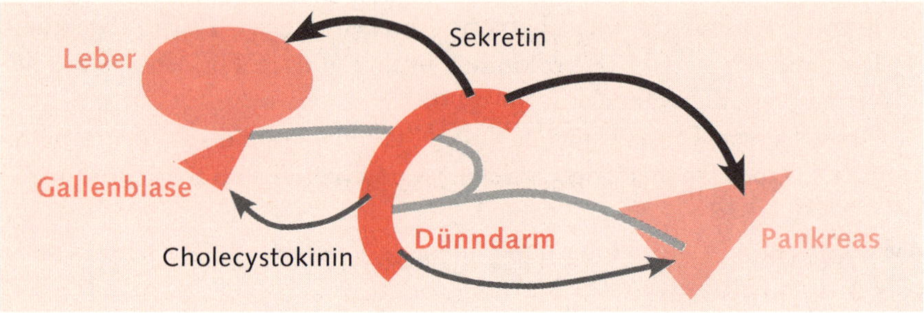

Die Dünndarmschleimhäute geben in Abhängigkeit von einem niedrigen pH-Wert im Darm und hohen Fettgehalt des Speisebreis Sekretin ab. Sekretin wird über das Blut zu den Zielorganen transportiert und fördert die Bildung von Galle sowie von alkalischem Pankreassaft mit einem hohen Bicarbonatgehalt zur Neutralisation der freien Säure aus dem Magen. Das Cholecystokinin aus dem Dünndarm fördert die Enzymproduktion des Pankreas und regt die Beweglichkeit der Gallenblase an und fördert so den Gallefluss (zur hormonellen Regulation im Oberbauch siehe auch Tab. 34, S. 333).

Abb. 35: Dünndarm-Regulation

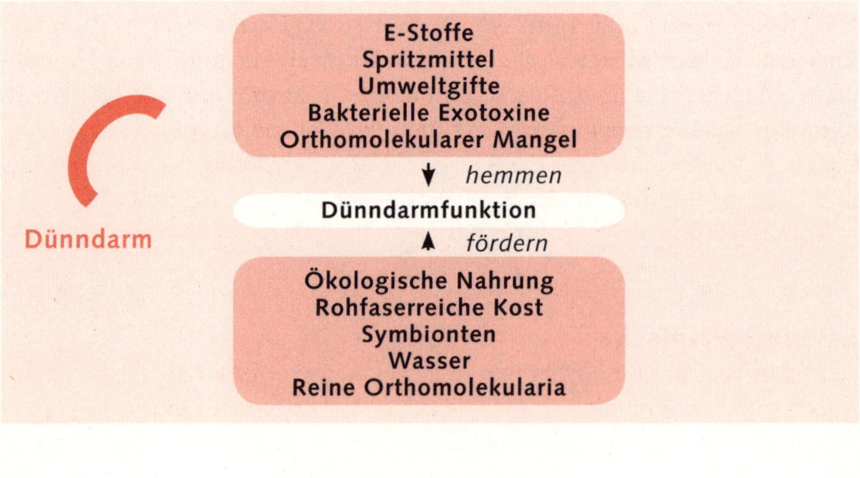
E-Stoffe
Spritzmittel
Umweltgifte
Bakterielle Exotoxine
Orthomolekularer Mangel
hemmen
Dünndarmfunktion
fördern
Ökologische Nahrung
Rohfaserreiche Kost
Symbionten
Wasser
Reine Orthomolekularia
Dünndarm

Abb. 36: Leber-Regulation

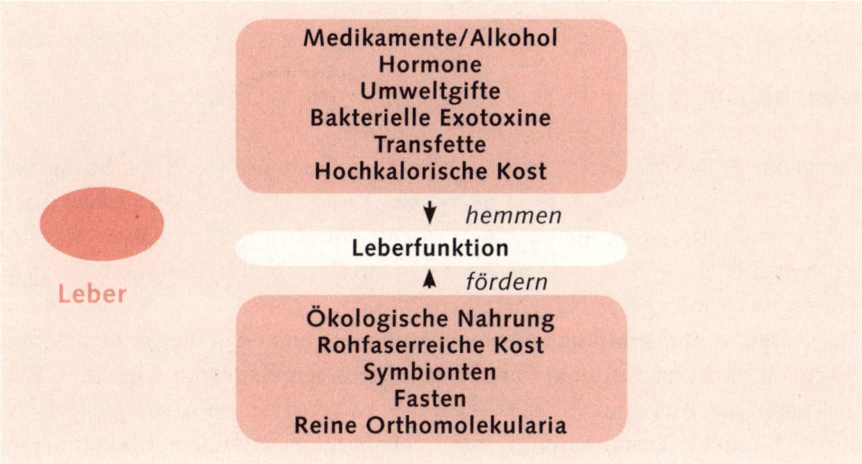
Medikamente/Alkohol
Hormone
Umweltgifte
Bakterielle Exotoxine
Transfette
Hochkalorische Kost
hemmen
Leberfunktion
fördern
Ökologische Nahrung
Rohfaserreiche Kost
Symbionten
Fasten
Reine Orthomolekularia
Leber

Diese komplexen regulativen Zusammenhänge können durch eine Vielzahl von Ursachen und Substanzen gestört oder blockiert werden. Bekannt als häufige Auslöser sind bestimmte schulmedizinische Medikamente und Infektionserkrankungen wie Mumps, Hepatitis, Scharlach oder Typhus.
Dem Alkohol wird eine vergleichbare Ursachenhäufigkeit wie verengenden Gallenwegserkrankungen zugesprochen: jeweils ca. 40 %.
Die heute in einer Menge von mehr als 25 kg pro Kopf und Jahr in Deutschland verzehrten Nahrungsmittelchemikalien (E-Stoffe) wie auch die Stoffwechselschlacken dysbiotischer intestinaler Keime, z.B. von Candida oder Amöben, spielen nach den Erfahrungen in meiner Praxis bei der verschleierten Bauchspeicheldrüsenstörung eine wesentlich wichtigere Rolle als Alkohol.

Schulmedizinische Therapie

Lebenslange absolute Alkoholkarenz, Meidung von Pankreas schädigenden Medikamenten, Vitamin- und Calciumsubstitution sowie ggf. Enzymzufuhr und Margarineprodukte zur Fettsäuresubstitution lauten die Empfehlungen (Internistische Therapie nach Wolff/Weihrauch)[1].

Ganzheitliche Pankreastherapie mit der ODS

1. Umstellung auf naturnahe Öko-Frischkost.
2. Strikte Meidung von E-Stoffen, also aller die heute in der Nahrung üblichen zugelassenen Farben, Aromen, Konservierungsstoffe usw. Auch so genannte natürliche oder naturidentische Zusatzstoffe sowie Alkohol sind chemische Belastungen, durch die im Einzelfall Irritationen der Drüsenfunktionen im Bauch entstehen können.
3. hoT als Vorbehandlung mit reinen Spurenelementen, B-Vitaminen, Mineralien und ungesättigten Fettsäuren über einen Zeitraum von ca. 4 Wochen.
4. Orthomolekulare Darmsanierung ODS (siehe S. 204ff.); mit Fortführung der o.a. hoT einschließlich alternativer Fettsäuren aus Schwarzkümmel und Nachtkerzenöl.

Nach ca. 3-monatiger Therapie folgt die Überprüfung auf verbliebene Nahrungsmittelunverträglichkeiten, z.B. für Weizen, Milch, Nüsse etc., mit strikter Meidung belastender Substanzen und – soweit möglich – Ausschluss von Umweltnoxen im Wohnumfeld mit dem AK-Test.
Eine nach AK-Test eventuell weiterhin bestehende energetische Pankreasfunktionsstörung wird mit einer phytotherapeutischen Kombination der Firma Alcea (Ceres) oder in besonders hartnäckigen Fällen mit reinem Pankreatin in verkapselter Form behandelt. Nach weiteren 4-6 Wochen Therapie sind dann nahezu alle Störungen im Funktionskreis Pankreas ausgeglichen.

1 Wolff/Weihrauch: Internistische Therapie: Urban & Fischer bei Elsevier; 16. Aufl. 2006

Abb. 37: Pankreas-Regulation

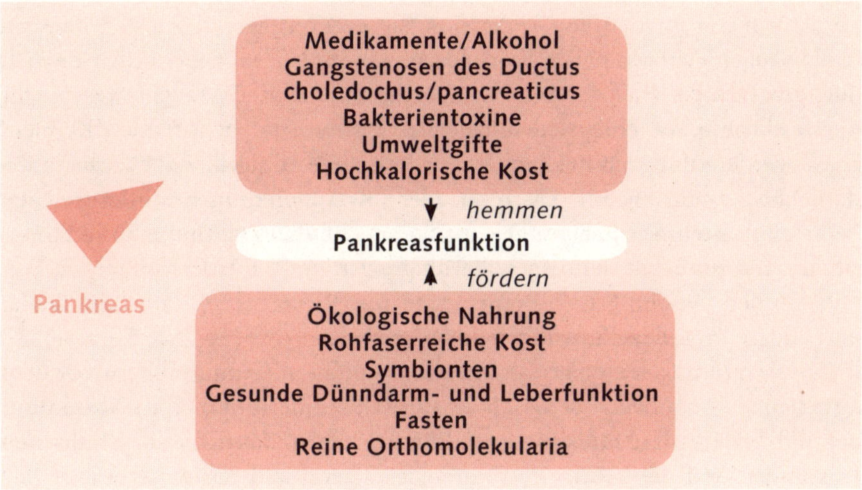

Zusammenfassung

Unter einer ca. 3- bis 5-monatigen hoT und ODS normalisieren sich regelmäßig erhöhte Lipasewerte, soweit nicht Verengungen oder Verlegungen des Gangsystems o.ä. vorliegen. Parallel normalisieren sich in mehr als 50 % der Fälle erhöhte Cholesterinwerte als Ausdruck einer reduzierten Stressbelastung aus dem Darm. Erhöhte Werte der Leberenzyme, wie z.B. der γ-Glutamyl-Transferase (γ-GT), die auch durch eine Fehlbesiedelung und Fehlernährung entstehen können, normalisieren sich in wenigen Wochen, soweit sie nicht durch Alkohol oder Umweltnoxen bedingt sind. Chronische Durchfälle, wechselnde Verstopfungen oder Reizdarmsyndrome kurieren ebenso aus wie die häufig bei Darmstörungen zu beobachtenden Ekzeme der Haut und Schleimhäute. Dies gilt auch für wiederholt auftretende Scheidenpilzinfektionen und Allergien. Ein symbiotisches und orthomolekulares Gleichgewicht im Magen-Darm-Trakt ist die Grundlage der Gesundheit. Es ermöglicht eine optimale Verdauung und Aufnahme der Nährstoffe, sichert eine starke Infektabwehr und ist Garant einer stressfesten hormonellen Selbstregulation – als Grundlage für Kreativität, Vitalität und Lebensfreude in jedem Alter.

Lernstörungen und ADHS

Lernstörungen werden von vielerlei Auslösern verursacht. Zu den häufigsten Ursachen gehören neben Störfeldern, z.B. im Nasennebenhöhlen-Bereich oder im Bereich von Zahnwurzeln, orthomolekularer Mangel, verursacht durch chronische Fehlbesiedelungen des Darmes mit belastenden Keimen. Diese werden oft durch unkritische wiederholte Antibiotikagaben, aber auch durch Fehlernährung mit Fastfood oder mit anderen an E-Stoffen reichen Nahrungsmitteln verursacht. Das macht verständlich, warum man in Stresssituationen tunlichst derartige „Beruhigungsmittel“ meiden sollte: Sie vergrößern den inneren Stress, verursachen u.a. Restless legs (unruhige Beine) und andere komplexe Störungen im Körper.
Inzwischen habe ich eine große Anzahl sowohl von Grundschülern vor dem anstehenden Schulwechsel als auch von Realschülern und Abiturienten mit der hoT behandelt. Man kann grundsätzlich sagen, dass sich die schulischen Leistungen und die Motivation unter der Therapie deutlich verbessern. Es muss aber auch gesagt werden, dass jemand, der offenbar keinen Sinn für Mathematik hat, auf diesem Gebiet schwerlich überdurchschnittliche Leistungen erreichen wird – trotz optimaler orthomolekularer Therapie.

P20

Praxisfall Nr. 20: Lernstörungen und Prüfungsversagen

Der junge Mann war 27 Jahre alt und hatte bis vor einem Jahr erfolgreich Mathematik studiert. Er hatte fast alle Scheine in der geringst möglichen Zeit erworben und sich dann zum letzten Staatsexamen angemeldet. Schon vor der Anmeldung hatte er gelegentlich Blackouts bei der Bearbeitung von mathematischen Fragestellungen gehabt, die jedoch immer nur kurzfristig auftraten. Beim Abschlussexamen war er mit einem niederschmetternden Ergebnis durchgefallen. Nach längerer Vorbereitung hatte er einen zweiten Versuch unternommen, der leider wieder kläglich scheiterte, so dass er sein Studium ohne Abschluss abbrechen wollte.
Durch Informationen, die seinen Eltern zugegangen waren, erfuhr er von un-

seren alternativen Therapieansätzen bei Lernstörungen von Schülern. Durch einen Anruf ließ er sich unsere Vorgehensweise erklären und kam dann wenig motiviert zum ersten Termin. Die allgemeininternistische Untersuchung war bis auf die vorliegende – bisher unbewusste – Schmerzsymptomatik im Bauchraum unauffällig. Orthopädisch fiel die Fehlhaltung mit Beckenschiefstand, Schulterhochstand links und Senk-Spreiz-Fuß auf. Die psychische Verfassung könnte man mit dysphorisch, d.h. niedergeschlagen, lust-, mut- und kraftlos beschreiben.
Bei der AK-Untersuchung waren neben allgemeinen Regulationsstörungen als Ursachen sowohl eine Candidose als auch eine Amöbenerkrankung auffällig. Die ausgetesteten hoT-Substanzen liefen abermals auf einen Therapiebeginn mit dem Wohlfühlpaket (siehe S.126) unter zusätzlicher Gabe des Vitamin B-Komplexes plus (siehe S. 38) hinaus. Die anschließend vorgenommene Laboruntersuchung blieb insgesamt unauffällig, so dass der Patient im schulmedizinischen Sinne als gesund gelten konnte.
Nach etwa 2 Wochen hoT sah ich den Studenten zum zweiten Mal. Die Stimmung war nach seinen Angaben seit einigen Tagen wie ausgewechselt. Er hatte wieder angefangen zu laufen und gab auf Nachfrage an, früher regelmäßig mehrfach pro Woche ca. 10 km gelaufen zu sein. Das hatte er eingestellt, nachdem er sich zweimal einen Knöchel ramponiert hatte.
Die AK-Untersuchung bestätigte die gute Stimmung durch den Ausgleich der Meridiane. Unter der Testung mit Therapielokalisation (siehe S. 192) fand sich eine weiterhin vorliegende Darmstörung sowohl im linken als auch im rechten Unterbauch. Dabei handelt es sich meistens um Störungen im Dickdarm, die sich mittelfristig auf alle Organe auswirken können, weil u.a. die Aufnahme von Nährstoffen aus dem Darm gestört ist. Dadurch kann es zu Defiziten an hoT-Substanzen mit Störungen der Grundregulation kommen. Die Leber und die Bauchspeicheldrüse waren in der Untersuchung unauffällig. Wegen des insgesamt guten Ergebnisses schloss ich gleich die Untersuchung der hormonellen Regelkreise an, die auch für das Stressmanagement zuständig sind. Dabei zeigte sich, dass alle Hormondrüsen nach wie vor gestört waren. Ein Ausgleich ließ sich u.a. durch die Gabe von Symbiose lenkenden Substanzen herbeiführen. Dieser regulative Zusammenhang von Darmstörung und mangelhafter Hormonsynthese ist leider weitgehend unbekannt

oder wird bewusst nicht zur Kenntnis genommen. Wir leiteten sofort die orthomolekulare Darmsanierung (ODS) mit den Darmsanierungspaketen (siehe S. 127) ein. Bei dieser Therapie ist die Einhaltung einer Pilzdiät im üblichen Sinne nicht erforderlich. Die Patienten sollten lediglich darauf achten, Lebensmittel mit Chemikalienzusätzen wie Aromen, chemischen Farbstoffen sowie anderen E-Stoffen zu meiden.
Die gute Stimmung, die seit einigen Tagen wieder bei ihm eingekehrt war, begründete der junge Mann damit, dass er wieder in der Lage sei, Formeln zu lesen, zu verstehen und auch umzuformen – die Grundlage eines Mathematikstudiums! Nach einer weiteren Woche rief der Kandidat an und fragte, ob er sich zum Examen melden dürfe. In ca. sechs Wochen hätte er die nächste Chance. Wenn er diese nicht nutzte, müsste er mehrere Monate warten. Das Formeln Lesen und Bearbeiten sei jetzt wie früher ohne Schwierigkeiten möglich. Er verstünde überhaupt nicht, welche Probleme er damit in den letzten Monaten gehabt hätte. Nach knapp drei Monaten sahen wir uns ein letztes Mal. Er hatte das Staatsexamen im letzten Versuch wie besprochen abgelegt und mit einer Zwei bestanden.

P21 Praxisfall Nr. 21: Ritalin und ADHS

Der Patient nahm seit ca. 10 Jahren Ritalin und war inzwischen Anfang 20. Er fühlte sich oft schlapp und wenig belastbar. Das Ritalin puschte dann immer kurzfristig, aber er fühlte sich einfach nicht wohl. „Mit dem Ritalin hat das aber nichts zu tun. Ohne drehe ich ab. Dann kann ich nicht arbeiten und lernen!"
Sein subjektives Hauptproblem war ein ständiger Druck im Magen, häufiges Sodbrennen, viel Luft im Bauch und immer wieder auftretende wechselnde Schmerzen im Bauch sowie in verschiedenen Gelenken. Außerdem hatte er Hautprobleme mit starker Trockenheit, Hautschuppung und gelegentlichen Einrissen an den Händen. Zur Toilette müsste er meistens nur alle drei Tage, aber das sei ja auch normal.
Die allgemeine Untersuchung war unauffällig bis auf die Haut- und Darm-

befunde, die das Gefühl des Patienten, im Bauch stimme etwas nicht, bestätigten. Das Labor zeigte eine leichte Störung im Fettstoffwechsel, bei den eosinophilen Allergiezellen im Blut sowie bei den so genannten Basophilen, die auch zu den weißen Blutzellen der Abwehr gehören. Insgesamt konnte man aus diesen Veränderungen keine speziellen Störungen ableiten, aber sie waren ein Hinweis, dass die Regulation nicht ganz in Ordnung war.
Die AK-Untersuchung bestätigte durch den Befund eines so genannten generellen Hypertonus die innere Stresssituation und Anspannung des Patienten. Als zusätzliche Auslöser zeigten sich neben Nahrungsmittelunverträglichkeiten wieder ein Candidabefall sowie eine Belastung mit Protozoen bzw. Einzellern. Bei der Befundbesprechung stellte sich schnell heraus, dass die Ernährung sich wesentlich auf Fastfood, „Frittenbude" sowie Cola und Schokolade stützte. „Immer wenn ich innerlich unruhig bin, brauche ich was Süßes!"
Als Basistherapie erhielt der junge Mann zunächst Lachsöl, Vitamin B-Komplex plus sowie Magnesium-Calcium für vier Wochen. Die Ernährung sollte schrittweise auf naturnahe Kost umgestellt werden und vor allem zu Anfang auf eine ausreichende Trinkmenge von mindestens 2 Litern klaren Wassers täglich geachtet werden.
Gerade zu Beginn einer umfassenden hoT mobilisiert der Körper sehr viele in der Grundsubstanz gelagerte Schlacken- und Giftstoffe. Wenn dann das wichtigste Lösungsmittel im Körper – das klare Wasser – fehlt, kommt es lediglich zu einer Umverteilung der Gifte. Dann treten die Probleme an anderer Stelle auf, aber es bessert sich nichts grundlegend.
Als wir uns das zweite Mal sahen, hatte sich subjektiv gar nichts geändert. Allerdings zeigte sich im AK-Test, dass der zuvor bestehende generelle Hypertonus einer normalen Regulation gewichen war. Als ich den Patienten fragte, wie es denn mit dem Bauch und mit der Verdauung sei, fiel ihm auf, dass er kaum noch Magendruck und Sodbrennen gehabt hatte. Auch die ständigen Blähungen seien deutlich zurückgegangen. Ob es denn normal sei, täglich einmal oder sogar zweimal zur Toilette gehen zu müssen?
Wir besprachen seine Fragen und leiteten mit dem zweiten Behandlungsschritt die orthomolekulare Candida-Darmsanierung ein. Die Ernährung möglichst arm an E-Stoffen hatte der Patient inzwischen verstanden und akzeptiert.

Nach einigen Wochen sahen wir uns mit seiner Freundin wieder. Sie war mitgekommen, weil sich ihr Freund innerhalb der letzten Wochen stark verändert hatte. Sie hätten „weniger Stress" miteinander und es war kaum noch zu den sonst üblichen kleinen Zänkereien um Kleinigkeiten gekommen. Da ich bei meinem ersten Gespräch mit ihrem Freund eine Partnersanierung vorgeschlagen hatte, wollte sie sich jetzt auch gern behandeln lassen. „Eigentlich bin ich gesund. Allerdings gibt es ja immer mal so Kleinkram, der nicht stimmt. Manchmal kriege ich meine Regel nur alle 8 Wochen und wenn sie dann kommt, bin ich einige Tage krank wegen der starken Schmerzen. Dabei haben Sie ja einer Freundin von uns auch schon geholfen."
Die allgemeine Untersuchung war schulmedizinisch unauffällig, das Labor völlig ohne Befund. Die AK-Untersuchung zeigte die üblichen Regulationsstörungen und vergleichbare Ursachen wie bei ihrem Freund.
Auch bei dieser Patientin begann ich mit dem Wohlfühlpaket, um eine schnelle Besserung der Grundregulation zu erreichen. Eine Wiedervorstellung war in ca. 4 Wochen vereinbart. Der Freund erhielt gemäß Nachtest nochmals den Vitamin B-Komplex plus, nachdem er zwischenzeitlich mit Spurenelementen parallel zur Darmsanierung behandelt worden war.
Beim nächsten Besuch sprudelten zunächst beide durcheinander. Dann stellte sich heraus, dass der junge Mann mir schon bei seinem letzten Besuch erzählen wollte, dass er einige Wochen zuvor das Ritalin ohne Rücksprache abgesetzt hatte, weil er sich unter der hoT „so richtig toll, wie gepuscht und gar nicht müde" fühle.
Der Gegensatz zu Ritalin bestand darin, dass er keinen trockenen Mund mehr hatte und die Munterkeit auch bis abends spät anhielt. Sowohl die Aufnahmefähigkeit als auch die Leistungsbereitschaft z.B. im sportlichen Bereich waren so gut wie nie zuvor. Seine Freundin, die ja hauptsächlich an der hormonellen Regulationsstörung gelitten hatte, war bei der ersten Regel unter der hoT, die nach 27 Tagen aufgetreten war, ohne Schmerzmittel ausgekommen und hatte den Beginn der Blutung gar nicht bemerkt.

Auch in diesem Fall gilt, wie eigentlich bei allen chronischen Erkrankungen: Meidung von Nahrungschemie, eine umfassende hoT in Kombination mit einer orthomolekularen Darmsanierung können die Welt verändern.

Gerade beim ADHS gilt diese Regel besonders streng. In den 1970er Jahren entdeckten Selbsthilfegruppen den Zusammenhang von Phosphatzufuhr in der Nahrung mit dem Hyperkinetischen Syndrom. Damals war das Phosphat einer der ersten E-Stoffe, der durch einfache „Fütterungsversuche" bei den Kindern schnell die Betroffenen von den nicht Betroffenen trennen ließ.
Im Verlauf der letzten 30 Jahre sind jedoch eine unzählige Anzahl von Nahrungsmittelzusatzstoffen in sehr hoher Menge in die konventionelle Nahrung eingebracht worden. Da jeder Mensch mit Unverträglichkeitsreaktionen nur auf für seinen Organismus spezifische Substanzen anspricht, ist ein allgemeiner Test auf Phosphat unergiebig. Daraus zu schließen, es gäbe diese Zusammenhänge nicht, ist einer der größten Fehler in der Kinder- und Jugendmedizin.
Sicher ist es einfacher, Ritalin zu verordnen, als sich durch einen Dschungel von inzwischen fast 3000 zugelassenen Chemikalien zu arbeiten, um die berühmte Nadel im Heuhaufen zu finden. Mit bioenergetischen Testen wie der AK, aber auch mit Bioresonanz oder EAV sowie mit dem Pendel können erfahrene Therapeuten schnell und zuverlässig verträgliche von unverträglichen Nahrungsmitteln trennen. Erst wenn man ein Kind auf einer so bereinigten Nahrungsbasis ernährt, wird man Erfolge bei ADHS sowie bei vielen anderen chronischen Störungen und Erkrankungen bis hin zur Epilepsie haben können – ohne Medikamente und ohne Dauertherapie. Der kurzfristige Mehraufwand bei der Auswahl der Lebensmittelgeschäfte und Lebensmittel belohnt mit einem ungeahnten Zugewinn an Gesundheit und Lebensfreude!
Es ist sicher besser, kurzfristig Inhaltsangaben von Nahrungsmitteln genau zu lesen, als langfristig in Wartezimmern herumzusitzen und seine kostbare Zeit zu verwarten!

Endometriose & Hormonstörungen

Unter einer Endometriose versteht man gutartige Wucherungen von Schleimhautzellen der Gebärmutter außerhalb der Endometriumschicht, d.h. außerhalb der Innenschicht der Gebärmutter, die mit starken Schmerzen vor und während der Menstruation verbunden sind. Es handelt sich um eine scheinbare Verlagerung derartiger Schleimhautzellen in andere Gewebe.
Scheinbare Verlagerung deshalb, weil es nach meiner Einschätzung auch denkbar ist, dass eine Umwandlung gesunder Schleimhautzellen in anderen Organen durch die Umschaltung des genetischen Programms verursacht wird. Auslöser könnten einzelne E-Stoffe oder Kombinationen davon sein, die sich aus uns bisher nicht bekannten Gründen in den entsprechenden Geweben anreichern und derart massive Störungen der Zellsteuerung verursachen.
Derartige Anhäufungen von Endometriumzellen kommen in der Gebärmutterwand, im Eileiter, im kleinen Becken, an den Ovarien und weiter in der freien Bauchhöhle vor. Mit einer ca. 5%igen Häufigkeit können sie sich auch in der Blase, in der Lunge oder anderen entfernten Geweben des Körpers festsetzen. Wahrscheinlich handelt es sich nicht um eine Verschleppung von Zellen, sondern um eine Veränderung des genetischen Codes der ortsständigen Zellen. In Einzelfällen konnten sowohl in der Brustdrüse als auch in den Lungenflügeln und sogar im Gehirn Endometrioseherde nachgewiesen werden. Im Gerhirn sind diese eigentlich gutartigen Tumoren jedoch gar nicht gutartig, weil sie durch die regelmäßigen Einblutungen im Rahmen der Regelblutung der Patientin immer mehr Raum beanspruchen. Langfristig führt das zu einer Hirndrucksymptomatik, die nur durch eine sofortige Operation zu entlasten ist. Diese sensiblen Zellen werden in der Zellteilung durch eine dauerhafte lokale Belastung mit Chemikalien in ihrer Differenzierung in Richtung Endometriumzellen verändert. Das Wachstum dieser Zellen ist hormonabhängig und kommt daher nur im geschlechtsreifen Alter der Frauen vor.
Die betroffenen Frauen werden oft wegen der therapieresistenten Schmerzen im Verlauf der Erkrankung depressiv. Die Fruchtbarkeit ist durch die meist vorhandenen begleitenden hormonellen Regulationsstörungen reduziert. Dauerhafte organische Schwangerschaftshindernisse sind eher selten. Oft

findet man einen gleitenden Übergang vom Prämenstruellen Syndrom (PMS) zur Endometriose.

Schulmedizinische Therapie

Der Diskurs über eine Zunahme der Endometrioseerkrankungen wird gelegentlich kontrovers geführt, weil es vor der Entwicklung endoskopischer Verfahren schwierig war, eine solche Diagnose zu stellen.
In den 1980er Jahren wurden die Frauen oft, wie auch leider heute immer noch zu beobachten, als Simulantinnen, als Frauen mit psychiatrischen Störungen oder Partnerkonflikten diskriminiert. Zahlreiche abschreckende Operationen bis hin zur vollständigen Entfernung von Eierstöcken und Gebärmutter auch bei jungen Frauen sind nach wie vor Ausdruck therapeutischer Hilflosigkeit. Ein weiterer Schritt war die Winobanin-Therapie[1], die die Frauen mit vielen Nebenwirkungen in die vorzeitigen Wechseljahre zwang, aber die Schmerzsymptomatik oft nur wenig besserte.
Heute bestimmen neben den o.a. Operationen Hormontherapien mit so genannten GNH-Analoga[2] als Injektionen von langfristig wirkenden Hormonpräparaten wie z.B. Zoladex oder mit oralen Substanzen wie z.B. Winobanin, Orgametril oder Clinofem die schulmedizinische Behandlung.
Wiederholte endoskopische oder offene Bauchoperationen werden auch heute noch von der Schulmedizin als einzig sinnvolle Therapie neben den oben angegebenen Hormonen angesehen.
Meine Patientin mit der frühesten Totaloperation, d.h. mit vollständiger Entfernung von Eierstöcken und Gebärmutter, war zum OP-Zeitpunkt gerade 22 Jahre alt! Damit ist bei der bis dahin allein lebenden kinderlosen Frau die Perspektive einer Mutterschaft und Familie schon in jungen Jahren endgültig durch hilflose Mediziner zerstört worden. Das einzige, was ihr blieb, waren die starken Schmerzen. Eine diagnostizierte Unfruchtbarkeit wird bei Kinderwunsch in der Regel sowohl hormonell als auch durch verschiedene OP-Verfahren mit wechselnden Erfolgen behandelt.

1 Hormontherapie mit vielen – z.T. schweren Nebenwirkungen

2 Weitere Hormone mit ähnlichen oder anderen Nebenwirkungen

Bekannte allgemeine Therapie-Nebenwirkungen

Die Hormontherapien zeigen eine weite Palette von Nebenwirkungen wie Ödembildungen, Gewichtszunahme, Libidoverlust, depressive Verstimmungen, Schlaflosigkeit, Übelkeit, Schwindel, Juckreiz, Ekzeme, Brustschmerzen, Muskelschmerzen, Blutdruckkrisen, Fettstoffwechselstörungen, fettige schuppende Haut, Vermännlichung der Frauen mit Bartwuchs, Gerinnungsstörungen, Leberfunktionsstörungen mit Zellzerfall, Thromboembolie, Muskelkrämpfe, Haarausfall und Tieferwerden der Stimme.

Die Verminderung der Schmerzen, die im Vordergrund der Endometrioseerkrankung stehen, gelingt trotz der o.a. Maximaltherapien oft nicht. Deshalb werden weiterhin Schmerzmittel vom Typ der NSAR[1] o.ä. eingesetzt, die ihrerseits neben Magenschmerzen oder Magenblutungen weitere Nebenwirkungen verursachen können. Die Konsequenzen für die Familienplanung sind auch bei Frauen, denen nicht die Eierstöcke und Gebärmutter entfernt wurden, oft schlecht. Eine natürliche Schwangerschaft ist während der Einnahme der blockierenden Hormone ausgeschlossen. Bei Kinderwunsch sind die in einer Therapiepause eingeleiteten Hormontherapien zur Befruchtung seltener von Erfolg als von widrigen Nebenwirkungen gekrönt. Die Schmerzen flammen dagegen oft erneut verstärkt auf.

Regulative Zusammenhänge des Zyklus

Der regelrechte Zyklus wird hormonell durch Zirbeldrüse, Hirnanhangdrüse, Schilddrüse, Eierstöcke und Gebärmutter, möglicherweise auch durch Wechselwirkungen mit Nebenniere, Thymus und Bauchspeicheldrüse gesteuert. Die Gesamtregulation des gesunden weiblichen Zyklus ist wissenschaftlich bisher nicht völlig geklärt.

Wir wissen seit Alters her, dass der weibliche Zyklus an die Mondphasen gekoppelt ist. Die Umlaufzeit des Mondes hat sich seit Menschengedenken nicht verändert und liegt immer noch bei rund 28 Tagen.

Als normal galt auch bis vor ca. 30 Jahren ein weiblicher Zyklus dann, wenn

1 NSAR – Nicht steroidale Antirheumatika, Schmerzmittel ohne Cortison

er regelmäßig alle 28 Tage (am gleichen Wochentag) plus/minus 1 Tag auftrat – die Regel! Daher auch der Name. Alle anderen Termine waren mehr oder minder pathologisch, wobei schon damals die schulmedizinischen Einflussmöglichkeiten beschränkt waren. Das erklärt vielleicht die widerstandslose Anpassung der Aussagen der Gynäkologie an die aktuellen Gegebenheiten, soweit sie den „normalen" Zykluszeitraum betreffen. Heute gilt der weibliche Zyklus als „normal", solange er zwischen 21 und ca. 39 Tagen liegt und „regelmäßig" auftritt. Bei manchen Frauen soll auch 4-6 mal pro Jahr normal sein!

Hintergründe von Endometriose und hormonellen Störungen

Unter Berücksichtigung der komplexen hormonellen Regulationszusammenhänge im Körper ist die Störanfälligkeit der Systeme durch chemische, hormonwirksame oder Hormone blockierende Fremdstoffe leicht nachvollziehbar. Nach meiner Einschätzung sind die heute allgemein gebräuchlichen Zusatzstoffe in Lebensmitteln der zentrale Störfaktor für die Regulationsfähigkeit und die Gesundheit. Antibiotikabehandlungen als Ursachen für chronische Fehlbesiedelungen und Pilzerkrankungen des Darmes mit einer möglicherweise auch auf diesem Wege getriggerten Entwicklung von Nahrungsmittelunverträglichkeiten sind weitere wichtige Ursachen von Hormonstörungen. Aus meiner Praxiserfahrung heraus habe ich in früheren Jahren eher zufällig gesehen, dass Frauen mit starken Dysmenorrhöen unter einer ganzheitlichen Therapie z.B. von einer Neurodermitis, Wirbelsäulensyndromen oder Schulter-Arm-Syndromen regelmäßig auch bezüglich des Regelschmerzes wesentlich gebessert waren.

Das Gleiche fiel auf bei Paaren, wie wegen naturheilkundlichen Kinderwunschbehandlungen in meine Praxis kamen: Hatten wir die hormonelle Regulation stabilisiert, schwanden plötzlich auch die zuvor oft gar nicht geklagten Regelschmerzen. Die Frauen hatten darüber im Rahmen der Anamnese deshalb nicht gesprochen, weil eine schmerzhafte Regel offenbar heute als genauso normal gilt wie starke Zyklus-Tempus-Schwankungen.

Eine von mir schon länger behandelte 14-Jährige diskutierte mit mir sogar das Auftreten ihrer Menarche, weil sie es besser wusste als Eltern und Arzt.

Auf meine verblüffte Nachfrage, um was es sich denn bei ihrer unstrittigen vaginalen Blutung gehandelt habe, entgegnete sie forsch: „Das war keine Regel! Ich weiß doch wohl, wann ich meine erste Regel habe! Bei mir hat nichts weh getan – und eine Regel tut immer ganz doll weh, haben alle in der Klasse gesagt!"

Allgemeine naturheilkundliche Sanierungsschritte

Bei den o.a. Behandlungen hatte ich regelmäßig nach folgendem Therapieschema gearbeitet, das sich u.a. aus meinen Applied Kinesiology Untersuchungen der Patienten ergeben hat:

- → Zunächst eine Darmsanierung zur Beseitigung von Candidosen und ggf. pathogenen Keimen wie z.B. Amöben, Lamblien etc. Als Therapeutika kamen damals überwiegend Nystatin, Sempera und teilweise Metronidazol zur Anwendung. Die Pilztherapie wurde stets unter zuckerfreier Diät mit dem Hinweis auf naturnahe gesunde Frischkost durchgeführt. Auf die Notwendigkeit der Pilzdiät wurde nachdrücklich auch mit dem Hinweis auf mögliche Resistenzbildungen, wie aus den USA hinreichend bekannt, hingewiesen. Die Pilz- oder Antibiotikumtherapie wurde abgeschlossen durch eine Symbioselenkung mit verschiedenen Probiotika wie z.B. Symbioflor, 3-SymBiose und 3-SymBiose plus.
- → Parallel zur Darmsanierung führte ich eine umfassende hoT mit Mineralien, Spurenelementen, Vitaminen und ungesättigten Fettsäuren nach AK-Testergebnis durch. Dabei wurde höchster Wert auf reine Substanzen ohne die üblichen chemischen Zusatzstoffe wie Magnesiumstearat, Farben, Aromen, Konservierungsmittel usw. gelegt. Die Hauptquelle derartiger Präparate waren damals auch für mich amerikanische Importprodukte, die allerdings wegen ihrer Arzneimitteleigenschaften mit fehlender Zulassung für Deutschland rechtlich zweischneidig zu beurteilen sind. Außerdem lässt die bioenergetische Qualität gelegentlich zu wünschen übrig.
- → Zum Abschluss der Therapie untersuchten wir mit der AK die tägliche Kost dergestalt, dass die Patienten mit einem Köfferchen voll eigener

Nahrungsmittel in kleinen, speisefertigen Portionen zur Untersuchung kamen. Die Proben waren in Pergament oder z.B. Flüssigkeiten in kleinen Gläsern mitzubringen. Von Kunststoffen als Verpackung habe ich stets wegen der Gefahr der Kontamination mit neurotoxischen Weichmachern abgeraten.

→ Nach einer Kostumstellung auf naturnahe gesunde Frischkost oder zumindest an Zusatzstoffen arme Kost folgte je nach Fall und Behandlungsanlass eine AK-Untersuchung und Therapie der Hormondrüsen (getestet an den Chakren) mit weiteren hoT-Substanzen sowie Phytotherapeutika und unter Umständen Homöopathika.

→ Gelegentlich abschließend eine Neuraltherapie von Narben oder sonstigen Störfeldern, eine Bioresonanztherapie, eine Potenzierte Eigenblutbehandlung, eine Ohrakupunktur oder auch eine mit AK getestete Aufbissschiene zur Bisskorrektur des Kiefergelenkes.

Optimierte Therapie hormoneller Erkrankungen

Aus den oben geschilderten Erfahrungen hat sich inzwischen ein umfassendes Behandlungsschema entwickelt. Die Einbindung manueller Verfahren wie osteopathischer Techniken und eine Umstellung der hoT auf deutsche Ressourcen hat in meiner Praxis zu dem folgenden Vorgehen geführt, das sich inzwischen auch bei Kollegen international bis nach Dubai oder Toronto bewährt hat.

1. Umstellung auf naturnahe Öko-Frischkost unter strikter Meidung von Zusatzstoffen jeglicher Art. Auch so genannte natürliche oder naturidentische Zusatzstoffe sind chemische Gifte, durch die im Einzelfall Unverträglichkeitsreaktionen entstehen können. Nahrungsmittel mit dem Hinweis: „Frei von deklarationspflichtigen Zusatzstoffen“ stehen ebenso auf der Liste der nicht empfehlenswerten Lebensmittel, weil sie eben doch Zusätze undefinierter Art und Menge enthalten, die in Verbindung mit anderen Substanzen einen negativen Einfluss auf die Regulationsfähigkeit des Körpers haben können.
2. Orthomolekulare Darmsanierung in zwei Schritten unter Einsatz von 3-

SymBiose und 3-SymBiose plus vom Dünndarm bis in den Dickdarm.

3. Umfassende hoT mit reinen Spurenelementen, Mineralien, Vitaminen, Fettsäuren etc. über einen Zeitraum von ca. 4-6 Monaten bzw. bis zu einer eventuell angestrebten Schwangerschaft.
4. Konsequente Narben- und Störfeldsanierung, weitgehende Eliminierung belastender Materialien aus den Zähnen, Entfernung von Piercings und anderen belastenden Materialien aus dem Körper und soweit wie möglich Reduzierung von Giftstoffbelastungen aus dem Wohn- und Arbeitsumfeld.
5. Nach erfolgreicher Therapie Überprüfung auf verbliebene Nahrungsmittelunverträglichkeiten wie z.B. Weizen, Milch, Nüsse etc. mit strikter Meidung belastender Substanzen.
6. Ggf. Akupunktur, Phytotherapie, Schwermetallausleitung, Homöopathie, Osteopathie, Eigenblut etc., sowie Empfehlung von Sport und Bewegung an frischer Luft.

Alle in der Tabelle 19 vorgestellten Patientinnen hatten Probleme mit im Durchschnitt ca. 3 verschiedenen Hormontherapien und waren z.T. gezielt deshalb in meine Therapie gekommen. Die Operationen waren z.T. in Universitätskliniken durchgeführt worden.

Bei den o.a. Patientinnen haben wir die angegebenen Ergebnisse zumeist nach der Anwendung der Punkte 1 bis 5 der obigen Therapievorschläge erreicht. Bei keiner Patientin sind Hormongaben als Therapeutika herangezogen worden. Die verblüffende Reduktion der Schmerzsymptomatik gelingt unter der hoT gelegentlich schon innerhalb weniger Wochen.

Patientin Nr. 5 beispielsweise wollte keine Zoladex-Injektion wegen der 3-monatigen hormonellen Blockade mehr haben und verzichtete nach nur 4 Wochen hoT auf die eigentlich fällige Spritze. Im Urlaub hatte sie nach wenigen Tagen ihre erste Menstruation, für die sie die von mir verordneten Schmerzmittel wegen der geringen Beschwerden gar nicht benutzte.

Die Patientin Nr. 10 war wegen der Dysmenorrhö / fraglichen Endometriose als Vordiagnose sowie wegen Wirbelsäulensyndrom mit lumbalem Bandscheibenvorfall in meine Therapie gekommen. Die Bandscheibe hat sich unter der Therapie innerhalb von vier Monaten zurückgezogen und ist seither

Tab. 19: Ergebnisse der Endometriose- und Kinderwunschbehandlungen

Patient	Alter	Endo	Ki-Wu	OP-Zahl	Utex	Sek. Amen	Hormon	Ergebnis
1	28	+	-	3	-	+ 5 J Ia h	+ ↓	Schmerzfrei nach 4 Mon.
2	39	(+)	+	1	-	-	+ ↓	Schwanger nach 9 Mon.
3	42	-	+	1	-	-	+ ↓	Schwanger nach 5 Mon.
4	33	+	+	2	-	+ 2 J Ia	+ ↓	Schwanger nach 7 Wo.
5	28	+	-	2	-	+ 7 J Ia h	+ ↓	Schmerzfrei nach 4 Wo
6	34	(+)	+	-	-	-	+ ↓	Schwanger nach 7 Mon.*
7	30	+	-	7	+	+ 8 J Ia	+ ↓	Befinden wes. gebessert.
8	29	+	+	3	-	-	+ ↓	Schmerzfrei nach 8 Wo.
9	43	+	-	1	-	+ 1 J	+ ↓	Schmerzfrei nach 4 Wo.
10	39	(+)	-	-	-	-	+ ↓	Schmerzfrei nach 9 Wo. Schwanger nach 7 Mon.
11	32	+	+	2	-	-	+ ↓	Schmerzfrei nach 5 Mon. Schwanger nach 24 Mon.

Endo = Endometriose **Sek. Amen** = sekundäre Amenorrhö **Ki-Wu** = Kinderwunsch
OP-Zahl = Zahl der vorausgegangenen Operationen **J** = Jahre **Ia** = therapeutisch
h = hormonell **UTEX** = Uterus entfernt **+** = trifft zu - = trifft nicht zu
↓ = schlecht vertragen
* Nach Partnertherapie wegen ca. 50.000 lebensfähigen Spermien, nach 4 Monaten hoT ca. 40 Millionen Spermien. (Inzwischen haben wir 2 Männern zu entsprechenden Spermienzahlen und Vaterschaft verholfen.)

unauffällig. Kurz nach völliger Schmerzfreiheit trat die nicht beabsichtigte Schwangerschaft ein, an deren Ende das gesunde Kind spontan entbunden- wurde. Schon bei der Aufklärung im Rahmen meiner Erstanamnese weise ich stets auf die Möglichkeit einer unerwarteten Schwangerschaft hin, soweit nicht Prophylaxe betrieben wird.

Ein gesunder weiblicher Körper mit guter Regulationsfähigkeit – und das ist das erklärte Ziel aller unserer Therapiemaßnahmen – kann auch mit 43 Jahren noch normal schwanger werden.

Zusammenfassung

Zusammenfassend ist zu sagen, dass hormonelle Regulationsstörungen von

der Dysmenorrhö über das Prämenstruelle Syndrom (PMS[1]), die Endometriose und die Infertilität von Frau und Mann sehr gut naturheilkundlich zu therapieren sind – ohne Nebenwirkungen und volkswirtschaftlich äußerst kostengünstig! Grundlage des Therapieerfolges sind neben einer gesunden naturnahen Kost die o.a. Verfahren, von denen die hoT als biologische Aufwertung der Kost neben der Darmsanierung sicher die wichtigste Basis ist.
Der Hauptvorteil des obigen Vorgehens liegt in der Verbesserung der eigenen Grundregulation der Patienten. Damit sichern wir auch dort Gesundheit und Wohlbefinden, wo wir als Therapeuten gar keinen direkten therapeutischen Zugriff haben. Unterstützende Verfahren wie Akupunktur, Klassische Homöopathie, Chirotherapie oder Osteopathie wirken wesentlich schneller, effektiver und mit verbesserten Langzeitergebnissen als ohne die obige Basistherapie.
Die Schwangerschaft als regulative hormonelle Spitzenleistung des weiblichen Körpers wird zum Prüfstein der ärztlichen Kunst. Die Einsicht der Patienten in die Notwendigkeit gesunder Nahrung und Lebensführung, in ggf. notwendige Verhaltensänderungen, in Änderungen des Wohnumfeldes dort, wo es mit Giftstoffen belastet ist, führt zu einer insgesamt positiven Einstellung zur eigenen Gesundheit und zur Gesundheit des Wunschkindes.
Bei derart vorbereiteten Eltern ist das Kind nicht „Anspruch auf Kassenkosten“, sondern ein Geschenk des Himmels – und es wird als solches wahrgenommen. Die Partner stellen sich innerhalb der Monate vor der Konzeption durch eigenes aktives gesundes Verhalten auf dieses Kind ein. Sie erleben die Entwicklung und Geburt wesentlich intensiver als Lohn eigener Überlegung, eigener Anstrengungen und eigenen Verdienstes. Eine meist komplikationslose Geburt eines gesunden Kindes ist der erste Lohn für diese Mühe.
Das Schönste aber ist, dass ein Neugeborenes nach einer solchen Vorgeschichte in eine wesentlich gesündere, weil bewusst sanierte gesunde Wohn- und Lebensgemeinschaft geboren wird – schon vorgeburtlich gesundheitlich optimiert durch die mütterliche hoT und dadurch bestens vorbereitet auf die Widrigkeiten unserer oft rauen Welt.

1 Kausale PMS-Therapie: Reha 1 Paket (siehe S. 324) über 3 Monate oder nur 4 Wochen Reha 1 Paket mit anschließender orthomolekularen Darmsanierung (ODS 1K und ODS 2), getreu der Devise „Der Tod sitzt im Darm! – Die Ursachen von Hormonstörungen auch!“

Praxisfall Nr. 22: Morbus Crohn und Kinderwunsch

Die 32-jährige Patientin war seit mehr als zehn Jahren an Crohn erkrankt. Sie erhielt neben Azulfidine[2] und Cortison zusätzlich noch Imurek[3]. Das Krebsmedikament Imurek galt früher als ein Präparat, unter dessen Einnahme eine Frau nicht gefahrlos schwanger werden und ein Kind bekommen sollte, weil kein Mediziner sicher Störungen der kindlichen Entwicklung im Mutterleib ausschließen konnte. Trotz dieser Maximaltherapie hatte die Patientin mehr als 10 blutige Stuhlabgänge pro Tag und stand zu einer Darmoperation in der Universität Frankfurt an. Da die inzwischen 32-Jährige weder operiert werden noch weiterhin auf Kinder verzichten wollte, suchte sie einen Ausweg aus ihrer „unheilbaren" Krankheit und kam so in meine Praxis.

Bis auf eine allgemeine Schmerzsymptomatik im gesamten Bauch war die Aufnahmeuntersuchung internistisch unauffällig. Die bei solchen Patienten obligaten Beinlängendifferenzen durch eine Beckenverwringung, die etwas schiefe Wirbelsäule sowie der linksseitige Schulterhochstand machten keine Beschwerden und wurden deshalb auch subjektiv gar nicht wahrgenommen. Die Laboruntersuchungen zeigten erhöhte Entzündungswerte in der Blutsenkung und bei den Leukozytenzahlen. Das Cholesterin war erniedrigt und die Eosinophilen, eine Untergruppe der weißen Blutzellen, die auch Allergien anzeigen, waren ebenfalls stark erniedrigt als Ausdruck einer Erschöpfung der allergischen Kompensation. Bei der anschließenden Applied Kinesiology-Untersuchung waren alle Meridiane und Muskeln stark gestört. Im AK-Test kamen als Krankheitsursachen neben einer Candidabelastung Hinweise auf eine Protozoenbesiedelung mit Amöben und Lamblien sowie Nahrungsmittelunverträglichkeiten heraus.

Wir begannen zunächst mit der hoT-Basisversorgung und schlossen nach einigen Wochen, als die Grundregulation teilweise wieder arbeitete, eine Darmsanierung von Candida sowie anschließend mit einem Antibiotikum

2 Ein entzündungshemmendes Präparat, das in den Prostaglandin-Stoffwechsel des Körpers blockierend eingreift.

3 Inzwischen ist Imurek auch in der Schwangerschaft zugelassen, weil es offenbar keine sofort sichtbaren Missbildungen oder Schäden beim Kind verursacht. Was in der Pubertät und bei der Folgegeneration passieren kann, weiß niemand – wie früher bei Contergan.

auch eine Protozoensanierung an. Schon kurz nach Beginn unserer Therapie, als die Patientin sich besser fühlte, hatte sie ohne mein Wissen selbständig begonnen, die schulmedizinische Medikation zu reduzieren. Innerhalb von ca. 4 Monaten war der allgemeine Zustand deutlich gebessert und stabilisiert. Die Stuhlfrequenz hatte sich auf ein bis drei meist normale Stühle pro Tag eingependelt.
Die bisherige allgemeine Ernährungsempfehlung galt naturnahen bzw. ökologischen Produkten, möglichst frei von Zusatzchemikalien und Fastfood. Nun konnte durch einen Nahrungsmitteltest an eigenen, von der Patientin mitgebrachten Nahrungsmitteln, mit der AK die tatsächliche Verträglichkeit der einzelnen Nahrungsmittel getestet werden. Dabei fielen einige eigentlich gesunde Produkte auf, die trotz Ökosiegel nicht toleriert wurden. Nach Einstellung auf ausschließlich gut getestete Nahrungsmittel verlief die Verdauung binnen kurzem völlig ohne Blutbeimengungen. Die Entzündungszeichen im Blut verbesserten sich weiter. Sie waren jedoch immer noch nicht vollständig normalisiert. Um eine weitere Verbesserung der Grundregulation zu erreichen, schlug ich eine Potenzierte Eigenblutbehandlung (PEB) vor. Dazu testeten wir homöopathische Komplexmittel zur Unterstützung der Nieren, der Leber, der Bauchspeicheldrüse usw., um sie an Meridianpunkte und in Reflexzonen zu injizieren.
Die erste Therapie führten wir in meiner Praxis durch. Die PEB wurde danach von einem Kollegen am Wohnort der Patientin nach meinen Vorschlägen über einen Zeitraum von ca. 8 Wochen fortgeführt. Danach hatten sich die letzten Hinweise auf eine chronische Entzündung im Körper vollständig normalisiert. Die verbliebenen Crohnmedikamente konnten nun komplett abgesetzt werden und ich hielt nur noch einen lockeren Telefonkontakt zu der inzwischen gesunden Patientin.
Nach einer längeren Telefonpause rief sie mich an einem Montag im Hochsommer an und klagte darüber, dass sie plötzlich wieder ca. 10 blutige Durchfälle am Tag hätte und was sie tun solle. Sie habe ihre Ernährung in keiner Weise geändert, schwor sie. An zusätzlichen Umweltbelastungen sei ihr nichts bewusst und offenbar sei es wohl doch so, dass der Crohn nur gelegentlich beschwerdefreie Intervalle habe, aber wohl doch nicht komplett zu heilen sei. Wir diskutierten eine halbe Stunde am Telefon und ich empfahl ihr

dringend eine sofortige Vorstellung bei dem früher behandelnden Gastroenterologen bzw. in der Klinik. Am Ende des Telefonates fragte sie mich plötzlich: „Sie haben doch gesagt, ich könnte schwarzen Tee trinken nach Ihrem Test, nicht wahr?" Auf meine Gegenfrage, worauf sie mit ihrer Frage abziele, erklärte sie mir: „Ich kann schwarzen Tee nicht mehr sehen in dieser Hitze. Deshalb habe ich mir – aber nur mit natürlichen Aromen! – aromatisierten Tee gekauft. Daran kann die Verschlechterung doch wirklich nicht liegen."
Ich empfahl der Patientin sehr nachdrücklich, alle aromatisierten Tees in den Müll zu werfen, sich umgehend beim Gastroenterologen vorzustellen und mich am Freitag über den Verlauf telefonisch zu informieren.
Am Freitag rief die Patientin kleinlaut an und berichtete, dass sie keinen Arzt aufgesucht hatte. Sie hatte sofort nach unserem Telefonat wieder auf normalen Ökoschwarztee umgestellt und innerhalb von 24 Stunden hatte sich wieder normaler Stuhlgang eingestellt. Ca. 8 Monate nach diesem Telefonat berichtete die Patientin, dass sie natürlich schwanger geworden sei. Neun Monate später hat sie spontan in der Klinik ein gesundes Kind entbunden.
Im Rahmen der Schwangerenvorsorge sowie bei der Geburtsvorbereitung gab sie beim Anamnesegespräch wiederholt an, dass sie einen Crohn gehabt hätte. Die stereotype Antwort der Gynäkologen war, dass sie ganz sicher keinen Crohn gehabt hätte, denn der sei nicht heilbar. Sicherlich hätten die Kliniken ihr eine Fehldiagnose angehängt, wie das öfter vorkomme. Die histologischen Gewebeuntersuchungen seien eben auch kein wirklich sicheres Verfahren!
Die spontane Entbindung und Stillzeit verliefen völlig ohne Komplikationen. Das Kind ist vollkommen gesund und entwickelt sich sehr gut. Die junge Familie lebt seither bewusst mit gesunden Nahrungsmitteln aus Ökoanbau und ist nach Auskunft des Hausarztes „leider nie krank!" „Wovon soll ich denn leben, wenn Sie die Leute alle gesund machen?" fragte der Kollege mich augenzwinkernd bei unserem letzten Gespräch.

P23

Praxisfall Nr. 23: Hodentumor durch Candida

Vor einigen Jahren kam ein etwa 45 Jahre alter Mann in meine Praxis und klagte, dass er kastriert werden solle. Ob es nicht eine Alternative gäbe. Auf meine verwunderte Nachfrage, aus welchem Grund er operiert werden solle, erzählte er mir von seinen zwei Voroperationen wegen Hodentumors. Da der Tumor nun das dritte Mal innerhalb nur weniger Wochen nachgewachsen sei, hätte man ihm die Kastration der einen Seite vorgeschlagen.

Allein dies Wort löste bei dem Herrn schon maßlose Ängste aus. Er fürchtete um seine Manneskraft und die Optik, obwohl man ihm gesagt hatte, dass beides einige Zeit nach der OP in bester Ordnung sein werde. Ob ich etwas gegen Tumoren tun könne, war seine nächste Frage. Da ich gesundheitliche Störungen immer als regulative Veränderungen im Ökosystem Mensch verstehe, ist zunächst mal jede Tumorentwicklung eine lokale Überlastung der Grundregulation. Wann immer wir diese Grundregulation wieder in die rechte Bahn lenken können, heilen scheinbar unheilbare Zustände spontan ab.

Diese oben dargestellten Zusammenhänge erklärte ich dem Patienten und testete ihn anschließend mit folgendem AK-Ergebnis: Candidose, Amöben, Nahrungsmittelunverträglichkeiten, orthomolekulare Mangelzustände. Diese Störungen waren auch der Grund für seinen subjektiv als energielos und schlapp empfundenen reduzierten Allgemeinzustand. Sie waren wohl auch die Ursache für seine chronischen Schulterschmerzen links.

Meine damalige Therapie der Candidose bestand in einer ca. 6-wöchigen strengen Diät ohne jeglichen Zucker, ohne Zusatzstoffchemie und mit stark reduzierten Kohlenhydraten. Das war die Voraussetzung der parallelen Nystatinbehandlung und diente der Vermeidung einer Resistenzentwicklung.

Das Nystatin ließ ich mir seinerzeit von einer Apotheke hypoallergen ohne Zusätze verkapseln, weil zumindest damals alle auf dem Markt befindlichen Präparate neben den üblichen chemischen Tablettierhilfsstoffen, Farben und Aromen, vielfach sogar Zucker enthielten! Daneben erhielt der Patient ausgetestete Orthomolekularia[1] wie Zink, Magnesium, Calcium und ungesättigte

1 Das war in jener Zeit, als sich meine eigene Philosophie der hypoallergenen orthomolekularen Therapie (hoT) langsam in der Zusammenarbeit mit dieser Apotheke entwickelte.

Fettsäuren, die dieselbe Apotheke auch hypoallergen für meine Patienten bereit hielt. Unter diesem strengen Regime änderte sich innerhalb von nur knapp 3 Wochen sein Gesundheitszustand grundlegend. Der in unsere dritte Therapiewoche fallende Untersuchungstermin in der Urologie zur Festlegung des OP-Termins schien für den Patienten eine fast unüberwindliche Hürde. Tags darauf berichtete er mir ganz stolz, dass der Tumor innerhalb von nur 2½ Wochen schon um ca. 25 % geschrumpft sei. Man hätte zwar weiter zu der OP geraten, aber Verständnis für seine abwartende Haltung gezeigt.
Bei einem Folgetermin nach Abschluss unserer 6-wöchigen Behandlung hatte sich der Tumor in Wohlgefallen aufgelöst. Auf Befragen durch den leitenden Oberarzt erzählte der Patient bereitwillig, was wir in den letzten Wochen bei ihm unternommen hatte.
„Ein Hodentumor von einem Darmpilz – da haben Sie sich aber was aufbinden lassen! Und damit macht die Naturheilszene ihr Geld!" Bleibt nur zu fragen, womit die Wissenschaft in diesem Fall ihr Geld verdient hat – und zwar ein Vielfaches!

Ausfluss aus der Scheide – ein Leiden der modernen Frau

„Ausfluss hat doch fast jede Frau!“ höre ich immer wieder in der Praxis. Da könne man nichts machen. Woher der Ausfluss kommt? – Von innen! Damit erschöpfen sich die Kenntnisse leider auch vieler Mediziner, die sich über unverstandene Dinge oft wenig Gedanken machen.
Dabei ist es doch ganz einfach, sich einmal zu überlegen, woher und warum die oft doch relativ großen Flüssigkeitsmengen aus der Scheide kommen und was sie vielleicht auch auf ihrem Abflussweg alles verändern können.
Bei Operationen oder beim Ultraschall des kleinen Beckens findet man immer wieder freie Flüssigkeit im Bauch. Das ist früher ein Krankheitszeichen gewesen, dessen Ursachen ein gewissenhafter Arzt nachzugehen hatte. Wenn aber heute so viele Patientinnen das gleiche Problem haben, dann ist es keine Krankheit mehr, dann ist es plötzlich normal wie erhöhte Laborwerte, die einfach nach oben korrigiert werden, um nicht mit zu vielen Kranken in unserem Gesundheitswesen konfrontiert zu werden.
Diese freie Flüssigkeit tropft ab von einem akut oder chronisch gereizten bzw. entzündeten Darm. Die Ursachen der Entzündungen sind meistens identisch: Chemiekost, hoT-Mangel und/oder Fehlbesiedelung im Darm, die dann zu einem „Leaky gut Syndrom“, d.h. zu einem „leckenden Darm“, geführt haben. Bei der Bauchoperation ist das oft auch mit bloßem Auge sichtbar: Es haben sich Fibrinbeläge auf der Außenseite des Darmes gebildet. Abgeflossen ist lediglich das Serum, eine Blutflüssigkeit, der die gerinnungsfähigen Eiweiße durch den Gerinnungsprozess auf der Schleimhautoberfläche entzogen wurden. Diese überwiegend basische Flüssigkeit sammelt sich zunächst im Kleinen Becken, im Douglasraum zwischen Harnblase und Darmausgang. Sitzt oder steht die Patientin, dann wird so lange nichts passieren, wie der obere Flüssigkeitsspiegel unterhalb der Abflussmöglichkeit in die Eileiter liegt. Steigt der Spiegel darüber hinaus an und ist zumindest ein Eileiter durchgängig, dann findet die Flüssigkeit ihren Weg über die Eileiterdrainage in die Gebärmutter und von dort durch die Scheide nach außen. Das ist eigentlich eine gute Lösung für den Körper, solange es sich um kurzfristige Störungen handelt und die pH-Wert-Verhältnisse des Abflusssystems nicht dauerhaft gestört werden.

Diese Flüssigkeit mit einem pH-Wert von 7,5 bis 8 trifft jedoch bei der Passage auf ein Milieu von ca. 7,2 in der Gebärmutter, um dann in die eigentlich mit einem pH-Wert von 3,5 bis 4,3 ausgestattete Scheide weiter nach außen abzufließen. Dieses saure Scheidenmilieu wird durch die Döderleinflora, das sind Säure bildende Laktobazillen, sichergestellt. Dieses saure Milieu garantiert durch seine „antibiotische" Abwehrfunktion gegenüber eindringenden, krank machenden Keimen die Gesundheit in diesem sensiblen Bereich.
Durch den basischen pH-Wert 8 der Flüssigkeit aus dem Bauchraum kommt es langfristig zu einer Neutralisation dieser Säuren mit Anhebung des pH-Wertes und damit zur Zerstörung eines gesunden Abwehrsystems in der Scheide. Wiederholte Scheideninfektionen sind die Antwort des Körpers auf die ungesunde pH-Wert-Verschiebung, die man bei der so genannten Aminkolpitis, das ist eine bakterielle Mischinfektion der Scheide, sogar am fischigen Geruch des Sekretes erkennen kann. Candidapilze fühlen sich dann in der Scheide ebenso wohl wie Klebsiellen, Pseudomonas oder Viren, die je nach Art auch zur Entwicklung von Gebärmuttermundkrebs beitragen können. Manche Frauen helfen sich bei wiederholten Infektionen mit Joghurt in der Scheide, aber in einem zivilisierten Land sollte es doch bessere Möglichkeiten geben – oder?

4vag[1] – ein ganzheitliches Pflegesystem für die Scheide

Um die trotz hoT und Darmsanierung, besserer Ernährung durch Kostumstellung auf Ökokost und ein verbessertes Stressmanagement bei einzelnen Frauen immer wieder auftretenden Scheideninfektionen gezielt behandeln zu können, habe ich einige Zeit mit Apothekenrezepturen für meine Patientinnen experimentiert.
Die dabei eingesetzten vier Substanzgruppen stammen alle aus meinem naturheilkundlichen Ansatz mit Vitaminen, Spurenelementen, Fettsäuren und lebensfähigen Keimen.
Ziel dieser Entwicklung war die einfache und effektive Therapie sowie Pro-

1 Das Vaginalzäpfchen ist über die Apotheke oder direkt beim Frauenarzt erhältlich.

phylaxe von wiederholten Scheidenreizungen, Vaginalmykosen, Aminkolpitis, aber auch von Frühformen von Gebärmutterkrebs.
Für diese Krebsform ist schon lange bekannt, dass sie sich meistens sehr gut zurückbildet, wenn die Scheide in ihrem Milieu saniert wird und eine lokale Antibiose bzw. eine Antimykose gegen Pilze durchgeführt wird. So könnte bei vielen Frauen die Konisation des Muttermundes, d.h. eine Entfernung von Muttermundgewebe, vermieden und die Gebärfähigkeit verbessert werden.
Durch diese Entwicklungsphase mit meinen Patientinnen haben wir interessante Rückmeldungen bezüglich der Auswirkungen der lokalen Therapie mit den innovativen Scheidenzäpfchen bekommen, die so z.T. nicht zu erwarten waren.
Die Scheidenzäpfchen sind unter anderem hilfreich bei

- → Scheidenpilzinfektionen
- → Aminkolpitis
- → Trockener Scheide
- → Unspezifischer Scheidenreizung
- → Bei und nach Antibiotika-Therapie
- → Bei und nach Antimykotika-Therapie
- → Unter und nach einer Chemotherapie
- → Während und nach einer Bestrahlung
- → Bei Reizungen nach Geschlechtsverkehr
- → Prämenstruellem Syndrom (PMS)
- → Starken Regelschmerzen (Dysmenorrhö)
- → Vor und nach der Menstruation
- → Zur Prophylaxe von Badeinfektionen
- → Präkanzerose, d.h. Frühform von Krebs am Muttermund

Bis auf den gelegentlich als unangenehm empfundenen fettigen Ausfluss aus der Scheide, der damals aufgrund der Provitamin A-Gabe rot war, hatten wir kaum unangenehme Nebenwirkungen zu verzeichnen. Interessant war, dass Patientinnen mit Scheidenreizungen schon nach zwei abendlichen Zäpfchen in mehr als der Hälfte der Fälle beschwerdefrei waren. Nach vier Tagen Therapie waren mehr als 80 % der Frauen frei von Beschwerden.
Gelegentlich kam es in Abhängigkeit vom Reizzustand der Schleimhaut

zu kurzfristigen lokalen Reizungen wie Brennen oder Schmerz, der jedoch meistens innerhalb weniger Minuten abklang. Bei wiederholter Gabe an den nächsten Abenden waren diese Beschwerden regelmäßig reduziert oder traten schon gar nicht mehr auf.

Wegen der Färbungsproblematik, die eigentlich keine sein sollte im Zusammenhang mit der vaginalen Gesundheit, haben wir in der ersten Produktion das Provitamin A nicht mehr eingesetzt. Sicherlich wird Vitamin A später auch wieder in der Kombination zur Verfügung stehen, zumal es die wichtigste Schutzsubstanz gegenüber dem Gebärmutterhalskrebs ist.

Ein Zäpfchen, vor dem Baden tief eingelegt und mit einem passenden Tampon in der Scheide verschlossen, ist ein weitgehend sicherer Schutz gegen Badeinfektionen und steigerte in dieser Kombination die Lebensfreude kolossal. Beim Entfernen des Tampons nach dem Schwimmen wird durch die Anhaftung an die Tamponoberfläche die pflegende Zäpfchenmasse aus dem Scheidengewölbe auf der gesamten Schleimhautoberfläche verteilt und bildet so einen schützenden Biofilm, der das Wachstum von eingedrungenen Fremdkeimen blockiert.

Die pflegenden Eigenschaften wurden gelegentlich auch von jüngeren Frauen besonders im Zusammenhang mit Geschlechtsverkehr hervorgehoben. Die in manchen Fällen wiederholt als Folge zu beobachtenden Infektionen reduzierten sich in ihrer Auswirkung oder blieben ganz aus.

Vor allem Frauen mit Fluor albus, d.h. mit Scheidenausfluss, der bei der fachärztlichen Untersuchung zwar stets als harmlos diagnostiziert wurde, subjektiv jedoch oft Ursache für ständige Missempfindungen im Unterbauch war, sprach auf die innovative Therapie ausgezeichnet an. Frauen mit langjährigen Regelschmerzen sowie solche, die unter dem Prämenstruellen Syndrom litten, spürten unter der 4vag Vaginalpflege meistens eine deutliche Erleichterung, so dass sie sowohl in den letzten Tagen vor der Regel als auch direkt danach gern zu den Vaginalzäpfchen griffen.

Von Schmerzen und Wunderheilungen

„Wunder stehen nicht im Gegensatz zur Natur,
sondern nur zu dem, was wir von der Natur verstehen."
Zitat Kirchenvater Augustinus um 450 n. Chr.

Wenn Sie einen Orthopäden fragen oder einen Radiologen, dann ist alles ganz klar: Es ist Verschleiß – oder auch nicht! Es ist ein Bandscheibenvorfall – oder auch nicht! Es sind unterschiedlich lange Beine – oder auch nicht!
Sie meinen, ich scherzte? Das sind alles Antworten von schmerzgeplagten Patienten, die meist eine größere Anzahl von Fachärzten oder auch die Universität oder das Rheuma-Sanatorium erfolglos aufgesucht hatten.
Der Schmerz war oft das einzige Zeichen, das die Patienten zu den Ärzten getrieben hatte. Die schulmedizinische Diagnostik gab in einigen Fällen Aufschluss über strukturelle Zusammenhänge, zum Beispiel typische Zeichen von Wirbelkörperverschleiß oder Bandscheibenveränderungen.
Der Nervenarzt hatte u. U. festgestellt, dass schon Nervenwurzeln im Lendenwirbelsäulenbereich eingeklemmt waren. Vielleicht hatte auch der Radiologe eine eingeklemmte veränderte Bandscheibe im Röntgenbild gefunden.
Die eigentlichen Fragen jedoch: Woher kommen all diese Veränderungen? Woher kommen die Schmerzen tatsächlich? blieb dabei unbeantwortet. Zumindest nach naturheilkundlichem Verständnis!
Wenn mich Patienten fragen, wie und durch was die Wirbelsäule gerade und aufrecht gehalten wird, dann erkläre ich ihnen das am liebsten an einem Segelschiffmodell: Wie Sie sicher wissen, wird der Mast eines Seglers durch die Takelage, das sind die Seile, die von den Seiten sowie von vorn und von hinten zur Mastspitze gespannt sind, gerade gehalten. Wenn wir uns nun vorstellen, dass der Bootsbauer diese Takelage einseitig zu locker oder zu straff gespannt hat, dann wird der gerade Mast schief gebogen. Und genau diese Verbiegung baut auch unser Körper auf, wenn er Schwierigkeiten hat, die Muskelspannung, die die Wirbelsäule aufrichtet, gleichmäßig rund um die zentrale Achse aufzubauen.
Wenn wir z.B. einen Mineralstoffmangel, eine Hormonstörung, eine Umweltvergiftung, eine Duftstoffvergiftung, eine krank machende Brille oder

eine vom Material her unverträgliche Zahnprothese tragen, dann kann der Körper irgendwann nicht mehr ausgleichend regulieren und es kommt zu Fehlspannungen in der Muskulatur. Diese Fehlspannungen können kurzfristig sehr stark sein und einen muskulären Hartspann verursachen. Eine allbekannte Tatsache, die jedem Masseur das tägliche Brot sichert. Langfristig kann dieser Hartspann aber dazu führen, dass der weiche Kern der Bandscheiben in dem jeweiligen Wirbelsäulenabschnitt zwischen den Wirbeln herausgequetscht wird!

Interessant ist, dass die oft vom Orthopäden angeschuldigten Druck- und Biegebelastungen der Wirbelsäule, wie sie z.B. während des Hebens einer Wasserkiste entstehen, keine Erklärung für einen Bandscheibenvorfall der Halswirbelsäule sein können. Der Kopf des Menschen ist viel zu leicht, um eine sinnvolle mechanische Erklärung zu begründen. – Und wieviel größer ist die Belastung der Halswirbelsäule eines Fußballers, der einen hohen Kopfball annimmt! Oder eines Boxers, der einen Kinnhaken wegstecken muss? All diese Sportler haben aber relativ selten Bandscheibenvorfälle der Halswirbelsäule, im Gegensatz zu unsportlichen Schreibtischarbeitern!

Was also macht die Wirbelsäule krank? Was verursacht die Schmerzen?

Wie bei der Migräne gibt es auch bei Wirbelsäulenschmerzen Nahrungsbestandteile, die Verschlechterungen auslösen und unterhalten können. Zu den wichtigsten Auslösern gehört Fastfood mit den vielen Zusatzchemikalien, die heute in der „Normalkost“ üblich sind. Diese E-Stoffe (siehe S. 88ff.) finden wir in den meisten konventionellen Lebensmitteln im Supermarkt. Auch im Brot oder in der Wurst finden wir diese Chemie, die leider vor dem guten deutschen Mineralbrunnen auch nicht Halt macht: Dort sind die heute vielfach üblichen weichen Sprühdichtungen aus Schaum in den Aluminiumdeckeln Garanten dafür, dass das ansonsten sicher gesunde Mineralwasser jeweils frisch mit Weichmachern belastet zum Verbraucher kommt (siehe S. 93ff.).

Dass diese Weichmacher neben Störungen der Hormonregulation noch viele andere Störungen im Körper verursachen können, ist nach bioenergetischen Tests wahrscheinlich. Und wo Organe oder andere Systeme krank sind, verursachen sie auch Wechselwirkungen zur Rückenmuskulatur und Schmerzen – es gibt Menschen, die reagieren auf Duftstoffe sofort mit Muskelschmerzen!

Auf Nachfrage stellen manche Patienten fest, dass nach Absetzen von Stuhlgang der lumbale Rücken plötzlich frei wird. Eine zeitweise Schmerzlinderung erfahren viele Schmerzpatienten, wenn sie eine erhöhte Menge klaren Wassers trinken: Mit kurzfristig 2 Litern Wasser guter Qualität kann man den Schmerz oft „auswaschen". Die gleiche Beobachtung kann der machen, der bereit ist, einmal ca. 10 Tage zu fasten. Dabei ist eine Vorbereitung durch eine umfassende hoT hilfreich, um vorhandene Defizite im orthomolekularen Bereich nicht zu verstärken, sondern vorbeugend auszugleichen.
Wer so fastet und nur reichlich reine Flüssigkeit ohne Chemikalien zuführt, hat innerhalb von ca. 5 Tagen einen meist schmerzfreien Rücken. In der nächsten 5 Fastentagen kann der Körper so gut weiter entgiftet werden, dass neue Schmerzen meistens erst nach ca. 4 Wochen wieder auftreten, soweit die konventionelle, krank machende Ernährung beibehalten wird. Ernährt sich der Patient nach der Kur weitgehend ökologisch aus Frischkost, ist das Schmerzsyndrom regelmäßig auskuriert.
Viele Patienten erleben jedoch schon bei der Testung von hoT-Orthomolekularia im Mund, dass sich Schmerzen schlagartig verändern oder sogar ausgelöscht werden können.
Das gilt vor allem für die Gabe von reinem Zink sowie von Vitamin B-Komplex plus, der neben den B-Vitaminen auch Zink und Mangan enthält. Andere Patienten reagieren mit einer Schmerzlinderung auf Magnesium-Calcium oder auf ungesättigte Fettsäuren. Es ist immer wieder spannend bei meinen Vorträgen zu erleben, wie ein lange in seiner Bewegung blockierter Hals oder eine Schulter plötzlich frei werden, wenn der Proband verschiedene, zu seinem Krankheitsbild passende Substanzen im Mund hat.
Vor einigen Jahren habe ich zu diesem Thema in einer großen Reha-Klinik einen Vortrag gehalten – zunächst für die leitenden Chefs und Oberärzte, dann am Abend vor Patienten der Klinik, die teilweise schon seit 20 Jahren immer wieder zu Kurmaßnahmen kamen und vor Interessierten aus der Region.
Während meines Vortrages kamen plötzlich Missfallensäußerungen von einer etwa 65-Jährigen, die mit einem Rollstuhl hereingekommen war. Sie prangerte meinen Vortrag wegen des von mir erweckten Eindrucks von Wunderheilungen an. Daraufhin bot ich ihr an, nach Schluss des theoretischen Teiles selber zu testen, ob wir ihr Problem eventuell auch spontan lindern könnten.

Nachdem ich bei einigen Kranken durch die Gabe einzelner weniger Substanzen in den Mund spontan chronische Knieschmerzen beseitigt und im Fall einer ca. 75-Jährigen eine seit einem Oberarmbruch vor 15 Jahren blockierte Schulter von vorher 15 Grad spontan auf 180 Grad frei gemacht hatte, kam auch die Rollstuhlfahrerin mit Unterarmgehstützen langsam nach vorn. Sie wollte die Probe aufs Exempel machen. Bei der Befragung erklärte sie, seit fast 20 Jahren steife Knie zu haben, die fast immer mehr oder minder schmerzten. Nach 3 Jahren Krankheit hatte sie einen Heilpraktiker gefunden, der mit Spritzen um die Knie die Blockierung etwas lösen konnte. Sie hatte seither eine Beugemöglichkeit von fast 30 Grad und konnte von da an wieder im Auto mitfahren.
Bei der Testung verschiedener Substanzen im Mund ließ ich die Patientin immer wieder die Knie beugen. Das ging von Substanz zu Substanz immer besser, so dass sie schließlich bei der 8. Testung beide Knie bis ca. 110 Grad schmerzfrei beugen konnte. Dann stand sie ohne Unterarmgehstützen auf und lief das erstemal seit ca. 20 Jahren schmerzfrei den Gang zwischen den Zuhörerreihen auf und ab. Die Überraschung der Patientin und des gesamten Publikums, das sich z.T. seit vielen Jahren von den Kurmaßnahmen kannte, können Sie sich sicher vorstellen.
Die Erkenntnis aus diesem und vielen anderen Fällen lautet: Muskelblockierungen und Schmerzen sind immer ein Zeichen für einen hoT-Mangel. Die ärztliche Kunst besteht darin, die richtigen Substanzen für jeden Patienten zu finden, bzw. die belastenden Chemikalien aus der Nahrung zu eliminieren.

Praxisfall Nr. 24: Kindlichen Rückenschmerz operieren?

P24

Der Junge war 11 Jahre alt, als er zu mir gebracht werden sollte. Sein seit ca. 3 Jahren bestehendes Problem waren ständige zermürbende Rückenschmerzen. Die schulischen Leistungen hatten darunter inzwischen auch gelitten.
Die neben verschiedenen Orthopäden konsultierte Universität hatte bei einer Spezialuntersuchung des Rückens festgestellt, dass der Junge an zwei Wir-

belkörpern einen so genannten offenen Wirbelbogen hatte.
Dieser Befund wurde flugs zur Ursache der Schmerzerkrankung erklärt und eine umgehende Operation vorgeschlagen. Die Eltern hatten jedoch wenig mit einer Operation im Sinn, zumal sie sich überlegt hatten, dass der Sohn diesen knöchernen Defekt schließlich seit der Geburt habe und bis zu seinem 8. Lebensjahr keine Probleme mit dem Rücken gehabt hatte. Nach mehreren Telefonaten stellten sie mir ihren kranken Sohn vor: Groß und kräftig für sein Alter, aber etwas teigig in der Haut und im Unterhautgewebe. Der typische Gewebebefund bei Vorlieben für Zucker und Süßigkeiten sowie für Chips und Pommes.
Ansonsten sei der Sohn immer sehr gesund gewesen – bis auf eine Sache, die man sich auch nicht erklären könne: Er müsse zwei bis drei mal pro Woche zum Hals-Nasen-Ohren-Arzt, um sich die Ohren reinigen zu lassen. Das machten sie schon seit der frühen Kindheit, weil er sonst alle zwei bis drei Wochen Mittelohrentzündungen wegen Verstopfungen der Gehörgänge hatte. Diese seien zwar seltener geworden, träten jedoch immer noch mehrfach im Jahr auf.
Die körperliche schulmedizinische Untersuchung war bis auf eine leichte Gefügestörung der Wirbelsäule mit Beinlängendifferenz, Beckenverwringung und Schulterhochstand unauffällig.
Der AK-Test ergab die erwarteten Befunde: Alle Regulationen gestört, allgemeine Schwäche der Muskulatur. Die Besprechung der Ernährungsgewohnheiten bestätigte die auf Grund der Untersuchung vermutete Fehlernährung mit reichlich Fastfood, Süßigkeiten „ohne Ende" usw. Das Hauptproblem bestand darin, dem Kind klar zu machen, dass seine Alternativen entweder gesunde Kost – „Das schmeckt ja alles nicht!" – oder eine nach meiner Einschätzung völlig überflüssige Operation seien. Durch die OP war nach meinem Dafürhalten das Problem überhaupt nicht zu lösen.
Hinzu kam, dass ich die Störung der Ohrenschmalzproduktion auch im Zusammenhang mit der Ernährung verstand. Aber auch dieser Zusammenhang war schwer zu vermitteln, denn gegen diese Erkrankung konnte man offenbar auch nach Auskunft verschiedener Fachärzte nichts anderes tun, als immer wieder reinigen. Ursache unbekannt!
Aus der Naturheilkunde kennen wir die Zusammenhänge der verschiedenen

Ausleitungssysteme (siehe S. 30ff.), zu denen auch die Ohren gehören. Deshalb sah ich einen direkten Zusammenhang zwischen unverträglichen Nahrungschemikalien und einer Ausscheidung über diesen in diesem Ausmaß zugegebenermaßen ungewöhnlichen Weg.

Nach einer einführenden Basistherapie mit dem Ihnen schon bekannten Wohlfühlpaket begannen wir auch bei diesem Patienten mit der Darmsanierung. Nach der Vorbehandlung war die Einstellung auf eine andere Kost nicht mehr so schwer, wie zunächst von Eltern und Kind befürchtet.

Es ist eine häufige Erfahrung, dass sich nach einer hoT-Grundversorgung eine normale Grundregulation im Meridiansystem wieder einstellt, die oft mit einer Geschmacksänderung einher geht. So haben viele Frauen, die nach eigenen Angaben im Büro überwiegend von Naschwerk lebten, innerhalb weniger Wochen freiwillig und dauerhaft auf diesen ganzen Chemikalienmix verzichtet, weil er einfach nur „widerlich stinkt!"

So war es auch in diesem Fall. Die Ernährungsumstellung auf gesunde Kost gelang innerhalb von ca. 4 Wochen fast ohne Probleme. Der Junge wurde innerhalb von ca. 8 Wochen völlig schmerzfrei und zeigte in der Schule eine deutliche Leistungssteigerung. Die dauernden HNO-Arzt-Besuche waren innerhalb dieser Zeit zunehmend weniger erforderlich, weil die Ohrenschmalzproduktion schrittweise zurückging.

Inzwischen ist der Knabe fit und gesund. Er hat seine offenen Wirbelkörper natürlich immer noch, aber er fühlt sich wohl ohne Schmerzen. Die Ohren machen ganz vereinzelt einmal kurzfristig Probleme, wobei das „Ausgraben" etwa alle 18 Monate noch einmal vorkommt.

Nachdem wir parallel zum Sohn die Eltern auch mit saniert hatten, war die ganze Familie wesentlich aktiver und körperlich belastbarer.

Zwei Probleme gab es allerdings: Zum einen konnte die Familie leider nicht mehr in die zuvor oft frequentierten Lieblingslokale zum Essen gehen, weil sie regelmäßig mit Bauchschmerzen oder Durchfällen für die mit Chemikalien angereicherte Küche bezahlen mussten.

Zum anderen meinte die Hausfrau abschließend: „Sie hätten uns auf die Folgekosten Ihrer Behandlung hinweisen müssen! Das, was wir in Ihrer Praxis bezahlt haben, hatten Sie ja in etwa angegeben. Aber die Kosten für die Zimmerrenovierungen wegen der Vinyltapeten oder die Umstellung unserer

Lebensmittellagerung von Plastikgefäßen auf Glas und Porzellan – das hat viel mehr gekostet als Ihre ganze Behandlung!"

Röntgen-Befund und Befinden – Selbst- oder Wunderheilungen, die Ihr Körper vollbringt

Diese Zusammenhänge sind auch für den Laien einfach zu verstehen: Sie haben auf der einen Seite einen Befund, wie z.B. eine Gelenkveränderung bei einer Arthrose, einen Meniskuseinriss, einen schweren Knorpelschaden oder eine Endometriose (siehe S. 244ff.). Dem gegenüber steht der Schmerz, der sich in der Region des Befundes oder in einer nahe gelegenen Region manifestiert. Kommen Sie nun zu einem Orthopäden bzw. bei der Endometriose zum Gynäkologen, dann haben Sie meistens schon verloren, weil diese Ärzte Befund und Befindensstörung auf einen gemeinsamen Punkt bringen und umgehend zur Operation raten – oder zu Diclofenac, Cortison oder Methotrexat als Krebsmittel, wenn ein Gelenk oder das „Rheuma" keine Ruhe gibt. Als nächstes ist Ihnen die Magentablette gewiss!

Dabei haben Befund und Befindensstörung oft wenig oder gar nichts miteinander zu tun. In meiner Klinikzeit als chirurgischer Assistenzarzt hatte ich einen älteren Patienten mit einer schweren Hüftgelenkarthrose zur Operation aufzuklären und sprach mit ihm über sein neues Hüftgelenk, das er auf der rechten Seite am nächsten Tag bekommen solle. „Um Gottes Willen! Die Rechte ist meine gute Hüfte! Die andere muss neu!"

Nach Rücksprache mit meinem Oberarzt und Diskussion der vorliegenden Röntgenbilder beschlossen wir, die Hüfte nochmals von mir persönlich röntgen zu lassen, um sicher zu gehen, dass wir keine Vertauschung der Seiten vorliegen haben. Als das spannend erwartete Bild aus dem Entwickler kam, war der Befund identisch: Die rechte Hüfte war ein stark deformiertes Walzengelenk mit deutlich eingeschränkter Beweglichkeit, und die linke Hüfte war völlig ohne röntgenologischen Befund. Da verbot es sich, zu operieren.

Ähnlich verhält es sich mit der Endometriose: Bei nicht wenigen Frauen wird eine Endometriose, die überhaupt keine Schmerzen und keine andere Symptomatik verursachte, zufällig bei einer Bauchoperation diagnostiziert. Im Gegensatz dazu ist die Endometriose als höchst schmerzhafte Frauenkrankheit

bekannt, die leider erst nach einer Krankheitsdauer von durchschnittlich 7 bis 8 Jahren vom 4. bis 6. behandelnden Gynäkologen richtig diagnostiziert und einer OP zugeführt wird. Dieses Schmerzsyndrom kann innerhalb weniger Tage bis Wochen allein durch ein um fettlösliche Vitamine erweitertes Reha 1 Paket nahezu schmerzfrei werden – und die sonografischen Ultraschallbefunde können vom Körper meistens innerhalb von vier bis sechs Monaten völlig auskuriert werden, wie beispielsweise auch polyzystische Ovarien (dabei finden sich viele Zysten in den Eierstöcken), soweit sich die Frauen wirklich strikt an eine gesunde Ernährung halten!
Ein pathologischer Befund lässt sich mit unseren Mitteln oft nicht sofort ändern, aber der gesundende Körper hat nahezu unerschöpfliche Fähigkeiten zur Selbstreparatur. Das gilt auch für Gelenke und Knorpelschäden. Man muss nur die belastenden Dinge wie ungesunde Ernährungsformen mit E-Stoffen reduzieren oder eliminieren sowie eine gute hoT und ODS verordnen, dann haben sich mittelfristig schon die tollsten Dinge verändert: Ein Schalke 04-Spieler hat seine „operationspflichtigen" Schulterverkalkungen innerhalb von fünf Monaten völlig ohne OP aufgelöst, mehrfache Meniskuseinrisse wurden innerhalb einer einzigen oralen Testung schmerzfrei und brauchten keine OP, blockierte Schultern wurden spontan allein durch den Vitamin B-Komplex plus von 30 Grad Abspreizung auf 160 Grad frei, ein enger Spinalkanal in der Lendenwirbelsäule mit Bewegungseinschränkung der Beine und Arme (Wo war der Spinalkanal eigentlich eng, wenn auch die Arme Probleme hatten?) konnte bei einem 65-Jährigen innerhalb von 90 Minuten zu 95 % schmerzfrei gemacht werden – auch im Schultergürtel. Frauen mit Verwachsungen im Bauch und in den Eileitern, die deshalb unfruchtbar waren, wurden innerhalb von wenigen Wochen bis zu zwei Jahren schwanger. Kaputte Schultergelenke tun wieder ihren Dienst, genauso wie Bandscheibenvorfälle vom Körper wieder einsortiert werden, wenn der Darm erst wieder richtig arbeitet.
Haben Sie sich einmal genauer mit Orthopädiepatienten über deren Facharztverschleiß unterhalten? Haben Sie einmal nachgefragt, wie viele Orthopäden sie schon aufgesucht haben? Wie viele Spezialisten dabei waren? Wie viele Diagnosen sie inzwischen haben? Wie viele Operationen? Wie viele Kurse „Mit Schmerzen leben lernen!" sie in psychosomatischen Kliniken

und ambulanten Einrichtungen durchlaufen haben? – Und ob man chronisch schmerzgeplagten Patienten irgendwo wirklich bis zu einer völligen Schmerzfreiheit geholfen hat?
Schmerz ist wie eine Allergie der Schrei des Körpers nach Orthomolekularia, nach den „richtigen Teilchen!" Und erst wenn der Patient die richtigen Mineralien, Omega-Fettsäuren usw. regelmäßig zu sich nimmt, hat er eine Chance auf Gesundheit. Gesundheit heißt nicht weniger Schmerz oder weniger Allergie oder weniger Nahrungsmittelintoleranz, sondern absolute Fitness in allen Lebensbereichen.

P25 Praxisfall Nr. 25: Patellaluxation – Kniescheibenverrenkung nach Operationen im Kindesalter

Vier Operationen an beiden Knien hatte das Mädchen schon als kleines Kind erlebt. Nun kam sie, weil sie wieder operiert werden sollte – an beiden Knien. Immer wieder hatten sich die Kniescheiben spontan und völlig unerwartet aus ihren Gleitlagern bei einer „falschen" Bewegung entfernt und saßen höchst schmerzhaft auf der Außenseite der gebeugten Knie. Dann musste das arme Kind in die Klinik gebracht werden, um die Kniescheibe einzurenken. Eine anschließende Gelenkschwellung mit tagelangen Schmerzen war noch das Mindeste, was auszuhalten war.
Sport war ihr schon lange verboten, „weil das den Knien und Bändern schadet" hatten ihr verschiedene Professoren in einer Spezialklinik sowie in einer Universität erklärt. Nun hatten die Eltern gehört, dass Patienten mit Knieproblemen in meiner Praxis auch ohne Operation gesund werden könnten.
Die besorgte Mutter hatte einen dicken Stapel von Röntgenbildern und MRT- sowie CT-Aufnahmen dabei und war sehr enttäuscht, als ich mir die Bilder gar nicht ansehen wollte. MRT-Exegese nenne ich die Interpretation solcher orthopädischen Darstellungen deformierter Gelenke oder Bandscheiben gern – in Anlehnung an die Bibelauslegung. Allerdings spricht man bei der Bibelauslegung wirklich von Glauben im Gegensatz zu der oft völlig überzogenen Wissenschaftsgläubigkeit und Selbstgefälligkeit in der modernen Medizin.

Meinen Patienten erkläre ich gerne die Zusammenhänge so, wie ich sie sehe und wie sie sich immer wieder an meinen Patienten bestätigen – täglich – evident – evidence based medicine. Wir machen in meiner Praxis offenbar das, wovon die anderen ständig reden, ohne es wirklich zu tun.

Befund und Befinden haben oft gar nichts miteinander zu tun! Das verstehen die Patienten spätestens dann, wenn die Bewegungs- und Ruheschmerzen eines Gelenkes, wie in diesem Fall des Knies, bei oraler Testung plötzlich völlig ausgelöscht sind bei guter Muskelkraft der anliegenden Muskeln. „Freie Beweglichkeit und kein Schmerz! Das kann doch gar nicht sein!" – Doch, das ist meine evidence based medicine – daily! „Ja aber, der Knorpelschaden kann doch nicht durch Ihre Sachen in meinem Mund plötzlich repariert sein!" widersprechen dann ältere Arthrosepatienten. Nein, das kann er nicht und das ist er zunächst auch nicht. Offenbar ist jedoch nicht der Knorpelschaden der Grund des Gelenkschmerzes, sondern ein orthomolekularer Mangel des Körpers.

Auch bei diesem Mädchen leitete ich unsere standardisierten Therapieschritte mit dem Reha 1 Paket (siehe S. 324f.) ein. Vier Wochen nach der Erstuntersuchung trafen wir uns zum zweiten Mal. Die Abiturientin war zwischenzeitlich nahezu beschwerdefrei geworden und hätte gern wieder angefangen zu laufen – aber Sport war ihr ja strengstens verboten. Die Muskelteste zeigten sehr gute Ergebnisse mit einer guten allgemeinen Regulation im Bereich aller Meridiane. Bei gezielten Muskeltesten beider Knie gab es keinen Hinweis auf Schmerzen und keinen Hinweis auf Lockerungen der Bänder. Diese hatten sich schon in der kurzen Therapiezeit deutlich gefestigt – was aus der Biochemie und Physiologie auch verständlich ist, denn zur Bänderstraffung benötigt der Körper beispielsweise Vitamin C, das die Patientin schon im ersten Monat zusätzlich zum Reha 1 Paket verordnet bekommen hatte.

Unter der ODS 1K durfte sie wieder beginnen auf geraden Untergründen vorsichtig zu joggen. Beginnen hatte ich gesagt. Als wir uns nach insgesamt 8 Wochen Therapie wieder sahen, lief sie in ihrer ländlichen Umgebung – „aber immer auf dem weichen Sandstreifen neben dem Asphalt!" zwei bis drei mal pro Woche etwa zwei Kilometer ohne Beschwerden. Nach Abschluss der Therapie etwa sechs Monate später lief sie wöchentlich 30 Kilometer, zum Teil auch wieder im Wald oder querfeldein ohne ein Problem.

Das Lernen zum Abitur war ihr viel leichter gefallen als erwartet, so dass sie nach einem ausgezeichneten Abitur in einen wohlverdienten Auslandaufenthalt starten konnte. Nur die Ernährung war dort etwas umständlicher als zu Hause – weil es dort kaum gute Ökolebensmittel ab. Aber ein gesundes Ökosystem kann auch mal einen Schlag ins Kontor ab, nicht wahr?

Craniomandibuläre Dysfunktion und chronisches Schmerzsyndrom

Störungen der Bissregulation waren bis vor etwa 20 Jahren wegen ihrer Seltenheit nur wenigen spezialisierten Therapeuten bekannt. Inzwischen leiden immer mehr Patienten an Schmerzen oder Knacken der Kiefergelenke, die oft auch mit einer Einschränkung der Mundöffnung einhergehen. Kürzlich hatte ich eine Patientin, die ihre Zahnreihen lediglich 14 mm weit öffnen konnte. Abbeißen von Brot, Obst usw. ist bei einer so geringen Mundöffnung nicht möglich. Das Essen wird zur Qual, wenn nur noch flüssige Kost aufgenommen werden kann und jeder Bissen mit Schmerzen verbunden ist.
Die Dysbalance der Kiefergelenkmuskeln korrespondiert über das in dieser Region besonders eng verschaltete Nervensystem mit der Halswirbelsäule und führt auch dort zu Verspannungen und Schmerzsyndromen im Schulter-Nackenbereich. Diese werden wie bei der Bewegung eines Kettengliedes an die ganze Kette der Wirbelkörper in der Wirbelsäule weitergeleitet. Das führt langfristig zu wechselnden Knochen- und Gelenkschmerzen, Beinlängendifferenz mit Beckenverwringung usw., die letztendlich in die Diagnose Fibromyalgie (siehe S. 338) oder psychosomatische, depressive Grunderkrankung einmünden können. Vor diesem Hintergrund möchte ich Ihnen den folgenden Fall vorstellen.

P26

Praxisfall Nr. 26: CMD und chronisches Schmerzsyndrom bei einer 15-Jährigen

Die Mutter des Mädchens hatte eine lange Liste von Orthopäden, Zahnärzten und Kieferorthopäden nebst verschiedenen Physiotherapeuten beim

Ersttermin als Erinnerungsstütze dabei. Dazu brachte sie einen dicken Packen MRT- und CT-Aufnahmen sowie diverse Röntgenbilder von der Wirbelsäule, vom Schultergürtel, vom Becken mit Spezialaufnahmen und umfassende Kniegelenks- und Vorfußdarstellungen. Eine dreidimensionale Darstellung der Wirbelsäule war ebenso erfolgt wie eine psychosomatische Gesprächstherapie, ein Belastungs-EKG und Lungenfunktionsuntersuchungen mit Ganzkörperpletysmografie sowie wiederholte blutchemische Laboruntersuchungen. Sowohl der Schulsport als auch der Ballettunterricht und ganz allgemein das Tanzen waren seit mehr als einem Jahr ärztlicherseits verboten.

Die innerhalb der letzten 30 Monate gestellten Diagnosen umfassten ein weites Spektrum: Beinverkürzung rechts, Kyphoskoliose, Schmerzsyndrom, Fibromyalgie, craniomandibuläre Dysfunktion (CMD) mit Diskusverlagerung rechts, Bissregulationsstörung, Schulter-Arm-Syndrom, Schnellender Finger und Daumen, HWS-Syndrom, WS-Syndrom, Gonarthrose rechts mehr als links, Bandinstabilität, muskuläre Dysbalance, Coxa valga mit partieller Dislokation, Pedalgie usw.

Die Therapieansätze waren so vielfältig wie die Therapeuten und Diagnosen. – Und leider waren alle mehr oder minder insuffizient gewesen, wenn auch zumindest einige „State of the Art", wie eine behandelnde Professorin zu der von ihr geplanten Behandlung festgestellt hatte.

Diese kieferorthopädisch aktive Medizinerin war auch für die mittelalterlich anmutende, sehr martialische Therapie bei der damals 14-Jährigen verantwortlich. Sie hatte einen "zwingend erforderlichen kausalen Eingriff" angesetzt: Eine Discusreposition im rechten Kiefergelenk unter Vollnarkose. An diese Brachialbehandlung schloss sich eine zehntägige Verdrahtung des Unterkiefers an, „um den Therapieerfolg zu sichern". Nach der Reposition wie auch während der Verdrahtung hatte die Patientin weiter Kopfschmerzen und Schmerzen im Bereich der ruhig gestellten Kiefergelenke, aber auch im rechten Knie. Die Fibromyalgiediagnose folgte kurz nach diesem Eingriff.

Die statischen Beschwerden hätten schon zu Beginn der Odyssee auf einen Ausgleich der Beinlängendifferenz ansprechen sollen – wie auch die wechselnden Muskel- und Gelenkschmerzen, die orthopädisch als Folge der statischen Störung gesehen worden waren. Verschiedene bald nach Krankheitsbeginn angepasste Aufbissschienen sollten auch diesem Ziel dienen, hatten

aber ebenso wenig längerfristigen Erfolg. Die scheinbaren Verbesserungen zeigten meist innerhalb von ein bis zwei Wochen erneute Schmerzen, allerdings an einer bisher noch nicht gekannten neuen Lokalisation.
Die immer wieder applizierten Schmerzmittel reduzierten kurzfristig verschiedene Schmerzen. Eine völlige Schmerzfreiheit wurde jedoch ebenso wenig erreicht wie die immer wieder aufflammenden Magen-Darm-Beschwerden ohne massive Zusatztherapie zu beherrschen waren. Die Arzneimittelnebenwirkungen führten immer wieder zum Abbruch derartiger Schmerztherapien. Dieses Patientenverhalten, auch als Non-Compliance diagnostiziert, mündete in eine dysphorische, psychiatrisch auffällige Alteration der jungen Patientenpersönlichkeit, die nun ihrerseits wieder Ursache des Schmerzsyndromes sein sollte. Dass jemand mit dauernden Schmerzen beim Essen und Zubeißen wie auch bei allen körperlichen Bewegungen angesichts medizinischer Hilflosigkeit in eine depressive Stimmung verfällt, ist offenbar für State of the Art-Mediziner nicht logisch nachvollziehbar.

Befunde mit der Applied Kinesiology

Bei der Erstuntersuchung fiel neben statischen Problemen mit Senk-Spreiz-Knick-Füßen rechts mehr als links, Beinverkürzung rechts von ca. 3,5 cm, einem resultierenden Beckenschiefstand und Kyphoskoliose eine Rotation um die Hochachse um ca. 15 Grad mit Dorsalisierung des rechten Thorax auf. Die Mobilität der Gelenke war bei Hüfte und Knie rechts endgradig schmerzhaft, wobei die Hüftflexion rechts bei ca. 100 Grad blockierte. Linksseitig war eine maximale Flexion von 120 Grad möglich. Die Schulter-Arm-Mobilität war zum Untersuchungszeitpunkt frei. Der Finger-Boden-Abstand (FBA) lag bei 17 cm. Die maximale Mundöffnung war initial auf ca. 3 cm limitiert.
Internistisch-neurologisch zeigten sich keine pathologischen Befunde. Der Reflexstatus war seitengleich sehr lebhaft. Babinski beidseits negativ.
Im AK-Test waren alle getesteten Muskeln schwach: Musculus tensor fasciae latae – Dickdarm, Musculus quadrizeps – Dünndarm, Musculus piriformis – Gonaden, Musculus psoas – Niere, Musculus latissimus dorsi – Pankreas und Musculus pectoralis major – Leber. Die Testungen auf Candida sowie mit Metronidazol als Hinweis auf einen Protozoeninfekt waren positiv. Unter Metronidazol in der rechten Hand verbesserte sich die Hüftgelenksmobilität

rechts spontan von 100 auf 115 Grad unter signifikanter Reduktion des endgradigen Schmerzes. Candida hatte keinen derartigen Effekt.

Bei der oralen Testung von Vitamin B-Komplex plus waren spontan alle zuvor bestehenden Schmerzen in Ruhelage ausgelöscht. Die Hüft- und Kniebeweglichkeit war völlig schmerzfrei und die Beweglichkeit der rechten Hüfte auf ca. 130 Grad erweitert. Die maximale Mundöffnung lag bei ca. 5 cm unter einer weiter fühlbaren Spannung im rechten Kiefergelenk. Im weiteren Verlauf wurde mit 3-SymBiose und 3-SymBiose plus getestet, die die Restspannung im Kiefer komplett auslöschten. Weiter wurden Spurenelemente, Kalium spe, Magnesium-Calcium, Vitamin AE + Lycopin, Lachsöl und Schwarzkümmelöl getestet. Alle Präparate zeigten eine Normotonisierung der zuvor schwach testenden Muskeln.

Durch die Substitution im Testverlauf – ich gebe meist ca. 15-20 % eines Kapselinhaltes zum Testen in den Mund – hatten sich innerhalb von etwa 20 Minuten die muskulären Dysbalancen weitgehend ausgeglichen.

- → Alle eingangs getesteten Muskeln waren bei Testende normoton.
- → Die Beinlängendifferenz lag abschließend bei 0,5 cm.
- → Die maximale Hüftflexion lag beidseits bei ca. 140 Grad schmerzfrei.
- → Die Rotation um die Hochachse war weitgehend aufgehoben.
- → Der Finger-Boden-Abstand war von 17 cm auf 0 cm ausgeglichen.
- → Die maximale Mundöffnung lag zum Untersuchungsende bei 8 cm schmerzfrei.
- → Alle aktiven Muskel-Gelenkbewegungen waren bei Testende völlig schmerzfrei.

Therapie der CMD mit hoT und ODS

Bei einer CMD wird nach dem Reha 1 Paket mit der ODS 1K zur Dünndarmsanierung und abschließend mit der ODS 2 zur Dickdarmsanierung weiter behandelt. Nach insgesamt drei Monaten Therapie sind CMD-Belastungen in mehr als 90 % der Fälle auskuriert – soweit sich die Betroffenen auch ökologisch gesund aus Frischkost ernähren und ausreichend Wasser trinken.

Nach nur vier Tagen Therapie mit dem Reha 1 Paket (siehe S. 324f.) konnte das hier vorgestellte Mädchen wieder sein normales Leben aufnehmen. „Die Aufbissschiene habe ich nur noch in der ersten Nacht getragen. Dann habe

ich sie in die hinterste Ecke meines Schrankes verbannt. Es geht mir toll – so völlig ohne Schmerzen! Ein ganz neues Lebensgefühl!" Eine ausgedehnte Fahrradtour hatte sie auch schon gemacht, obwohl ich behutsame Aufnahme sportlicher Aktivitäten empfohlen hatte.
Dass es sich hier nicht um einen Einzelfall handelt, kann der Interessierte bei der Buchingerklinik in Bad Pyrmont erfahren: Dort hatte ich vor ca. 3 Jahren eine junge Tänzerin im Rahmen meines Vortrages „Drei Schritte zum gesunden Darm" coram publico getestet. Die etwa 28-Jährige litt seit ca. zwölf Monaten an einem therapieresistenten Schmerzsyndrom der Kiefergelenke und des Halses, wobei die Schmerzen zeitweise wanderten und nicht fassbar schienen. Bei der oralen Applikation von Vitamin B-Komplex plus war das „schwierige persistierende Beschwerdebild" spontan gelöscht. Und die Schmerzfreiheit hielt auch langfristig nach temporärer Substitution an.

Nachtrag zum Praxisfall CMD und chronisches Schmerzsyndrom

Vier Wochen nach der Erstbehandlung kam die Patientin erneut in die Praxis zur Kontrolluntersuchung und Fortführung der Therapie. Sie fühlte sich wohl und hatte keinerlei Schmerzen, jedoch „noch eine leichte Spannung in den Kiefergelenken". Bei der AK-Testung fanden sich bei den von mir standardmäßig untersuchten Muskeln nur noch normotone Befunde. Die abdominellen Therapielokalisationen (TL, siehe S. 192) waren bis auf den linken und rechten Unterbauch ohne Befund. Die TL zu den Kiefergelenken war beidseits positiv. Der Zentralbiss zeigte sich im Test normoton. Die anschließende TL zum Steiß war ebenso positiv.
Bei der intraoralen Palpation fiel ein druckdolenter rechter Musculus pterygoideus lateralis auf, links reizlos. Bei der sich anschließenden Palpation der Sacroiliacalbänder zeigte sich links eine starke Druckdolenz, rechts reizlos.
An diese Befunde schloss sich eine manuelle Therapie der linken Sacroiliacalbänder durch Friktionsmassage an, die innerhalb von ca. 2 Minuten zur Schmerzfreiheit führte. Der palpatorische orale Nachtest ergab völlig spannungs- und schmerzfreie Kiefergelenkmuskeln. Die TL beider Kiefergelenke war normoton und die orale muskuläre Spannung war nach dieser manuellen Therapie verschwunden.

Über die wahrscheinlich im Therapieverlauf folgende orthomolekulare Darmsanierung (ODS 1K für den Dünndarm und ODS 2 für den Dickdarm, siehe S. 325f.) hatte ich mit der Familie schon beim Erstkontakt gesprochen. Im Zusammenhang mit den abdominellen TL-Störfeldern, aber auch vor dem Hintergrund der Steißschmerzen, war die Einleitung der nebenwirkungsfreien ODS ohne Diät und ohne Antimykotika bzw. Antibiotika für das Mädchen logisch einfach nachvollziehbar.

Bei ihrem bisher letzten Besuch wies sie mich auf ein interessantes Phänomen hin: Bisher hatte sie zwischen den beiden Frontzähnen eine Lücke gehabt, durch die ein TikTak hindurch passte. Diese Lücke hat sich innerhalb von ca. 18 Monaten hoT und ODS sowie unter unseren manualtherapeutischen Eingriffen an der Peripherie völlig geschlossen – ohne eine weitere kieferorthopädische Behandlung!

Das deckt sich mit meinen Beobachtungen bei einer Lübecker Ausgrabung aus der Cholera- und Pestzeit vor ca. 400 Jahren. Die freigelegten Köpfe zeigten zwar teilweise starke Abrasionen, d.h. Gebrauchsspuren der Gebisse, aber diese waren meistens vollständig erhalten. Fast ausnahmslos zeigten sich gut ausgebildete Kieferbögen in voller Bezahnung auch bei älteren Menschen – und das offenbar ohne eine kieferorthopädische Therapie, die es damals noch nicht gab.

Testen Sie Ihren Schmerz!

Schmerzen kann man auslösen

Nicht jede und jeder von Ihnen, aber sehr viele können auf dem beschriebenen Weg Selbsterfahrungen mit Ihrem Körper machen.

Wer wechselnde Schmerzen in einem Gelenk hat, kann im schmerzlosen Zustand versuchen, den Gelenkschmerz auszulösen durch schnelles Trinken von Chemiegetränken wie Cola, zuckerfreier Brause oder durch eine größere Portion Süßigkeiten wie z.B. einer Tafel Schokolade, bunter Drops usw. Tritt der Schmerz dann innerhalb von einer bis sechs Stunden auf, ist ein so erzeugter Schmerz mit 2 Litern klarem Wasser innerhalb von ein bis zwei Stunden wieder auszuwaschen!

Schmerzen kann man auswaschen

Wenn Sie wechselnde Schmerzen haben, die Sie nicht sicher zuordnen können, gibt es einen einfachen Weg der Selbstdiagnostik.
Bei akut auftretenden Schmerzen trinken Sie innerhalb von einer Stunde ca. 1-2 l reines Wasser ohne Geschmacksstoffe usw.
Handelt es sich bei den Schmerzursachen um Substanzen aus der Nahrung, die sich in Wasser lösen, dann werden Ihre Schmerzen innerhalb der Ausscheidungszeit des Wassers mit dem Urin verschwinden oder zumindest deutlich zurückgehen. Ist die Schmerzursache eine in Fett lösliche Substanz, dann verbessert sich der Schmerz oft nach der Einnahme von 3-5 oder im Einzelfall auch von 10 Ölkapseln, mit reichlich Wasser eingenommen, deutlich. Die Zeit bis zu einer Schmerzreduktion liegt bei diesen fettlöslichen Substanzen bei ca. 2-4 Stunden.

Schmerzen kann man auslöschen

Den oralen Test mit verschiedenen hoT-Substanzen im Mund habe ich im Buch mehrfach angesprochen. Wenn Sie z.B. einen akuten Knieschmerz haben, nehmen Sie z.B. reines Zink in den Mund und machen Kaubewegungen. Wenn Zink Ihr Mittel ist, wird der Schmerz sich spontan verändern und geringer werden.
Das nächst häufige Gemisch in der Wirksamkeit ist der Vitamin B-Komplex plus bei wechselnden Schmerzen. Oft löschen sich Schmerzen am Knie, in der Schulter oder an der Wirbelsäule bei der Gabe der „richtigen Moleküle" – d.h. orthomolekular – in Sekunden völlig aus, solange die reinen Substanzen im Mund sind. Die Schmerz reduzierenden Präparate sollte man für einige Wochen oder Monate regelmäßig einnehmen. Zu Beginn sollte eine höhere Dosierung gewählt werden, wie man sie in den Therapieregimen im Anhang findet.

Schmerztagebuch

Ein Schmerztagebuch ist immer dann sinnvoll, wenn man keine sichere Zuordnung zu Auslösern akut auftretender Schmerzen bei chronischem Schmerzsyndrom hat. Die Schwierigkeit einer Zuordnung zu bestimmten

Auslösern entsteht u.a. dadurch, dass verschiedene problematische Substanzen wie z.B. Nahrungsmittel, in einigen Situationen anscheinend toleriert werden, während sie in anderen Situationen zum akuten Schmerzausbruch führen können. Das liegt beispielsweise an der Tatsache, dass die Auslösung eines Schmerzes u.a. von bestimmten Schwellenmengen der angeschuldigten Substanzen abhängt. Ein Glas Cola oder Wein einer bestimmten Sorte macht u.U. keine Probleme, während ½ l Cola einen akuten Schmerzanfall auslösen kann. Eventuell kommt es aber auch erst zu einer Schmerzattacke, wenn gleichzeitig zur Cola eine Packung Kartoffelchips gegessen wird!
Außerdem ist gerade bei Frauen oft ein mehr oder minder starker Zusammenhang von Schmerz und hormoneller Regulation festzustellen. Wir kennen jedoch auch den Zusammenhang Stress – Migräne als häufige Konstellation. In beiden Zusammenhängen ist auch eine Veränderung des Ernährungsverhaltens häufig zu beobachten, so dass sich oft die Frage stellt: Sind es tatsächlich die Hormone oder der Stress, oder sind es die zu bestimmten Zeiten verstärkt konsumierten schädlichen Nahrungsmittel wie z.B. Schokoladenprodukte, Gummibären, Chips, Cola usw.? Gerade bei der Endometriose, beim PMS, bei Migräne oder beim Prüfungsstress sind die Ernährungsgewohnheiten sehr kritisch zu beurteilen. Vier Fragen stellen sich stets beim Auftreten unklarer Schmerzen: *Wo war ich? Was habe ich gegessen? Was habe ich getrunken? Was habe ich gemacht?*
Im folgenden Beispiel sind mögliche Auslöser von Schmerzen kursiv gedruckt. Sowohl die Mischung des konventionellen Gouda mit dem spanischen Wein in Verbindung mit den Chips könnten Auslöser einer Schmerzattacke sein, wie auch eine mögliche Umweltbelastung bei Willi und Ilse sowie im Kunststoff verarbeitenden Betrieb oder der dort getrunkene aromatisierte Tee.
Durch genaue Differenzierung der verschiedenen Einflüsse kommen wir im Verlauf einiger Zeit auf bestimmte wahrscheinliche Auslöser, die der Patient für einen gewissen Zeitraum gezielt meiden sollte.

Tab. 20: Schmerztagebuch

Datum/Zeit	Speisen/Schmerz	Örtlichkeit
02.05., 7.30	Müsli, Früchtetee 0,5 l	Zu Hause
10.15	*Kaffee* 0,75 l, *5 Pralinen*	Im Dienst
13.00	Mittag nach Plan der Kantine	Im Dienst
15.30	*Kaffee* 0,5 l, 1 Berliner	Im Dienst
18.45	Kräuter-Tee (KrT) 1 l, 1 ½ Stück Schwarzbrot Öko, *Margarine, Gouda*	Zu Hause
21.00 – 24.30	½ Fl *Rioja*, Pistazien, *Chips*	*Willi und Ilse*
03.05., 04.30	Aufgewacht mit Kopfschmerz (Ks) +++	Zu Hause
Bis 10.00	2 Ibuprofen 600, 1 Becher Wasser	Verspätet zum Dienst
10.30	0,5 l Kaffee Ks ++	Im Dienst
13.00	0,5 l Brühe Ks ++	Im Dienst
15.30	0,5 l Kaffeee Ks +	Im Dienst
19.00	1 Teller Kartoffelsuppe	Zu Hause
04.05., 07.15	Müsli, ½ l KrT	Zu Hause
10.00	½ l Tee *aromatisiert*	*Fa. Kunststoff-M*
13.00	1 l KrT Ks ++	Im Dienst
14.00	6 Kps. Lachsöl, 3 Vitamin B, 1,5 l Wasser Ks +++	Im Dienst
15.30	1 T Kaffee Ks +	Im Dienst
19.00	3 Kps. Lachsöl, 2 Vitamin B, 1 Stück Ökobrot mit Ökokäse, 0,75 l dünnen Schwarztee	Zu Hause
05.05., 06.45	Gut geschlafen Müsli, ½ l KrT	Zu Hause

„Genetisch bedingte" Krankheiten

Das Verständnis der Krankheiten, der Pathophysiologie, d.h. der Regulation und Chemie des Körpers im Zusammenhang mit der Entstehung einer Erkrankung, hat sich im Laufe von Jahrtausenden kontinuierlich gewandelt. War es vor mehr als zweihundert Jahren noch das Flogiston, ein gasförmiger, nicht näher fassbarer Stoff, der die Menschen krank machen sollte, so waren es noch in der Mitte des 20. Jahrhunderts meistens Bakterien und Viren, die die Erfolge der Antibiotika und Impfungen als moderne Segnungen der Medizin erleben ließen und die Medizin zur scheinbar berechenbaren Wissenschaft machten – wie moderne Operationstechniken, Bestrahlungen etc.
Seit etwa 20 Jahren setzen viele Mediziner auf die Gene und auf Gentechnik in der Medizin. Ein Gen ist, vereinfacht gesprochen, aus zwei sich überlagernden Strängen von Erbinformationen aufgebaut. Diese beiden Stränge sind an einem Punkt miteinander verknüpft, so dass vier „Arme" entstehen: meistens zwei kurze auf der einen Seite des Knotens und zwei längere an der anderen Seite.

Dieser Aufbau kann aus unterschiedlichen Gründen gestört sein. Wir kennen inzwischen Gendefekte, bei denen Teile oder ganze „Arme" bei der Zellteilung verloren gegangen sind oder an anderen Genen angeklebt sind. Das kann zu verschiedenen Krankheitsbildern führen wie beispielsweise zur Trisomie 21, dem Down-Syndrom, die ein typisches Erscheinungsbild des Patienten prägt, das wegen der Augenveränderungen an einen asiatischen Elternteil denken lässt. Ähnlich ist bei allen Betroffenen der kräftige, untersetzte Körperbau, die ähnliche Kopf- und Handform wie die kurzen Finger.

Vor diesem Hintergrund geht man heute meistens von der Konstanz einer genetischen Konstellation aus und meint, ein einmal gefundener Status von Ab- und Anschaltungen dieser Gene sei lebenslang unveränderlich. Nicht zuletzt die Fortschritte in der Stammzellforschungen zeigen unzweifelhaft, dass die Aktivierung und Inaktivierung verschiedener Gene sehr einfach möglich ist. Für den Körper ist es ein natürlicher Vorgang, unter bestimmten Umwelt- oder Infekteinflüssen den Aktivitätszustand seiner Gene zu modulieren. Beispielsweise die spontane Vermehrung der Abwehrzellen bei einer Infektion könnte auf einen solchen Schaltmechanismus zurückzuführen sein.

Diese genetische Variabilität zeigt mein schon vor ca. 20 Jahren postulierter Entstehungsmechanismus der Endometriose in besonderer Weise. Durch Umwelt- und Ernährungseinflüsse in Verbindung mit hoT-Mangel kommt es lokal bei empfindlichen Geweben der Frau zu einer genetischen Umschaltung schnell wachsender Schleimhautzellen, die nun anstatt eines Blasenepithels oder einer Bauchwandzelle zu Endometriumzellen werden – solange der schädigende Einfluss anhält. Unter unseren Therapieansätzen schaltet der Körper in mehr als 80 % der Fälle innerhalb weniger Monate die Gewebe wieder in ihre ortsständige Form zurück und die Endometriose verschwindet, wie sie gekommen ist – ohne weitere Operation. Auf gleiche Art können sich verschlossene Eileiter ohne OP wieder öffnen.
Immer wieder kommen auch Patienten in meine Praxis, bei denen scheinbar nichts zu machen ist, weil ihre Erkrankung genetisch bedingt sei. Meine Erfahrung mit der Behandlung solcher Patienten zeigt jedoch: „Genetik ist nicht alles!" Zwar gibt die Genetik einen gewissen Rahmen vor, in dem wir uns bewegen, aber oft kann doch wesentlich mehr erreicht werden, als die Schulmedizin erwarten lässt. Das liegt daran, dass der Körper in den meisten Fällen mehrere offene Wege zur Lösung eines Problems hat. Bei einem Gefäßverschluss einer Arterie kann er z.B. mit der Erhöhung des Blutdrucks reagieren, wie bei der so genannten Nierenarterienstenose (NAST) oder er kann einen Umgehungskreislauf ausbilden, wie das regelmäßig nach Verletzungen geschieht.
Störungen im Säure-Basen-Haushalt (siehe S.33ff.) können z.B. durch Veränderungen der Atmung, durch Knochenabbau bei Übersäuerung, durch alkalische Nierenausscheidung oder durch Heißhunger auf bestimmte Speisen ausgeglichen werden. Dass der Körper oft noch unerwartete Möglichkeiten bereit hält, zeigen jedoch die beiden folgenden, genetisch bedingten Krankheitsbilder exemplarisch.

P27

Praxisfall Nr. 27: Genetischer Defekt – Glasknochenkrankheit

Der kleine Patient war erst drei Monate alt und hatte schon seine eigenen

Arzt- und Krankenhauserfahrungen. Soeben geboren, stellte man bei ihm einen Bruch eines Oberschenkelknochens fest, der mit dem ganzen Bein eingegipst wurde. – Leider so schlecht, dass das Kind seither eine Beinverkürzung von ca. 2 cm hatte. Hinzu kam eine für das Krankheitsbild typische Abflachung des Hinterkopfes, die den Kopf deformiert erscheinen ließ.
Nach der genetischen Untersuchung stand die Grunderkrankung fest: Eine sehr starke Ausprägung eines genetischen Defektes, der eine normale Knochensynthese und ein normales Knochenwachstum weitgehend ausschloss. Das Kind würde lange nicht oder nie richtig krabbeln, stehen, gehen und laufen können. Es würde vor allem in den ersten Lebensjahren häufige, nicht zu vermeidende Knochenbrüche haben und viel Zeit in Kliniken verbringen müssen. Von seinen Eltern sei es zu behandeln wie ein „rohes Ei", dessen Schale jederzeit bei geringsten Knochenbelastungen zerbrechen könne. Ein für ein gesundes Kind normaler Sturz führe bei ihm unausweichlich zu Knochenbrüchen, die zudem schwer heilbar seien. Das alles lernten die geschockten Eltern in der Spezialambulanz einer Universitätsklinik von einer erfahrenen Spezialistin – selber Mutter eines solchen Kindes.
Nun waren die nach Hilfe suchenden Eltern mit dem kranken Kind in meiner Praxis und fragten, ob ich Erfahrungen mit dem Krankheitsbild hätte. Natürlich hatte ich mit diesem Gott sei Dank seltenen Krankheitsbild keinerlei Erfahrung. So konnten mir die wissenschaftlichen Zusammenhänge dieser Erkrankung auch wenig imponieren, zumal ich in meiner Praxis öfter Patienten mit „genetisch bedingten" Krankheitsbildern ohne Scheu entgegen jeder wissenschaftlichen Prognose gesund gecoacht hatte. – Und dahingehend informierte ich auch dieses verunsicherte Elternpaar.
Bei den zugrundeliegenden Stoffwechselstörungen der so genannten Osteogenesis imperfecta handelt es sich um Probleme der Mineralisation des Knochens. Da die Verkalkung sowohl der äußeren, stabilisierenden Knochenschale als auch der Balkenstrukturen z.B. im Oberschenkelhals nicht ordnungsgemäß vonstatten geht, kommt es bei geringsten Belastungen zu Knochenbrüchen. Die tolerable Belastungsgrenze kann beispielsweise schon durch einfaches Krabbeln oder Wiegen auf den aufgestützten Ellenbogen überschritten sein. Der leichte Stoß eines Armes z.B. an ein Stuhlbein kann bei dieser schweren Form schon zum Knochenbruch führen.

Die entscheidende Tatsache für mich war weniger der Nachweis eines Gendefektes als die Frage, ob ein gutes oder hoch normales Angebot an Spurenelementen, Mineralien und Vitaminen nicht im Rahmen der Selbstregulation bei diesem kleinen Patienten Umgehungswege für die Knochensynthese öffnet, die dem Schulmediziner bisher verschlossen blieben, weil er sie nie gesucht oder versucht hat. Sie erinnern sich, dass ich einen sehr großen Respekt vor den Selbstheilungskräften des Körpers habe. – Und auf diese habe ich auch in diesem Fall vertraut – kombiniert mit den bewährten Prinzipien der hoT.
Der wache kleine Patient ließ sich gut untersuchen und war dabei insgesamt unauffällig. Die AK-Testung wurde im so genannten Surrogattest mit der Mutter durchgeführt. Dabei wirkt das Surrogat – der Ersatz – sozusagen als Kabel zwischen Untersuchtem und Untersucher. Bei einem bioenergetisch wenig gestörten Kleinkind zeigt sich im Handkontakt zwischen Mutter und Kind normalerweise keine bioenergetische Veränderung. Das war hier anders! Allein das Anfassen der Hand des Kleinen reichte schon für eine Schwächung der Mutter im AK-Test. Das ist Ausdruck einer umfassend ausgeprägten, schweren Störung in der Regulationsfähigkeit des Kindes. – Vielleicht passend zum Gendefekt?
Obwohl noch so klein, testeten die Candidapilze schon positiv, was eventuell auf die Krankenhauskontakte bzw. -aufenthalte zurückzuführen sein könnte. Außerdem kann bei einer gestörten Immunität eine Infektion und Besiedelung mit Dysbionten leichter erfolgen, weil der Körper sich kaum wehren kann. Wir testeten im weiteren Verlauf am Dritten Auge des Kindes, das auch als Stirnchakra aus der indisch-ayurvedischen Medizin bekannt ist. Alle angebotenen hoT-Präparate unterstützten die Regulationsfähigkeit des Kindes spontan, so dass ich die Therapie mit einer an das Alter angepassten Standardtherapie mit dem Reha 1 Paket begann. Nach etwa vier Wochen sahen wir uns wieder. Das Kind hatte sich gut entwickelt. Es war jedoch einmal im Krankenhaus zum Frakturausschluss vorgestellt worden, weil es von einer höheren Matratze herunter gefallen war. Glücklicherweise war nichts passiert.
Nach Testung begannen wir mit der modifizierten ODS 1K und AE + Lycopin. Nach vereinzelten Literaturhinweisen spielt Vitamin A bei der Hinterkopfentwicklung eine wichtige Rolle. Nach weiteren vier Wochen sah ich das Kind

wieder in der Praxis, das sich inzwischen altersentsprechend aktiv zeigte. Es wollte krabbeln, auf den Beinen stehen und sich wiegen, was den Eltern etwas ungeheuer vorkam. Schließlich bestand dadurch eine große Gefahr für Frakturen der Oberschenkelknochen und der Wirbelsäule, wenn der Kleine fallen würde. Der Hinterkopf sah nach Einschätzung der Eltern „vielleicht etwas besser" aus. Nach AK-Test ging es weiter in die ODS 2 für den Dickdarm und unter Zugabe von ADEK, das ist eine umfassende Kombination fettlöslicher Vitamine in biologischem Leinöl.
Seither habe ich das in hoT-Dauertherapie stehende Kind in Abständen von etwa 2-3 Monaten gesehen. Es ist völlig normal entwickelt, körperlich sehr aktiv, geistig hellwach und trainiert seine Muskeln, Gelenke und Knochen wie jedes Kind von 13 Monaten. Es hat sich beim Hangeln an Tisch- und Stuhlkanten hier und da auch mal hart auf den Boden gesetzt oder ist wiederholt mit dem Kopf angeschlagen – aber alles ohne knöcherne Folgen! Der Hinterkopf hat sich inzwischen deutlich sichtbar nach außen gewölbt, so dass wir davon ausgehen, dass die Schädeldeformierung mittelfristig gar nicht mehr in Erscheinung treten wird.

Wenn der Kleine ein bis zwei Jahre älter ist, werde ich versuchen, den Fall den wissenschaftlichen Fachgesellschaften als Fallbeschreibung vorzustellen. – Die Hoffnung, dass eine solche Darstellung in Deutschland in einem Fachjournal erscheinen kann, ist jedoch leider eher gering. So müssen Eltern wohl weiter auf eigenen Wegen Lösungen suchen, anstatt in einer „Spezialsprechstunde der Universitäts-Klinik" eine wirklich diesen Namen rechtfertigende Lösung der Gesundheitsprobleme ihrer Kinder zu finden. Das gilt leider bisher auch für Kinder mit „genetischem Minderwuchs", die auf die „Kopfdüngung" mit der hoT teilweise mit einem Wachstumsschub ansprachen, nachdem die universitär applizierten Wachstumshormone gar nichts gebracht hatten.

P28

Praxisfall Nr. 28: Morbus Bechterew – Genetik ist nicht alles!

Der Patient war Mitte 30 und seit Jahren schwer krank. Seit seinem zwanzigsten Lebensjahr hatte er ca. 20 cm seiner Körpergröße eingebüßt, weil sein Rücken sich immer mehr nach vorn verkrümmt hatte.
Dabei hatten sich zunehmend auch die Hüftgelenke verändert, weil das Becken immer mehr gekippt war und die gesamte Statik des Körpers durcheinander geraten war.
Zu mir kam dieser trotz einiger anderer schwerer Belastungen positiv gestimmte Patient wegen der starken Schmerzen, die ihm niemand nehmen konnte. Mehrere Klinikaufenthalte und mehrfache Besuche eines Rheumasanatoriums hatten zu einer Maximaltherapie seines unheilbaren Krankheitsbildes geführt. Er war nach dem im Rheumasanatorium durchgeführten Gentest HLA 27 positiv, d.h. er ist Träger einer Genvariante, die Ursache für die Bechterewerkrankung ist. Seither hatte er eine maximale schulmedizinische Medikation mit Cortison, Methotrexat – ein Krebsmedikament, das seinerseits nach zwanzig Jahren Therapie Krebs auslösen kann – sowie mit einem Medikament, das man auch bei chronischen Darmerkrankungen gern in Kombination mit Cortison gibt. Zusätzlich nahm er starke Schmerzmittel, die jedoch kaum noch einen Effekt zeigten. Er litt unter Dauerschmerzen, die Menschen mittelfristig zerstören können.
Im Stehen fiel auf, dass der Patient wegen seiner starken Rückenkrümmung gar nicht zur Decke sehen konnte. Das Heben des Kopfes war ihm unmöglich. Seine Hüften hatten einen falschen Einstellwinkel und seine Knie hatten eine fixierte Krümmung, die das Stehen deutlich erschwerte.
Bei der Eingangsuntersuchung war ein normales Liegen auf dem Rücken nicht möglich wegen der starken Rückenkrümmung sowie wegen der starken Schmerzen. Lediglich die Schultern waren einigermaßen frei in der Beweglichkeit. Hüften und Knie waren mittelgradig gebeugt, eingeschränkt beweglich und schmerzten bei jedem Versuch, sie etwas stärker zu bewegen.
Also begannen wir sofort mit der AK-Testung. Alle Muskeln mit den zugeordneten Meridianen waren, soweit sie sich wegen der Schmerzen überhaupt testen ließen, gestört. Als der Patient die Candidanosode in der Hand hielt,

waren die zuvor schwachen Muskeln stark und die Gelenkschmerzen auf wundersame Weise reduziert. Als er 3-SymBiose in den Mund nahm, waren die Rückenschmerzen plötzlich weg. So blieb es fast während aller Testungen reiner hoT-Orthomolekularia im Mund. Aus diesen Befunden war abzuleiten, dass ein Hauptauslöser der starken Schmerzen sicher der Candidabefall des Darmes war. Dies Thema hatte der Patient wegen seiner häufigen Blähungen und seines Völlegefühls mehrfach den behandelnden Ärzten in Kliniken und im Sanatorium ohne Erfolg vorgetragen. „Pilze machen keine Blähungen – und Schmerzen schon gar nicht!" war die übliche Antwort gewesen.

Normalerweise beginne ich bei meinen Patienten nach der Eingangsuntersuchung zunächst mit der hoT-Basisversorgung, um erst nach einer Darmsanierung eventuell mit anderen Verfahren weiter zu behandeln. Wegen der starken Schmerzen testeten wir in diesem Fall jedoch schon in der ersten Sitzung homöopathische Komplexmittel für eine Potenzierte Eigenblutbehandlung (siehe S. 318f.) aus. Insgesamt vier verschiedene Präparate kamen zur Anwendung: je eines für die Leber, die Bauchspeicheldrüse, die Nieren sowie ein antirheumatisches Präparat. Das antirheumatische Präparat wurde zu Beginn in die Vene gespritzt und dabei etwas Blut entnommen. Mit diesem Blut wurde die nächste Ampulle aufgezogen und mit einem Lokalanästhetikum verdünnt. In diesem Fall hatte ich das Mittel für die Leber aufgezogen und injizierte nun an Meridianpunkte des Lebermeridians. Anschließend wurden der Milz-Pankreas-Meridian und der Nierenmeridian in gleicher Weise behandelt. Nach dieser Behandlung konnte sich der Patient wieder anziehen. Er stand etwas gerader, hatte überhaupt keine Schmerzen und konnte sogar den Kopf soweit heben, dass er zur Decke sehen konnte. Wir sahen uns wegen der PEB nun zweimal pro Woche. Der Therapieerfolg hielt jeweils zwei bis drei Tage an. Dann begannen die Schmerzen wieder. Am Montag unserer zweiten Behandlungswoche rief mich der Patient an, weil er am Sonntag wieder sehr starke Schmerzen bekommen hatte.

Auf meine Frage nach seiner Ernährung antwortete er etwas ungeduldig, von dem einen Stück Moccatorte könnten die Schmerzen ja wohl kaum kommen. Auf meine Frage, wie lange nach Verspeisen der Moccatorte denn die Schmerzen aufgetreten seien, war er zunächst erstaunt. „Wie kommen Sie darauf, dass die Schmerzen nach der Torte aufgetreten sind?" fragte er.

„Sind sie oder sind sie nicht?" war meine Gegenfrage. Sie waren tatsächlich etwa zwei Stunden nach dem einen Stück Torte aufgetreten und hatten sich auch durch starke Schmerzmittel nicht vertreiben lassen. Ich empfahl dem Patienten, bei der nächsten Sünde nicht Schmerzmittel zu nehmen, sondern innerhalb von einer Stunde mindestens zwei Liter reines Wasser zu trinken. Dann erklärte ich ihm den Auswascheffekt (siehe S. 278) bei Belastungen des Darmes durch Chemikalien in der Nahrung.

Beim nächsten Besuch berichtete er mir von einer neuen Sünde mit Schokolade – und ganz begeistert von seiner Erfahrung mit dem Auswaschen mit klarem Wasser. Er hatte einem Riegel Schokolade nicht widerstehen können. Das rächte sich innerhalb von einer Stunde mit extremen Schmerzen. 1½ l Wasser brachten ihm innerhalb von knapp zwei Stunden sein Wohlbefinden wieder zurück.

Kürzlich berichtete mir der inzwischen wesentlich mobilere und ausgeglichenere Patient von einem Erlebnis mit seinem Chef. Der kam vormittags zu ihm mit der Bitte um eine Schmerztablette. Er hätte starke Kopfschmerzen seit dem Frühstück. „Nichts da! Du trinkst jetzt erst mal zwei Liter Wasser, dann ist der Kopfschmerz schnell vorbei auch ohne Tablette. Das Gift kannst Du Dir wirklich sparen!" Dann hatte er dem erstaunten Chef seine Theorie vom Auswaschen der Stoffwechselgifte erklärt und der war seinem Rat tatsächlich gefolgt. Innerhalb von nur gut einer Stunde war er schmerzfrei. „Ist das nicht toll!?" fragte mich mein Patient stolz. Ich konnte nur noch zustimmen.

BEHANDLUNG VON MUSIKERN MIT DER HOT

Musiker haben Gesundheitsprobleme wie jeder andere? Ja und nein! Denn sowohl die Art und Haltung eines Instrumentes als auch die Tatsache, dass Musiker gerade auf Reisen ein sehr unregelmäßiges Leben mit viel Stress haben, führt zu spezifischen Krankheitsmustern. Besonders Konzertreisen lassen sich nicht unbedingt mit den normalen Belastungen eines Berufstätigen vergleichen.

Die in diesem Buch empfohlene Ernährung kann auf Reisen nicht immer sichergestellt werden. Besonders für Musiker mit Nahrungsmittelunverträglichkeiten stellt das ein Problem dar: Sie fühlen sich unterwegs hinsichtlich ihrer Verdauung nicht wohl und sind vermindert leistungsfähig. Hinzu kommen Unverträglichkeitsreaktionen auf Konservierungsmittel oder andere E-Stoffe und ungewohnte, aus anderen Kulturkreisen stammende Nahrungsmittel. Diese Reaktionen können sich an plötzlich auftretenden muskulären und neurologischen Störungen zeigen, die einen Auftritt schnell zu einem Martyrium werden lassen.

Nicht zuletzt der Stress des Solisten, aber auch des Orchestermusikers beim Auftritt, verbrauchen besonders viele Orthomolekularia, die durch minderwertige Nahrung und ein gestörtes Verdauungssystem nicht zeitgerecht ersetzt werden können. Es kommt mittelfristig über die Verstärkung bestehender Defizite und eine Überlastung der Grundsubstanz mit Nahrungsmittelgiften zum Burnout-Syndrom, zu chronischen Schmerzsyndromen sowie zu Bewegungsstörungen oder Verkrampfungen beispielsweise in den Händen bei schnellen Läufen.

Eine Geigenhand mit Gelenkstörungen im Daumen? – Undenkbar? Ein Fußballer, der sein Fußgelenk nicht beherrscht? – Geht nicht? Sie wären erstaunt, wenn Sie wüssten, wer alles mit derartigen Störungen im Rampenlicht agiert.

Naturheilkundliche Therapie

Da die Ernährung und Stressursachen vor Ort meistens wenig zu beeinflussen sind, sollte man eigentlich nur fit zu Konzerten und auf Reisen gehen. Eine umfassende hoT in der Vorbereitungszeit mit einer dauerhaften orthomolekularen Darmpflege[1] ist die beste Prophylaxe. Die Beherrschung von Entspannungstechniken wie das Autogene Training oder Atemübungen aus dem Therapieprogramm von Prof. Ilse Middendorfs „Der erfahrbare Atem"[2] können vor Ort schnell eine deutliche Entlastung bringen. So gepflegt kann ein sonst gesundes Ökosystem auch gelegentliche Belastungen locker kompensieren. Darüber hinaus sollte man, soweit möglich, ökologische Nahrungsmittel mitführen, wenn sie nicht vor Ort zu beschaffen sind. Meinen chronisch Kranken empfehle ich gern als essbare Alternative ökologisches „Trockenfutter" wie Sesamminis von Rapunzel, Trockenobst und Nüsse oder Früchteriegel, aber auch beispielsweise ein Öko-Brühegranulat zur Herstellung einer „heißen" Mahlzeit. Das ist ernährungsphysiologisch allemal besser als ein Gang Fastfood.

Ein anderer wichtiger Aspekt ist die neurologische und muskuläre Funktionsfähigkeit des Körpers. Oft schleichen sich über einen längeren Zeitraum durch Infekte, Antibiotika-Therapien, Stress oder Traumen Irritationen und Fehlsteuerungen im Nervensystem ein, die bei einem guten osteopatischen Check auffallen. Bei vielen Berufsmusikern, aber auch bei Leistungssportlern, finden sich immer wieder muskuläre Störungen der Hand- und Fingergelenke sowie der Sprunggelenke. Das ist eigentlich verwunderlich, wenn man berücksichtigt, dass die Feinmotorik der Hand oder des Fußes durch diese Gelenke mit gesteuert wird – und dass diese Funktionen z.B. beim Solisten oder Profi-Fußballer das wichtigste Handwerkszeug im hoch spezialisierten Beruf darstellen.

Solche Störfelder sollten mit sanften Techniken prophylaktisch korrigiert werden bevor sie Beschwerden machen. Diese Behandlungen sind bei guten Therapeuten meistens nur wenige Male notwendig, da dann das ursächliche Problem gelöst sein sollte. Unter einer an die persönlichen Verhältnisse ange-

1 Langfristig 3-SymBiose plus neben dem persönlichen Bedarf an Orthomolekularia

2 Therapeutenliste über Ilse Middendorf–Zentrum in Berlin

passten hoT halten diese Korrekturen langfristig, im Gegensatz zu den wiederholten osteopatischen Behandlungen (siehe S. 195ff.) ohne hoT, bei denen der Patient oft beim Verlassen der Praxis schon fühlt, dass sich die alten Verspannungen wieder aufbauen.

Bei typischen Krankheitsbildern, wie sie der Normalbürger auch haben kann, lesen Sie bitte unter den entsprechenden Stichworten nach: Schulter-Arm-Syndrom, Wirbelsäulensyndrom, Burnout-Syndrom, Stress, Durchfall usw.

Wenn Sie eine längere Therapeutenkarriere haben und in medizinischen Termini bewandert sind, können Sie für sich selber in den Tabellen zur Muskel-Meridian-hoT-Kybernetik (siehe S. 320ff.) nachlesen, welche Substanzen in Ihrem Fall schnell eine Besserung muskulärer Beschwerden erwarten lassen. Dann können Sie auch auf Reisen, soweit mitgeführt, auf Ihre Therapeutika zurückgreifen und sofort gegensteuern, bevor Sie in Ihrer Aktionsfähigkeit soweit eingeschränkt sind, dass scheinbar nur noch Cortison und Schmerzmittel helfen können. In sehr hartnäckigen Fällen sollten Sie auch stets Ceres[3] Hypericum comp. und Ceres Taraxacum comp. auf Reisen bei sich haben, um mit jeweils 2-4 Tropfen Ihre Leber- und Bauchspeicheldrüsenfunktion gegenüber Belastungen mit schlecht verträglicher konventioneller Nahrung zu unterstützen. Im Einzelfall kann die Unterstützung der Verdauung durch reines, hypoallergen verkapseltes Pankreatin notwendig sein. Dazu ist jedoch eine Apotheken-Rezeptur notwendig, die Sie ggf. über unsere Praxis erhalten können. Das Ziel unserer Therapie ist, die Wahrnehmung des Patienten so weit zu schulen, dass er selber Vorzeichen von Störungen spüren kann und die für seine Situation passenden Lösungen schnell selber zur Hand hat. Das können in einem Fall zwei Liter Wasser innerhalb von einer Stunde zu trinken sein, um wasserlösliche E-Stoffe schnellstmöglich wieder auszuschleusen. Das kann im nächsten Fall eine hohe Dosis von drei- bis fünfmal 2 Kapseln Vitamin B-Komplex plus oder ADEK sein, um das beginnende Schmerzsyndrom gezielt zu entspannen.

Eine nicht geringe Zahl meiner Patienten hat sich durch ständiges Training soweit sensibilisiert, dass sie schon beim Betrachten bestimmter Speisen und Getränke wissen, dass es wohl besser sei, auf das Angebotene zu verzichten.

3 Bezugsquelle in Deutschland Alcea siehe S. 352

Dass in diesem Wahrnehmungstraining sensible Musiker besser abschneiden als robuste Fußballer ist sicher nachvollziehbar.

Epicondylitis – Schmerzen am Ellenbogen

Der Ellenbogen bildet mit den anliegenden Unterarmknochen die Basis der Hand- und Fingermuskulatur und ist damit entscheidend an der Funktion des Handgelenkes und der Finger beteiligt. Überlastungen und Fehlhaltungen beim Musizieren können schnell zu schmerzhaften Bewegungseinschränkungen führen. Am Ellenbogen, wie anderswo im Körper auch, zeigen sich Störungen im Fluss der Meridianenergie als Schmerzen. Da dort mehrere wichtige Meridiane verlaufen, erscheint der Krankheitsprozess für konventionell arbeitende Therapeuten sehr komplex und oft therapieresistent.

1. Außen verläuft vom Ellenbogen über das Daumengrundgelenk durch die Tabatiere bis zur Zeigefingerspitze der *Dickdarm-Meridian*. Ernährung heißt hier der zentrale Ansatz – neben biologischer Aufwertung der Kost und orthomolekularer Darmsanierung (ODS).
2. Vom „Musikknochen“ bis zur Kleinfingerspitze verläuft der *Dünndarm-Meridian*. Auch hier heißt der zentrale Ansatz Ernährung – neben biologischer Aufwertung der Kost und ODS.
3. Zwischen diesen beiden Meridianen verläuft vor dem Ellenbogenknochen bis zur Ringfingerspitze der *Drei-Erwärmer*, ein Energie-Meridian. Hier bietet die hoT den Therapieansatz der Wahl.
4. Beim Blick in Ihre Handfläche verläuft vom Ellenbogen durch das Handgelenk bis zum Kleinfinger der *Herzmeridian*. Stressmanagement wäre hier neben der hoT das passende Stichwort. Bei Schmerzen im Meridianverlauf im linken Unterarm sollte ggf. eine Herzuntersuchung zum Ausschluss von Arteriosklerose durchgeführt werden.
5. Auf der Daumenseite verläuft vom Ellenbogen bis zur Daumenspitze der *Lungenmeridian*, der auch an Daumenschmerzen beteiligt sein kann. Auch hier heißt der Therapieansatz hoT neben einer verbesserten Atemtechnik und mindestens zwei Litern reinem Wasser täglich!
6. Zwischen dem Lungen- und dem Herzmeridian verläuft mittig der *Kreis-*

lauf-Sex-Meridian, der auch Pericard genannt wird, durch das Handgelenk bis zum Mittelfinger. Nicht zuletzt auch hier heißt der Therapieansatz hoT mit Schwerpunkt bei den Omega-3-Fettsäuren und fettlöslichen Vitaminen!

Unter Berücksichtigung des Akupunktursystems wird schnell die Komplexität der möglichen Schmerzsyndrome am Ellenbogen klar. Die davon abzuleitenden Lösungsansätze sind auch für Patienten logisch nachvollziehbar, die *„nicht an die Naturheilkunde glauben"*. – Spätestens wenn ihre lange bestehenden Schmerzen und Bewegungseinschränkungen beim Verlassen meiner Praxis verschwunden sind, wächst das Verständnis für die natürliche Selbstregulation.

Bei der Epicondylitis stehen der Vitamin B-Komplex plus, das reine Zink, die Spurenelemente und auch Magnesium-Calcium zum Basenausgleich im Vordergrund. Viele Patienten sprechen in der Schmerzlöschung jedoch besonders gut auf 3-SymBiose plus an. Die ist ein Hinweis auf chronische Darmstörungen. Ausreichend frische Luft für den Lungenmeridian oder auch genügend reines Wasser – mindestens zwei Liter pro Tag – zur Entschlackung der Gewebe sind oft der erste Schritt zu mehr Gesundheit.

Eine Potenzierte Eigenblutbehandlung kann oft noch Restschmerzen und Bewegungseinschränkungen am Ellenbogen lösen, so dass der Patient völlig ohne Einschränkungen die Praxis verlassen kann. Das gelingt in mehr als 80 % der Fälle – auch wenn das Ihre behandelnden Spezialisten nicht so gerne hören.

Sehnenscheidenentzündung

Bei Überlastungen und Fehlhaltungen durch Musizieren kann es leicht zu schmerzhaften Bewegungseinschränkungen kommen, die sich am Unterarm gelegentlich als Sehnenscheidenentzündung manifestieren. Die innere Reibung in den Sehnenscheiden an der Innenseite des Unterarmes kann bei Bewegung der Finger so stark ansteigen, dass neben dem inneren Schmerz ein Reiben von außen deutlich fühlbar wird.

Die Veränderung der Viskosität des Sehnenscheiden-Gels hängt oft mit einer

starken Übersäuerung des Körpers zusammen, kann jedoch z.B. auf Zink spontan mit einer fühlbaren Schmerzreduzierung und verringerter Reibung ansprechen.
Zur Testung der Übersäuerung bietet sich das Kauen von hypoallergenem Magnesium-Calcium an. Oft kommt es darunter innerhalb weniger Minuten zur Abschwellung und freieren Beweglichkeit von Fingern und Handgelenk. Wenn wir uns nach der Ursache dieser Spontanwirkung fragen, dann hängt die Lokalisation der Entzündung zuerst mit dem Lungenmeridian zusammen. Über die Lunge steuert der Körper neben der Niere seine Säure-Basen-Bilanz. Also ist frische Luft, Basenkost (siehe S. 36) und eine umfassende hoT zur Stabilisierung einer gesunden Ausscheidung überflüssiger Säuren und Stoffwechselschlacken der therapeutische Ansatz für dieses oft langwierige, wiederholt auftretende Krankheitsbild.

Rhizarthrose – Schmerzen am Daumengelenk

Das ist ein häufiges Krankheitsbild gerade bei Musikern, die ihre Daumen oft überstrapazieren und auf ihre Ernährung meist wenig achten. Belastend kommt Stress hinzu, der oft dazu führt, dass die Atmung abflacht und die Lunge über Stunden schlechter belüftet wird. Die Ernährung spielt hier eine wichtige Rolle, weil über dieses Gelenk auf der Außenseite der Dickdarm-Meridian sowie am Daumenballen innen der Lungenmeridian zieht. Hier können sich Störungen des Dickdarms sowie des gekoppelten Lungenmeridians besonders schmerzhaft manifestieren.
Die eingesetzten Antirheumatika helfen oft wenig und verschleiern die ursächlichen Probleme, ohne sie zu lösen. Beim Daumen spielt reines Zink eine zentrale Rolle, das man in diesem Kontext wie beim trockenen Auge schon als Wundermittel ansprechen könnte. Mehr als 60 % der Patienten mit starken chronischen Schmerzen an den Daumengrundgelenken werden innerhalb von einer Minute völlig schmerzfrei, wenn sie hypoallergenes Zink kauen. Dann steht auch wieder die normale Kraft des Daumens zur Verfügung – völlig ohne Schmerzen!

Praxisfall Nr. 29: Ansatz und Haltung eines Bläsers im Orchester

Der Amerikaner war als Bläser seit mehr als 20 Jahren in einem renommierten deutschen Orchester angestellt und wurde in New York auch jetzt noch hinsichtlich seines Ansatzes und seiner Intonation betreut. Bei Problemen der Halswirbelsäule, des Rückens und der Bauchmuskulatur, die besonders bei Wagneraufführungen beansprucht werden, hatte er sich wiederholt durch einen manuellen Therapeuten in New York behandeln lassen. Nun war das Problem wieder akut, aber er hatte terminlich nicht die Möglichkeit nach Amerika zu fliegen.

Da wir uns schon seit geraumer Zeit wegen anderer Beschwerden kannten, konsultierte er mich. Bei der eingehenden Untersuchung teste ich mit Applied Kinesiology (siehe S. 189ff.) alle betroffenen Muskelgruppen durch, aber es fand sich keine wirkliche Störung. Dann ließ ich ihn zur Belastung sein Mundstück ansetzen und blasen. Unter dieser Aktivität brach die zuvor starke Testmuskulatur als Zeichen einer Stressbelastung sofort ein. Wir diskutierten seinen Ansatz und stellten ihn nach dem AK-Test neu ein. „So kann ich nicht blasen!" hieß es sofort. Das sollte er auch gar nicht. Er hatte nun den Auftrag, täglich zunehmend mit dem neuen Ansatz zu üben und nach etwa drei bis vier Wochen in der Oper in neuer Haltung erstmals zu spielen. Zwischenzeitlich telefonierten wir einige Male, um seine hoT anzupassen und über die Ansatzprobleme zu diskutieren.

Etwa vier Wochen später rief mich der Hornist nach seinem ersten Auftritt unter neuem Ansatz begeistert an. Er hatte nicht nur den ganzen Abend wesentlich frischer gespielt, sondern er war anschließend noch fit genug für einen gemeinsamen Umtrunk im Orchester – was schon lange bei Wagner-Opern nicht mehr der Fall gewesen war!

Wie die Göttinger Wohlfühlstudie (siehe S. 126ff.) gezeigt hat, lassen sich mit dem Wohlfühlpaket und einer sich daran anschließenden orthomolekularen Darmsanierung Aktivität und Stimmung deutlich steigern, während depressive Anteile und Müdigkeit deutlich zurückgehen bzw. verschwinden.
Diese Daten sind nicht nur hinsichtlich der Motivation des Leistungssportlers höchst interessant, sondern sie spielen auch im Bereich der Infektprophylaxe vor und beim Wettkampf im Zusammenhang mit der Psycho-Immunologie eine leistungsoptimierende Rolle. Parallel zu obigen Ergebnissen zeigte sich, dass sich alle gastrointestinalen Störungen in nur zwei Monaten um 93 % reduzierten. Das ist wichtig für die Muskelleistung vor allem von Rumpf und Beinen!

Muskuläre Kybernetik und Leistungsfähigkeit

Die körperliche Nettoleistung eines Spitzensportlers kann man als Differenz der theoretischen Muskelkraft minus der Summe innerer und äußerer Widerstände verstehen. Die inneren Widerstände hängen von der frei fließenden Meridianenergie ab, die sich aus den zur Verfügung stehenden Orthomolekularia speist. Der tatsächliche Gehalt des Körpers an essenziellen Orthomolekularia spiegelt das Ergebnis von Ernährung und Verdauungsleistung wider.
Die Tabellen auf S. 320ff. zeigen aus der AK bekannte Zusammenhänge zwischen Muskeln, Meridianen und Organen sowie der hypoallergenen orthomolekularen Therapie. Die Organbezüge zu intestinalen Funktionen sind evident.
Äußere Widerstände können z.B. Fahrtwind, Steigungen im Gelände, Wasserviskosität, aber auch die Elastizität der Sportkleidung sowie niedrige

Wettkampftemperaturen sein. Innere Widerstände sind z.B. muskuläre Verspannungen durch verminderte Sauerstoffversorgung bei O_2-Verwertungsstörungen, innere Reibungsverluste durch zu niedrige „Betriebstemperatur", aber auch neurologische Störungen, die eine optimale Steuerung der Arbeits- und Haltemuskulatur konterkarieren. Der innere Widerstand kann allein durch eine zu geringe Wasserzufuhr ins Gewebe signifikant ansteigen, wie andererseits ein relativer Mangel an Orthomolekularia wie Magnesium oder Kalium die Nettoleistung eines Muskels deutlich reduzieren kann. Nicht zuletzt das Säure-Basen-Gleichgewicht in der Grundsubstanz entscheidet, wie gut die Zellen und Mitochondrien mit Nährstoffen versorgt werden und wie gut Schlackenstoffe wie Laktat abtransportiert und andernorts verstoffwechselt werden können.
Die untenstehende Abbildung zeigt die regulativen Zusammenhänge am Oberschenkel und Knie von medial. An der Kniegelenkfunktion sind Muskeln mit Meridianbezug zu Dünndarm, Dickdarm, Gallenblase sowie zur Nebenniere, d.h. zu unserem Stressorgan beteiligt. Der Innenmeniskus wird vom Musculus sartorius geführt und zeigt durch eventuell vorhandene Schmerzen oder Einrisse Störungen im Stressmanagement des Leistungssportlers an. Eine Operation ist meistens kontraindiziert! Die Muskel-Meridiantabellen (S. 320ff.) zeigen die Möglichkeiten der Leistungsoptimierung im Wechselspiel von intestinalen und muskulären Funktionszuständen zu bestimmten Orthomolekularia.

Abb. 38: Muskel-Meridian-Beziehungen

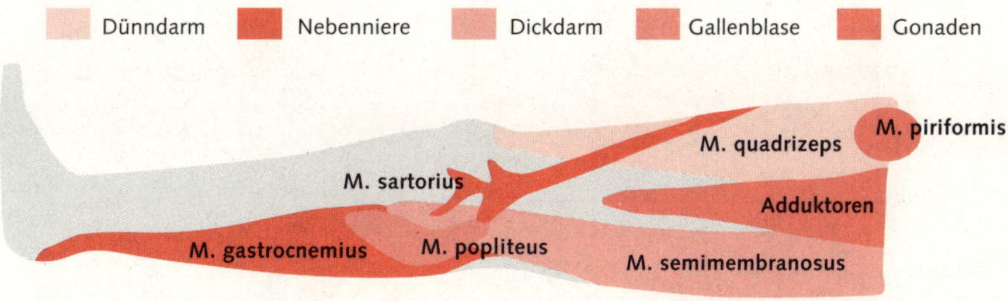

Ein Innenmeniskus-Sartorius-Schmerz ist immer Ausdruck einer Stressstörung und in mehr als 80 % der Fälle keine OP-Indikation. Die hoT bietet einen alternativen Lösungsansatz mit der Gabe von Vitamin B-Komplex plus, Vitamin AE + Lycopin, Spurenelementen und Magnesium-Calcium.

Sportmedizinische Ergebnisse der hoT

Zunächst folgen die Resultate einer umfassenden hoT bei einem Goldmedaillengewinner im maritimen Fünfkampf. Bei der Laktatmessung zeigte sich eine Anhebung der Ausdauerleistungsgrenze um knapp 10 % sowie der Spitzenleistung um 1,2 %. Es kam zu einer um 6 % höheren Ausschöpfung seiner körperlichen Ausdauerleistung von 72 % auf 78 % seiner Maximalleistung. Das Laktat fiel trotz dieser signifikant höheren Leistungsfähigkeit im Ausdauerbereich um 18 %. Die Herzfrequenz unter Maximalbelastung ist gleichzeitig um ca. 6 % gesunken.

Abb. 39: Maritimer 5-Kämpfer unter der hoT

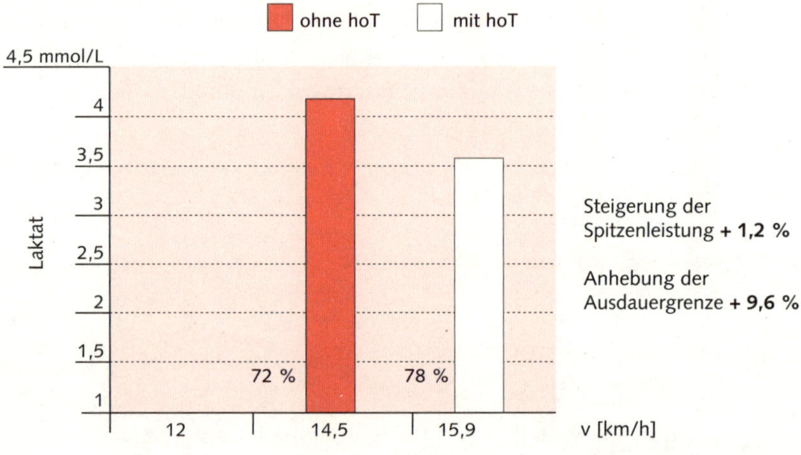

Der nächste Fall zeigt den Herzfrequenzverlauf unter hoT bei einem ehemaligen Weltmeister im Gehen über 50 km. Der Leistungssteigerung bezüglich seiner maximalen Geh-Geschwindigkeit um 5 % steht der Abfall der Maximalfrequenz des Herzens um 6,3 % gegenüber. Der Abfall des Laktatwertes unter seiner bisherigen Spitzengeschwindigkeit von 4,0 m/s lag bei 33 %. Der Laktatwert unter der neuen maximalen Ausdauergeschwindigkeit von 4,2 m/s lag mit 6,0 mmol/l immer noch 5 % unter seinem bisherigen Höchstwert von 6,3 mmol/l vor der hoT.

Abb. 40: 50 km Geher unter der hoT

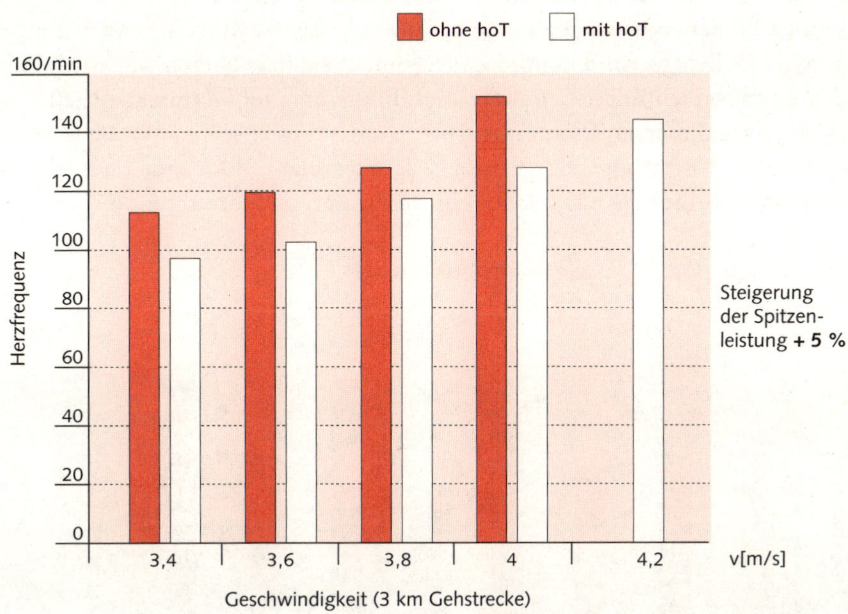

Darüber hinaus haben mit der hoT behandelte Sportler ein besseres Körpergefühl mit einer beschleunigten Rekonvaleszenz nach Wettkämpfen sowie subjektiv wesentlich geringerem Muskelkater nach Maximalbelastungen im Wettkampf. Die Infektanfälligkeit ist signifikant erniedrigt, wie die Erfahrungen eines österreichischen Crossboarders im Sommertraining in den Anden zeigten: Beim gemeinsamen Training mit der deutschen Ski-Nationalmannschaft litten alle Sportler und Betreuer unter einem hochfieberhaften Infekt. Allein der hoT-Substituierte wurde nach eigenen Worten „durch Wunderhand" vor dem Infekt mit mehrtägigem Trainingsausfall geschützt.

Weitere Erfolge der hoT bei Sportlern

Unten finden Sie das Ergebnis einer orthomolekularen Schmerzlöschung in einer Fürther Schmerzklinik bei einem jungen Mann von 36 Jahren, der seit ca. zehn Jahren Schmerzpatient war und fünf Schmerz-Operationen hinter sich hatte. Seit acht Jahren nahm er 250 bis 300 mg Morphium pro Tag. Er kam im Gehwagen und konnte weder seine Füße heben noch war er mobil in der Wirbelsäule und im Schultergürtel. In diesem Fall löschte erst Q10 Vitamin C die Schmerzen spontan zu 100 % unter Verbesserung der Beinmobilität. Durch 3-SymBiose plus wurden alle muskulären Blockaden aufgehoben und sowohl Kopf als auch Schultergürtel waren schmerzfrei mobil.

Abb. 41: Orthomolekulare Schmerzlöschung

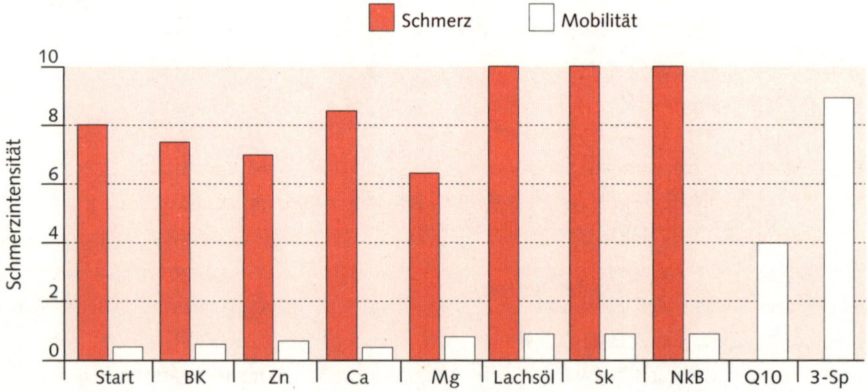

BK = Vitamin B-Komplex plus
Sk = Schwarzkümmelöl
NkB = Nachtkerzen-Borretschöl
3-Sp = 3 Symbiose plus

Eine breit angelegte hoT mit Einschluss einer konsequenten Darmsanierung auf Basis einer gesunden Frischkosternährung löst Blockaden und führt zu deutlich erhöhten muskulären und mentalen Leistungen im Spitzensport. Neben der besseren Ausdauer und der hier nicht angesprochenen verbesserten Geschicklichkeit, die sich z.B. kurz nach ihrem Unfall 2000 bei Martina Ertl 2001 in St. Anton oder bei der Fußballmannschaft von Schalke 04 durch geringere Verletzungshäufigkeit und -schwere bei besserem Torergebnis zeigt, sinkt die maximale Herzfrequenz bei fast allen hoT-betreuten Sportlern um ca. 8 bis 12 Schläge pro Minute. Das Laktat unter Maximalbelastung sinkt um 25 bis 35 %.

Muskuläre Verspannungen und Krämpfe, die oft den Abbruch eines Wettkampfes gerade beim Ausdauersportler zur Folge haben, können durch eine an den Sportler angepasste Substitution von Mineralstoffen und Spurenelementen in Verbindung mit reinen Vitaminen meistens vermieden bzw. schnell beseitigt werden. Dazu testen wir geeignete Mineralstoffmischungen in ökologischem Apfelsaft und Wasser als Wettkampf begleitendes Fitnessgetränk, angepasst an die persönlichen Bedürfnisse des Sportlers.

Das oft zu beobachtende Erbrechen im Wettkampf ist meistens ursächlich mit der schlechten Qualität der Wettkampfsubstitution durch Fitnessgetränke, die reich an Lebensmittel-Chemikalien sind, zu erklären. Leider hält das Erbrechen den Ausdauersportler im Wettkampf nicht nur auf, sondern es kostet auch Energie, die am Ende des Wettkampfes zur Erreichung von Bestzeiten fehlt.

Ein kanadischer Teilnehmer der 29. Sportweltspiele 2008 in Garmisch-Partenkirchen stellte sich zu Wochenbeginn bei uns mit Muskelkrämpfen in der Wade vor und überlegte, an den sportlichen Wettbewerben gar nicht erst teilzunehmen. Durch orale Schmerzlöschung mit verschiedenen hypoallergenen Reinsubstraten kam es zu einer effektiven Lösung der Krämpfe und der aktiven Teilnahme des Kollegen am ersten Schwimmwettbewerb stand nichts mehr im Wege. Durch tägliche Substitution konnte dieser Mittsechziger innerhalb von 5 Tagen 5 Goldmedaillen und eine Bronzemedaille erwerben.

Ist die hoT bei diesen guten Ergebnissen nun eine besondere Form des Dopings? Nein, ganz sicher nicht! Denn wir alle haben gelernt, dass hohe Zellmembranpotentiale zwischen 80 und 90 mV die Basis einer gesunden Zellfunktion sind. – Diese Spannung kann jedoch nur dann effektiv aufgebaut werden, wenn ausreichend Kalium, Magnesium, Natrium und Calcium sowie Wasser in der die Zellen umgebenden Matrix vorliegen (siehe S. 170f.). Bei der heutigen Minderversorgung mit Vitaminen, Mineralien und Spurenelementen, die im April 2008 wieder durch einen eindrucksvollen Bericht des Kölner Stadtanzeigers[1] bestätigt wurde, leiden wir Mangel an vollen Töpfen. Nach der publizierten Untersuchung sind zum Beispiel in holländischem Obst und Gemüse kaum noch Vitamine, Spurenelemente und Mineralien nachweisbar. Dann kann man sich natürlich vor einem Leistungseinbruch oder chronischer Müdigkeit auch nicht dadurch schützen, wie von der D-A-CH[2] empfohlen mindestens fünfmal am Tage Frischkost zu essen – solange das Obst und Gemüse aus Holland kommt!

P30

Praxisfall Nr. 30: Kniegelenkfraktur – ein Beinbruch fast ohne Schmerzen

Die Selbsterfahrung liefert gerade für ganzheitliche Therapeuten oft Schlüsselerlebnisse, die das weitere Vorgehen bei der Patientenbehandlung langfristig beeinflussen.
So ist auch meine Tibiakopf-Impressionsfraktur, d.h. ein Kniegelenksbruch, für meine Schmerztherapie ein einschneidendes Erlebnis gewesen. Dass ein gebrochenes Knie starke Schmerzen verursacht, können Sie sich sicherlich vorstellen. Da ich jedoch schon vor meinem Skiunfall gut orthomolekular versorgt war, waren die Schmerzen gar nicht so stark wie erwartet, so dass ich zunächst auf Schmerzmittel verzichten konnte.
Leider musste ich in der Klinik zwei Tage auf meine Operation warten, weil es um die Jahreswende in der Skiregion viele offene, blutende Frakturen gab, die zuerst versorgt werden mussten. Mein Knie mit einer Achsabweichung des Unterschenkels nach außen um ca. 25 Grad war ohne jede äußere Verletzung und musste deshalb zurückstehen. In dieser Zeit versuchte mein Körper mit der Knochenheilung zu starten, die offenbar viele Orthomolekularia ver-

1 http://www.orthomolekularia.info/fileadmin/download/Dem_Gemuese_fehlen_Vitamine_KStA_0408.pdf

brauchte, so dass sich zunehmend Schmerzen einstellten.

Nachdem meine Frau mir unsere Reisekiste mit Präparaten in die Klinik gebracht hatte, testete ich oral immer dann, wenn sich Schmerzen am Knie zeigten. Die jeweils Schmerz reduzierenden bzw. löschenden Präparate habe ich anschließend mit etwas Obst oder trockenem Brot in höherer Dosis von mehrfach täglich zwei bis drei Kapseln zu mir genommen. Dadurch konnte ich mich völlig schmerzfrei halten, solange das Bein nicht bewegt wurde. Vor der OP kamen durch die oralen Testungen Tagesdosierungen von etwa 50 Kapseln hypo-A Produkte zustande, wobei alles vertreten war: Spurenelemente, B-Vitamine, Vitamin AE + Lycopin als Antioxidanzien, Magnesium-Calcium, 3-SymBiose plus, Lachsöl, Schwarzkümmelöl, Lipon plus, Selen und Q10 Vitamin C, das neben Ubichinon aus Acerolapulver besteht. Gerade natürliche Vitamine mit Bioflavonoiden sind neben den anderen Substanzen für die Festigkeit von Narbengewebe außerordentlich wichtig!

Lediglich der Gang zur Toilette war auch weiterhin durch Schmerzspitzen belastet, weil der Unterschenkel im falschen Winkel Zug und Druck auf die Frakturregion brachte. Gemäß Auskunft der Anästhesistin waren diese Schmerzspitzen jedoch durch keinerlei Medikation zu beherrschen.

Nach meiner OP bekam ich für zwei Tage eine Infusion, die auch Schmerzmittel enthielt. Meine hoT-Versorgung nahm ich jedoch weiterhin. Dann sollte die Infusion zur Schmerztherapie neu gelegt werden, was ich ablehnte. Die Kollegen versuchten mich zu überzeugen, dass ich die Schmerzen gar nicht aushalten könnte ohne Tropf, aber ich blieb bei meinem Entschluss. So legte man mir prophylaktisch zwei Tabletten mit 100 mg Diclofenac auf den Nachttisch für die jeweilige Einnahme am Morgen und am Abend. Diese Tabletten konnte ich bei meiner Entlassung drei Tage später lächelnd an die Station zurückgeben.

Etwa sechzig Kapseln, bunt gemischt über den Tag verteilt, hatten meine Schmerzen auch nach der OP völlig ausgelöscht. Allein der Gang zur Toilette machte bei abrupten Bewegungen noch etwas Probleme. Da half nur Vorsicht. Dass unter der maximalen hoT die Beweglichkeit im mit mehr als zehn

2 D-A-CH steht hier für den Zusammenschluss der Deutschen Gesellschaft für Ernährung e.V. (DGE), der Österreichischen Gesellschaft für Ernährung (ÖGE), der Schweizerischen Gesellschaft für Ernährungsforschung (SGE) sowie der Schweizerischen Vereinigung für Ernährung (SVE).

Schrauben versorgten Kniegelenk innerhalb von nur vier Tagen schon wieder bei ca. 50 Grad Beugung lag und die Weichteilschwellungen des Beines zusehends rückläufig waren, beeindruckte nicht nur den Masseur. In den Folgewochen verlor ich trotz guter Ökoernährung, hoT und Bewegung mit einer so genannten Orthese, das ist ein an der Hüfte fixierter Gehapparat, ca. 15 kg Gewicht. Knochenheilung kostet offenbar sehr viel Energie! Zwei Wochen nach der OP hielt ich schon wieder meinen ersten Vortrag und Workshop auf dem Endometriose-Kongress in Leipzig – völlig schmerzfrei, aber mit Hochlagerung meines Beines. Diese Möglichkeit hatte ich mir ausbedungen, als ich meine Teilnahme wegen des Unfalls absagen wollte.
Von diesen Erfahrungen haben seither viele Leistungssportler, aber auch andere Patienten mit Schmerzen nach Operationen oder Bestrahlungen und Chemotherapie profitiert.

Das Problem engagierter Therapeuten besteht oft darin, dass sie zwar am Telefon begeistert über ihre Therapieerfolge berichten, dass ihnen aber die Zeit fehlt, sich hinzusetzen und einen Bericht über ihre besonders interessanten Fälle zu verfassen. Das erklärt, warum ich ihnen hier nur Schlaglichter aus der Tiermedizin zeigen kann, die als Anregung für weitere Berichte genommen werden sollten. Nicht zuletzt ist dies auch ein Hinweis auf die Notwendigkeit der hoT und naturnahen Fütterung in der Veterinärmedizin wie in der Nutztierhaltung.

Von Pferden und Kühen

Der Hinweis eines Reiters, dass er sein seit einigen Monaten an der rechten Vorhand lahmendes Pferd durch Vitamin B-Komplex plus im Hafer wieder ohne Hinken traben lassen konnte, ist ein solcher Fall. Der wäre doch sicher eine Kasuistik wert gewesen, zumal der Therapieerfolg sich innerhalb weniger Tage eingestellt hatte.

Oder die Geschichte einer Pferdebesitzerin, deren lahmendes Pferd mit stumpfem Fell wegen Rücken- und Hinterhandproblemen eingeschläfert werden sollte. Nach ca. 6 Wochen Therapie mit den Spurenelementen, Vitamin B-Komplex plus und Magnesium-Calcium war das Pferd wieder uneingeschränkt vital und zeigte das auch durch sein glänzendes Fell!

Oder der Fall eines damals 14-jährigen Pferdes, das an „kissing spines“, d.h. Wirbelsäulenschmerzen, sowie starkem Asthma litt und das deshalb nicht mehr geritten werden konnte. Unter der hoT war auch dieses Pferd innerhalb weniger Monate wieder völlig gesund. Es ist voll belastbar, ohne Atemprobleme und auch vier Jahre später immer noch voll im Beritt.

Für 2009 sind umfassendere wissenschaftliche Untersuchungen an Tierpopulationen im In- und Ausland geplant. An chronischen Krankheitsbildern sollen auch für die Veterinärmedizin Zusammenhänge zur hoT mit reinen Vitaminen, Spurenelementen usw. geklärt werden, denn: Tiere sind auch Ökosysteme, die unter den heutigen Belastungen aus der Umwelt ebenso wie unter Stress in der Intensivhaltung zu leiden haben. Hinzu kommt, dass Haustiere heute zumeist künstliche Futterformen als Ernährungsbasis nutzen – mit Zucker als Fütterungshilfe ebenso wie mit anderen chemischen Fertigungshilfsmitteln bis zu künstlichen Aromastoffen.

Mastitis – Euterentzündung bei Milchkühen

Die Frage war, ob die Kühe zum Schlachter müssten, wenn sich die Zellzahlen als Hinweis auf die chronische Euterentzündung nicht bald besserten. Die eine Kuh gab flockige Milch mit acht Millionen Leukozyten, die andere zwar noch flüssige Milch, aber mit eineinhalb Millionen Zellen war die Milch nicht an eine Molkerei lieferfähig. So musste sie an die Kälber verfüttert werden – eine deutliche wirtschaftliche Einbuße für den Biolandbetrieb. Nach einem Gespräch in der Bauernfamilie wurde das Therapieregime für die beiden kranken Kühe festgelegt. Morgens und abends je zwei Kapseln Spurenelemente, Vitamin B-Komplex plus und Vitamin ADEK in Leinöl. Damit lagen die Dosierungen zwar deutlich unter meinen Höchstdosierungen für Menschen, aber es waren auch kurzfristig schon gute Effekte zu erwarten. Die Therapiedauer war auf drei Wochen festgelegt, da dann die nächste Milchkontrolle anstand.

Die Milch der Kuh mit den hohen Zellzahlen war innerhalb von nur vier Tagen schon normal flüssig ohne Flockung. Das Zellzahlergebnis bei der Milchkontrolle bestätigte die Beobachtung des Landwirts: Beide Kühe gaben eine gesunde Milch mit Zellzahlen unter 200.000 Leukozyten, wobei die eingangs weniger belastete Kuh jetzt nur noch ca. 80.000 Zellen in ihrer Milch hatte. Damit waren beide Milchkühe in kurzer Zeit von einer chronischen Euterentzündung genesen – ohne die sonst üblichen Antibiotika! Besonders erfreulich für den Landwirt war die Tatsache, dass unter der hoT keine Liefersperre für die Milch bestand, wie sie für die Antibiotikatherapie zwingend vorgeschrieben ist. Wobei die obligate Liefersperre nicht ein men-

schenfreundlicher Akt ist, sondern mit der Tatsache zusammenhängt, dass antibiotikahaltige Milch in der Käserei die lebenden Bakterienkulturen abtötet und deshalb z.B. auch für die Joghurtherstellung ungeeignet ist.
Angeregt durch diese guten Ergebnisse, haben wir uns entschlossen, eine auf mehrere Monate angelegte Studie zur Milchqualität bei einer Kuhherde durchzuführen. Erste Zwischenergebnisse liegen inzwischen vor. Unter 4 Wochen Therapie mit zweimal drei Kapseln Spurenelemente und zweimal drei Kapseln Vitamin B-Komplex plus zeigten sich die folgenden Veränderungen: 9 von 13 Tieren hatten ihre Entzündungswerte im Blut verbessert. Die Leukozytenzahlen waren bei 70 % der Tiere signifikant gesunken. Die Zellzahlen in den Mischproben der Milch waren von zunächst pathologischen 350.000 Zellen über ca. 237.000 Zellen nach zwei Wochen auf 153.00 Zellen nach vier Wochen hoT gesunken. Der Grenzwert zwischen gesunder und belasteter Milch liegt bei 200.000 Zellen. Das heißt, dass die nach Therapie gelieferte Milch höheren Qualitätsansprüchen der Molkereien genügt und die Kühe insgesamt gesünder sind.
Wir sind gespannt, was sich am Ende der Untersuchung auch hinsichtlich der Entzündungszeichen im Blut und in der Leberserologie zeigen wird. Bei meinen menschlichen Patienten fallen unter der hoT die Leberwerte ebenso wie die Lipasewerte. Die Lipase ist das Enzym der Bauchspeicheldrüse, das bei Bauchspeicheldrüsenentzündungen im Blut erhöht nachweisbar ist. Blutarmut bessert sich regelmäßig wie sich auch zuvor eventuell erhöhte Leukozytenzahlen als Entzündungshinweis normalisieren.

Alter Hund wird wieder jung

Die elfjährige Hovawart-Hündin der hoT-Anhängerin hatte gesundheitlich schon einiges erlebt. Seit der operativen Entfernung einer Haarbalgzyste mit etwa acht Jahren war eine gut Handteller große Kahlstelle im Rückenfell verblieben, mit der das Tier nach Auskunft des Tierarztes leben müsse.
Wegen anhaltender vaginaler Blutungen war das Tier mit zehn Jahren abermals operiert worden: unter Entnahme der Gebärmutter und einer tumorösen Milchleiste. Eine Woche postoperativ kollabierte das Tier. Diagnosen: Hämolytische Anämie und akutes Nierenversagen. Nach wenigen Tagen

kam als zusätzliche Diagnose eine Babesiose (Hundemalaria) hinzu, die sich in Folge einer Zeckeninfektion durch die Zerstörung der roten Blutzellen auszeichnet. Daher die Anämie. Durch eine tierärztliche, medikamentöse Infusionstherapie konnte die Anämie gestoppt und das Leben der Hündin erhalten werden.
Das allgemeine Erscheinungsbild des Tieres war jedoch bedauernswert: starke Unlust beim Laufen, Gassi Gehen und Spielen, glanzloses Haarkleid mit starkem Schuppenbefall, trübe Augen, meistens schlechter Appetit und der störende Fleck durch das fehlende Fell seit der ersten Operation. Das Tier wollte am liebsten nur liegen und schlafen – ein Bild des Jammers!
Nachdem die tierärztliche Therapie am Ende war, fragte mich die Besitzerin, ob man Tieren auch unsere Orthomolekularia geben könne, ggf. in welchen Dosierungen. Dann entschied sie sich zur Gabe der folgenden Zusammenstellung vor dem Hintergrund der Erkrankungen ihrer Hündin:
Mehr als 2 Monate lang 2-3 Kapseln Selen täglich als Antioxidanz zur Entgiftung und Ausleitung, langfristig 2-3 Kapseln Vitamin B-Komplex plus und 4-6 Kapseln Lachsöl sowie andere biologische Öle wie Leinöl und Distelöl im täglichen Wechsel. Dazu statt des sonst üblichen Fertigfutters frische Reste der hauseigenen Ökokost als Nahrungsgrundlage.
Das Ergebnis innerhalb weniger Wochen war verblüffend. Die Hündin war wieder fit, das Haarkleid glänzte, die Schuppen waren verschwunden und „das Tollste“: Das Fell an der mehr als 2 Jahre lang kahlen Stelle auf dem Rücken war ansatzlos nachgewachsen! Heute ist die Hündin vital, nimmt intensiv am Familienleben teil und hat den gemeinsamen Urlaub genossen. „Nicht nur ich, sondern auch der Tierarzt ist begeistert und sehr beeindruckt!“ erklärte mir die pensionierte Lehrerin glücklich.

China-Restaurantsyndrom bei Mäusen

Und hier noch etwas zum Nachdenken: Unsere Agrarwissenschaften studierende Tochter fuhr im Zug Richtung Heimat, als sie von Mitreisenden, die aus ihrem Geburtsort kamen, die folgende Geschichte hörte:
Als Tierliebhaber stand die Familie in engem Kontakt zu einer Zoohandlung, in der sie neben anderem auch Mäuse als Futter für ihre Haustiere kaufte.

Diese Mäuse züchtete der Händler selber auf seinem geräumigen Dachboden in großen Käfigen, um stets frische, kostengünstige Ware für die Kundschaft wie für seinen Laden vorrätig zu haben. Vor einiger Zeit nun hatte neben seinem Geschäft ein China-Restaurant mit netten Chinesen aufgemacht. Als man sich besser kannte, boten die Chinesen an, ihren überflüssigen Reis als Mäusefutter kostenlos zur Verfügung zu stellen. Das sei für beide Seiten von Vorteil: Das Restaurant spare Abfallgebühren und die Tierhandlung teures Mäusefutter.

Gern stellte der Zoohändler kurzfristig die Fütterung seiner Mäuse auf frisch lediglich in Wasser gekochten Reis aus der Nachbarschaft um. Allerdings konnte er nicht mit den Auswirkungen dieser Umstellung rechnen: Seine Mäuse waren stets friedlich, sauber und sozial in ihren Käfigen gewesen. Sie hatten ihr „Mäuseklo" mit Sägemehl, in dem trockener, geformter Kot lag. Es gab selten Aggressionen oder Bisse und eigentlich nie tot gebissene Mäuse.

Innerhalb weniger Tage änderte sich das friedliche Bild in den Käfigen dramatisch: Die Tiere koteten den gesamten Stall mit Durchfällen ein. Sie wurden aggressiv und bissen sich teilweise gegenseitig tot. Die wenigen Tiere ohne harte Blessuren zeigten ein stumpfes Fell, glanzlose Augen und Furcht auch vor dem vertrauten menschlichen Pfleger. Es drohte innerhalb von nur zwei Wochen China-Reisfütterung ein weitgehender Ausfall der gesamten Mäusenachzucht.

Nach reiflicher Überlegung stellte der Zoohändler kurzfristig seine Fütterung wieder auf das zuvor gegebene Mischgetreide einer nahe gelegenen Mühle um, und rettete damit sein malträtierten Mäuse – sehr zum Erstaunen der Chinesen, die sich die Zusammenhänge gar nicht erklären konnten. – Aber offenbar fehlte dem Reis etwas, was für die Mäuse essenziell war – oder er enthielt Substanzen, die Darm und Sinne der Tiere verwirrten.

Ökokost – zu teuer?

Vor vielen Jahren hatte ich eine Schweizerin in der Praxis, mit der ich auch über Ernährung sprach. Mein Hinweis auf die höheren Kosten der empfohlenen Ökokost stieß auf Ablehnung: „Stimmt nicht!"
Dann gab die Patientin mir folgende Erklärung:
Wenn sie in den Supermarkt mit einer Liste von 5 Artikeln gehe, käme sie regelmäßig mit 10 oder mehr Artikeln aus dem Laden. Oft seien das Süßigkeiten, Alkohol oder andere Dinge, die zwar einen Appetitreiz ausübten, aber eigentlich nur Geld kosteten und die Menschen krank machten. Seit sie 2-3 mal pro Woche in den Ökoladen gehe, kaufe sie nur frische Dinge ein, die sofort und nahezu ohne Abfall zubereitet würden.
Dadurch, dass sie nur Öko-Frischkost äßen, sparten sie neben den überflüssigen Süßigkeiten oder Alkoholika auch die gesundheitlichen Belastungen durch die diversen Zusatzchemikalien in diesen „Genussmitteln" ein.
Der ganzen Familie ginge es seit der Ernährungsumstellung viel besser.

Natürliche Fasern für Kleidung

Bei der Untersuchung gestresster Patienten fällt immer wieder auf, dass ein wichtiger Stressfaktor offenbar die Kleidung sein kann.
Dabei geht es sowohl um die Fasern der Gewebe als auch um die Farben. Gerade empfindliche Patienten sollten darauf achten, dass sie nur Kleidungsstücke aus natürlichen Geweben wie Baumwolle, Wolle, Seide, Alpaka usw. tragen. Wenn die Rohstoffe aus biologischem Anbau bzw. aus ökologischer Erzeugung stammen, kann man wenig falsch machen beim Kleiderkauf.
Allerdings spielen auch die Farben eine wichtige Rolle. In der Öko-Kleidung werden meistens naturnahe Farbstoffe eingesetzt, die zwar nicht immer so

lichtecht und farbstabil in der Waschmaschine sind, die jedoch an den Körper auch nur wenig oder keine schädigenden Substanzen abgeben.
Besonders auffällig sind diese Zusammenhänge im Leistungssport. Die heute bevorzugte Sportkleidung ist für manchen Sportler ein Problem, wie die Turnermannschaft zur Olympiade in Seoul am eigenen Leibe gespürt hat:
Mit der „alten“ Kleidung waren die Sportler fit und leistungsstark[1].
Nach der Neueinkleidung kurz vor dem Start zur Olympiade fielen die Sportler wie Fliegen vom Schwebebalken und anderen Turngeräten. Nach eingehender Diskussion wurde noch ein Durchgang mit der alten Kleidung geturnt – mit Superergebnis. Zum Start in Seoul ging es dann in den „alten Kleidern“ zu neuen olympischen Erfolgen!

Kompensation von Umweltbelastungen

Viele Patienten wissen oder haben das Gefühl, dass in ihrem Arbeitsbereich oder gelegentlich auch im Wohnbereich eine Umweltbelastung ihre Gesundheit einschränkt. Wenn Sie nicht wissen, was der Auslöser ist oder diesen aus bestimmten Gründen nicht meiden können, gibt es verschiedene Möglichkeiten, derartige Belastungen zu kompensieren.
Bei fettlöslichen Umweltgiften hilft in der Regel die erhöhte Zufuhr von ungesättigten Fettsäuren wie Lachsöl, Schwarzkümmelöl, Nachtkerzenöl usw. Die Kompensation kann, wie in Fall Nr. 4 (siehe S. 58ff.) beschrieben, bis zu 50 Kapseln pro Tag führen, um Gifte besser auszuleiten und leistungsfähiger zu sein. Andere Umweltgifte können oft mit dem Spurenelemente-Komplex kompensiert werden, indem der Betroffene 6-10 Kapseln pro Tag für einige Tage oder Wochen nimmt.
Eine weitere effektive Mischung zur Kompensation derartiger Belastungen ist der Vitamin B-Komplex plus, der kurzfristig in gleicher Höhe dosiert werden kann. Dann reduziert oder löscht er oft auch chronischen Schmerz!
Die Leberentgiftung wie die Hirnleistung werden durch eine gezielte Zufuhr von Q10 Vitamin C deutlich gebessert. Der Versuch sollte je nach Einzelfall

1 Bestätigt durch den betreuenden Sportmediziner Prof. Nowacki, Gießen.

gemacht werden, wenn die o.a. Regime nicht ausreichend geholfen haben. Ggf. ist auch die Kombination oder die alleinige Anwendung von Vitamin AE + Lycopin oder ADEK bei einer starken oxidativen Belastung neben Selen hilfreich.
Mit Magnesium-Calcium verbessern wir immer dann die Regulation, wenn die Umweltnoxen zu sauren Abbauprodukten in der Leber und Niere führen. Eine derartige Neutralisation ist nicht nur aktuell bei Umweltnoxen günstig, sondern beugt effektiv in Kombination mit 3-SymBiose plus oder 3-SymBiose einer drohenden Osteoporose vor. Dazu lesen Sie bitte auch das Anti-Aging Regime S. 327 nach.

Die überflüssigste Operation

Nachdem Sie dies Buch gelesen haben, wissen Sie, dass viele Operationen überflüssig sind, weil es bessere Behandlungsmethoden gibt als das Messer.
Die eindeutig überflüssigste Operation nach meinen Praxiserfahrungen ist die Kniegelenk-Operation. Bekanntlich setzen am Knie Muskeln mit den Organbezügen Dünndarm, Dickdarm, Enddarm, Stressregulation, Hormonregulation usw. an.
Daher liegt die Lösung auf der Hand: Eine gesunde Nahrung, eine Darmsanierung und eine hoT-Verbesserung des Stressmanagements heilt die allermeisten Knieprobleme innerhalb weniger Wochen dauerhaft aus. Dass nicht jedes Kreuzband zu operieren ist, wissen inzwischen auch viele Operateure. Und eine wunderschöne Meta-Studie aus den USA hat schon 2002 belegt, dass 80 % der am Knie durchgeführten Operationen absolut keinen positiven Effekt auf das Gelenk haben. Weder akut noch langfristig sind damit positive Ergebnisse zu erzielen. Lassen Sie also Ihre Knie von Ihrem Inneren Arzt heilen!

Ein Tipp zur richtigen Atmung

Die meisten Menschen können heute nicht mehr richtig atmen. Testen Sie sich selber, indem Sie Ihre Atmung im Liegen beobachten. Beim Einatmen soll sich der Unterbauch stark aufwölben *und* die Brust soll sich deutlich heben. Beim Ausatmen fällt der Bauch ein *und* die Brust senkt sich deutlich sichtbar.

Wenn das bei Ihnen nicht so ist, gibt es folgende Übung:

Sie legen eine Hand auf das Brustbein zwischen die Brustwarzen und die andere Hand auf den Unterbauch zwischen Nabel und Schambein. Beim Einatmen sollen sich beide Hände deutlich heben.

Sie haben die Möglichkeit, sowohl das Heben der unteren Hand als auch der Hand auf der Brust so zu steuern, dass zunächst die Brust verstärkt beatmet wird und ein andermal der Unterbauch.

Lassen Sie sich am besten zu Beginn bei diesen Übungen von einem anderen Menschen beobachten, um Ihre Selbstwahrnehmung zu schulen. Eventuell hilft Ihnen auch eine Krankengymnastin beim Wieder-Er-lernen einer richtigen Atmung.

Diese Übungen sollten mehrere Wochen mehrfach am Tage mit ca. 20 tiefen Atemzügen bewusst und in Ruhe durchgeführt werden.

Zwei Tipps für Ihre Zähne

Gehen Sie regelmäßig mindestens einmal jährlich zu Zahnarzt und achten Sie besonders auf zwei Dinge:

1. Der Zahnarzt sollte aus grundsätzlichen Überlegungen heraus kein Amalgam mehr verwenden, auch wenn er im Studium gelernt hat, dass das ein „sehr guter Werkstoff" sei. Es gibt leider nicht wenige Patienten, die sich durch das ausgewaschene Quecksilber aus diesen Füllungen die hormonelle Regulation blockieren mit Folgeerkrankungen wie Schilddrüsenstörungen, Unfruchtbarkeit oder chronischen, scheinbar unheilbaren Schmerzen.
2. Der Zahnarzt sollte entweder selber oder durch einen anderen Therapeuten die Verträglichkeit aller einzusetzenden Zahnersatzmaterialien bei Ihnen austesten können. Das kann sowohl mit der EAV (Elektroakupunktur nach Voll) oder durch AK usw. in einem bioenergetischen Testverfahren geschehen. Dabei müssen Proben der aktuellen Chargen getestet werden. Testsätze, die lange bestehen, klären gar nichts! Der Golf

von 1975 ist auch nicht der Golf von 2009. Der Allergologe ist für diese Untersuchungen leider gar nicht hilfreich.

Die drei wichtigen W´s

Bei Krankheiten mit oft wechselnden Symptomen wie z.B. Schmerzen im Knie, dann in der Wirbelsäule oder in der Schulter, dann wieder gar keine Schmerzen usw. gibt es drei wichtige Fragen:

1. Was habe ich gegessen?
2. Was habe ich getrunken?
3. Wo bin ich gewesen?

Die Beantwortung dieser Fragen erleichtert die Suche nach den Ursachen bzw. nach den Auslösern für unregelmäßige Gesundheitsstörungen.
Die Wo-Frage zeigt Ihnen, ob z.B. die Wohnung von Freunden oder Ihr Arbeitsplatz immer wieder Auslöser von Gesundheitsproblemen ist.
Wenn Sie die Antworten in das Schmerztagebuch (siehe S. 278ff.) zusätzlich aufnehmen, haben Sie gute Chancen, mittelfristig ein gesünderes Leben zu führen.

Tipps zur gesunden Ernährung

Von süßen Alternativen und Cellulite

Sollen Sie nun „auf alles verzichten“? Mitnichten! Es gibt so viele Alternativen, dass Sie eigentlich keinen Mangel leiden sollten. Das einzige kleine Problem ist Ihr eigener inzwischen in die falsche Richtung trainierter Geschmack.
Dazu ein Beispiel: In den USA wurde 1999 eine Untersuchung zur Geschmackstestung mit amerikanischen Studenten durchgeführt. Eine Universität wollte ermitteln, welche Geschmacksrichtungen die Probanden bevorzugten.
Die Untersuchung sah zwei Testreihen vor, in denen eventuelle geschmackliche Bevorzugungen oder Ablehnungen herausgefunden werden sollten: Die

eine Reihe bestand aus natürlichen, nicht aromatisierten Obstsorten und daraus frisch hergestellten entsprechenden Obstsäften. Die zweite Reihe bestand aus mit künstlichen Aromastoffen besprühten Obstsorten sowie aus mit Aromastoffen angereicherten Fruchtsaftgetränken. Dabei ist es wichtig zu wissen, dass Fruchtsaftgetränke biologisch minderwertige Chemikaliencocktails sind, die neben geringen Mengen Fruchtsaftkonzentrat reichlich Wasser, viel Zucker und Farben sowie sonstige Chemie enthalten.
Das Ergebnis der Untersuchung war für die Untersucher niederschmetternd: Alle Naturprodukte waren bei den Studenten durchgefallen. Deren Geschmack war inzwischen derart verdorben, dass sie statt gesunder natürlicher Nahrung die reine Chemie bevorzugten.
Was können Sie denn nun ohne Reue naschen? Da sind zunächst alle bei uns erhältlichen Obstsorten, wobei Sie schon die Jahreszeiten berücksichtigen und soweit möglich regionale Öko-Erzeugnisse bevorzugen sollten. Hinzu kommen alle Sorten ungeschwefelten Trockenobstes von der Aprikose bis zur Pflaume, aber auch Bananenchips, Datteln und Feigen. Das Ihnen sicher bekannte Studentenfutter sollten Sie sich soweit machbar aus ungeschwefelten Rosinen und verschiedenen Nusssorten selber zusammenstellen.
Eine hervorragende Trinkschokolade kann man sich wie in alter Zeit auch zu Hause selber frisch zubereiten – ohne Chemikalien, ohne H-Milch usw. Wenn Sie abschließend etwas Sahne hinzuzufügen, werden Sie alle Chemikalienmixturen auf dem Markt gern in den Kaufhausregalen stehen lassen.
Beim Joghurt können Sie ebenso vorgehen. Nehmen Sie sich einen guten Demeter- oder Bioland-Joghurt, fügen Sie frisches, klein geschnittenes Obst und ggf. etwas Getreideflocken hinzu und genießen Sie ein gesundes Frühstück oder eine gesunde Zwischenmahlzeit. Sollte Ihnen ein Marmeladenzusatz mehr gefallen, dann fügen Sie eine gute Marmelade direkt vor dem Verzehr hinzu und ignorieren Sie die zunehmende Farbänderung roter Marmelade nach blau. Der Geschmack ändert sich in kurzer Zeit nicht, lediglich die Farbe. Um das zu verhindern, fügt die Nahrungsmittelindustrie Antioxidanzien und andere Chemikalien hinzu, die leider meistens krank machen.
Dass man eine Vanillesauce tatsächlich auch selber kochen kann, ist heute zumeist unbekannt. Hat es die Industrie doch so schön leicht und praktisch gemacht. Nur gesund sind diese Produkte wieder nicht. Man nehme neben

Milch, Zucker, Öko-Maistärke um die Genmanipulation zu minimieren eine Vanilleschote. Binnen kurzem essen Sie die leckerste Soße ohne Reue.
Weitere Anregungen für gesundes und schmackhaftes Essen bieten die Rezepte in dem beiliegenden Kochbüchlein.
Wenn Sie einmal in den USA waren oder die Bilder von dort im Fernsehen kritisch beobachtet haben, werden Sie sich über die vielen extrem fettsüchtigen Menschen gewundert haben. Das sind eindeutig die Ergebnisse von Fastfood und Chemikalienessen.
Nicht zu glauben? Dann machen Sie doch einfach die Probe aufs Exempel, falls Sie selber Problemzonen z.B. an der Oberschenkelaußenseiten oder auch am Bauch haben. Meiden Sie für mindestens 4-5 Monate soweit wie möglich alle E-Stoffe in der Nahrung, machen Sie eine Basistherapie mit den hoT-Produkten, wie Sie sie im Anhang finden und führen Sie eine Darmsanierung nach dem dort geschilderten Schema (siehe S. 324ff.) durch. Ganz sicher werden Sie einige Kilos verlieren – und meistens genau an den oben angegebenen Zonen. Eventuell vorhandene Schwangerschaftsstreifen und Cellulite (siehe S. 76ff.) können sich unter dieser Therapie auch deutlich bessern.

Die vier goldenen Ernährungsregeln

1. Möglichst nur Öko-Frischkost und Milchprodukte aus der Region
2. Möglichst nur Obst und Gemüse der Jahreszeit
3. Regelmäßig frischer Hochseefisch und 1-2 mal pro Woche ökologisches Frischfleisch
4. Möglichst wenig Fertiggerichte, Würzmischungen und keine Fertigsaucen, keine Fett reduzierten Speisen, keine Kalorien reduzierten Getränke sowie keine H-Milch, kein Rapsöl und keine Margarine

Sechs Hinweise zum Cholesterin

„Cholesterin ist gefährlich" heißt es in vielen Gesundheitsmitteilungen, die Ihnen dann als optimale Lösung den Verzehr von Margarine andienen. Wie lebenswichtig Cholesterin ist, sagt Ihnen niemand.

1. Die künstlich hergestellte Margarine wie auch die cholesterinhaltige Ernährung z.B. mit Eiern oder Butter hat mit dem Cholesterin im Blut relativ wenig zu tun.

2. Cholesterin wird vom Körper bei Bedarf selber hergestellt und zum Aufbau von Zellwänden und Hormonen dringend benötigt. Sowohl die Stresshormone als auch die Sexualhormone können ohne die Verarbeitung von Cholesterin nicht ihren Dienst tun.
3. Cholesterin senkende Medikamente wie Lipobay oder Substanzen, die die Aufnahme von Fetten aus dem Darm blockieren, stören die gesunden Körperfunktionen und können die Gesundheit gefährden. Durch die reduzierte Aufnahme von Fett aus dem Darm werden auch die fettlöslichen Vitamine in großer Menge ausgeschieden! Die bekannten Folgen sind eine erhöhte Anfälligkeit für Krebs, eine erhöhte Selbstmordgefährdung und Depressionen.
4. Cholesterin ist Nervennahrung. Etwa 10 % des Trockengewichtes unseres Gehirns sind freies Cholesterin! Zur Optimierung der Cholesterin- und Hormonherstellung benötigt der Körper reine ungesättigte Fettsäuren und Energie sowie fettlösliche Vitamine, Spurenelemente und Magnesium.
5. Wenn Sie Cholesterin auf natürlichem Wege senken wollen, essen Sie täglich mindestens 50 g grobe Haferflocken. Die Verbesserung im Fettstoffwechsel sehen Sie nach 4-6 Wochen auch in den Blutfettbefunden. Die regelmäßige Zufuhr von Omega-3-Fettsäuren in Lachsöl unterstützt diesen Prozess nochmals deutlich.
6. Amerikanische Cholesterinstudien zeigten schon in den 1990er Jahren, dass z.B. Italo-Amerikaner unter mediterraner Kost trotz hohen Cholesterinwerten *keine* erhöhten Infarkt- und Schlaganfallraten aufwiesen. Wer regelmäßig gutes, ökologisches Olivenöl, Hochseefisch und/oder Fischöl verzehrt, hat den besten Infarkt- und Schlaganfallschutz trotz eines erhöhten Cholesterinwertes.

Potenziertes Eigenblut (PEB)

Beim Potenzierten Eigenblut handelt es sich um eine Arzneimittelaufbereitung, die in der Homöopathie seit langem bekannt ist. Grundsätzlich wird dem Patienten dabei etwas venöses Blut entnommen, homöopathisch aufbereitet, d.h. verdünnt und verschüttelt, und dem Patienten erneut verabreicht. Dabei können zusätzlich homöopathische Mittel eingesetzt werden. Eingesetzt werden gestestete Ampullen für eine organbezogene Funktionsverbesserung mit Meridiantherapie, Entgiftung und Ausleitung.
Bei der PEB, wie ich sie bei meinen Patienten durchführe, wird eine Ampulle eines Homöopathikums in die Vene injiziert und ein kleiner Bluttropfen entnommen. Dieser wird anschließend mit einem anderen getesteten Präparat gemischt und unter Zugabe von einem Lokalanästhetikum beispielsweise an Akupunkturpunkte oder in Reflexzonen gequaddelt und subcutan injiziert. Quaddeln heißt, dass kleine Depots der Lösung in die Haut gespritzt werden, so dass kleine weiße Beulen entstehen, die durch die lokale Überfülle und die Verdrängung des Blutes durch die Injektionslösung entstehen. Diese Reiztherapie unterdrückt oder entkoppelt oft kurzfristig die sich selber unterhaltenden Schmerzreize, die das so genannte Schmerzgedächtnis bilden.
In meiner Praxis hat sich folgendes Vorgehen etabliert:

1. I.v.-Applikation eines antientzündlichen homöopathischen Komplexmittels, wobei ein Blutstropfen aspiriert wird.
2. Dann werden nacheinander an die jeweils markierten Punkte die Folgepräparate appliziert. Mit der unter 1. verwendeten Spritze wird eine Ampulle der nachfolgenden homöopathischen Komplexmittel jeweils mit ca. 1,5 ml 2%igem Scandicain aufgezogen und nach Verschütteln subkutan

injiziert. Mit dem Blutrest, der vorne im Spritzenkonus verbleibt, wird dann das nächste Präparat aufgezogen usw.

3. Zuerst wird ein Leberpräparat verabreicht, ★
4. dann ein Bauchspeicheldrüsenpräparat ●
5. und zuletzt ein Nierenpräpräparat. ■

Diese PEB-Therapie sollte zwei- bis dreimal pro Woche durchgeführt werden. Zehn Anwendungen reichen als Serie in der Regel aus! Ich arbeite fast nie an einem betroffenen Gelenk, sondern nur regulativ über den Meridian bzw. über Reflexzonen und -punkte.

Abb. 42: Injektionspunkte bei der PEB

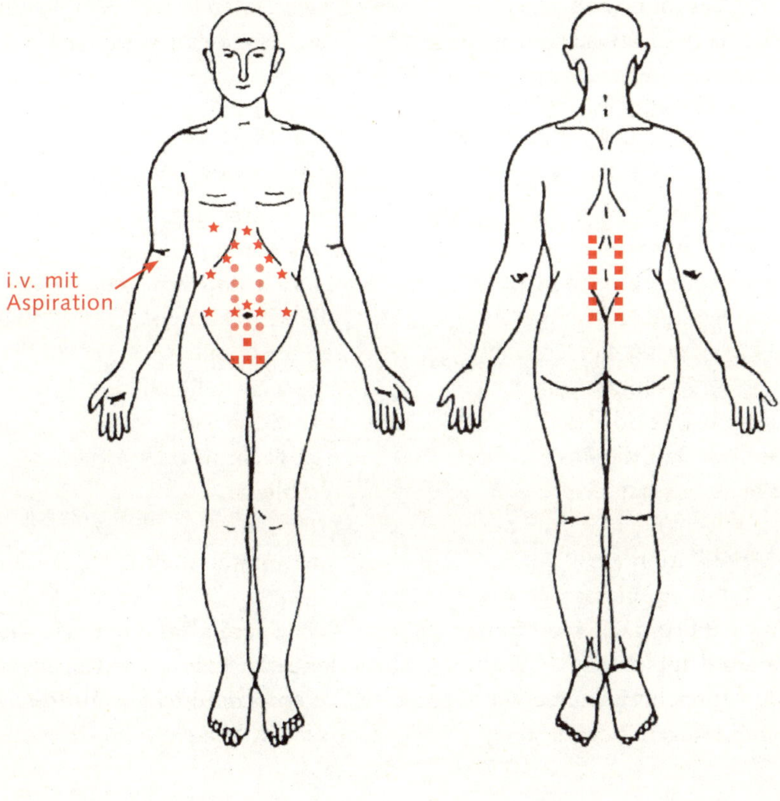

Muskel-Meridiantabellen

Tab. 21: Hormonmuskeln – oft Beinmuskeln!

Muskeln	Meridian/Organ	hoT-Substanz[1]
Adduktoren	Kreislauf-Sex/Gonaden	Vit. A, E, C, Vit. B-Komplex; Mg, Co, Zn, Se; Ω-Fetts.; Lycopin, Q10
M. gluteus maximus	Kreislauf-Sex/Gonaden	Vit. A, E ,Vit. B-Komplex; Mg, Zn, K; Ω-Fetts.
M. gluteus medius	Kreislauf-Sex/Gonaden	Vit. A, E, Vit. B-Komplex; Mg, Zn, K; Ω-Fetts.
M. gracilis	Kreisauf-Sex/Nebennieren	Vit. A, E, C, Vit. B-Komplex; Mg, Mn, Zn; Ω-Fetts.
M. infraspinatus	3-Erwärmer/Thymus	Vit. A, C, Vit. B-Komplex; Mg, Mn, Zn; Symbionten
M. latissimus dorsi	Milz-Pankreas/Pankreas	Cr, Se, Zn, Ca, K; Vit. E; Symbionten; Ω-Fetts.
M. levator scapulae	Lunge/Nebenschilddrüse	Ca, P, Mg, Zn; Ω-Fetts.
M. piriformis	Kreislauf-Sex/Gonaden	Vit. A, E, Vit. B-Komplex; Mg, Zn, K
M. popliteus	Gallenblase/Gallenblase	Vit. A, Vit. B-Komplex; Zn, Molybdän, Kolbalt, Ω-Fetts.
M. sartorius	Kreislauf-Sex/Nebennieren	Mn, Mo, Zn; Vit. A, E, Vit. B-Kompl.; Ω-Fetts.
M. supraspinatus	Konzeptionsgefäß/Gehirn	Vit. A, E, C, D, K, Vit. B-Komplex; Co, Cr, J, Mn, Mo, Zn, Se, Ca, Mg, K; Ω-Fetts.; Coenzym Q10
M. teres minor	3-Erwärmer/Schilddrüse	Vit. B-Komplex; Jod, Zn, Mn, Se
M. tibialis posterior	Kreislauf-Sex/Nebennieren	Vit. A, E, C, Vit. B-Komplex; Mn, Mg, Zn; Ω-Fetts.
M. triceps brachii	Milz-Pankreas/Pankreas	Cr, Zn, Ca, K, Mg; Vit. E; Symbionten; Ω-Fetts.
M. triceps surae	Kreislauf-Sex/Nebennieren	Vit. A, E, C, Vit. B-Komplex; Mn, Mg, Zn; Ω-Fetts.

Rot dargestellt sind alle Hormonmuskeln mit Bezug zum Meridian Kreislauf-Sex und zu den Gonaden. Dementsprechend können bei Hormonstörungen in diesen Muskeln Probleme wie Schmerzen, Verspannungen usw. auftreten.

Tab. 22: Hüftmuskeln

Muskeln	Meridian/Organ	hoT-Orthomolekularia
Adduktoren	Kreislauf-Sex/Gonaden	Vit. A, C, E, Vit. B-Komplex; Mg, Co, Zn, Se; Ω-Fetts.; Lycopin, Q10
Glutaeus-Gruppe	Kreislauf-Sex/Gonaden	Vit. A, C, E, Vit. B-Komplex; Mg, Co, Zn, Se; Ω-Fetts.; Lycopin, Q10
M. gracilis	Kreislauf-Sex/Nebenniere	Vit. A, C, E, Vitamin-B-Komplex.; Mg, Mn, Zn; Ω-Fetts.; Q10
M. illiopsoas	Niere/Niere	Vit. A, E; Zn, Kalium; Wasser
Ischiocrural-Muskulatur	Dickdarm/Rectum	Vit. C, D, E; Mg, Ca, Zink, Kalium; Carbonate; Symbionten; Wasser
M. piriformis	Kreislauf-Sex/Gonaden	Vit. A, C, E, Vit. B-Komplex; Mg, Co, Zn, Se; Ω-Fetts.; Lycopin, Q10
M. quadrizeps	Dünndarm/Dünnd.	Vit. D, Vit. B-Komplex; Ca, Mg, K; Symbionten, Fetts.
M. sartorius	Kreislauf-Sex/Nebenniere	Vit. A, C, E, Vit. B-Komplex; Mg, Mn, Zn; Ω-Fetts.; Q10
M. tensor fasciae latae	Dickdarm/Dickdarm	Vit. D, Vit. B-Komplex; Fe, Mg, Ca, K; Symbionten; Ω-Fetts.

Tab. 23: Schultermuskeln

Muskeln	Meridian/Organ	hoT- Orthomolekularia
M. bizeps brachii	Magen/Magen	Calcium, Magnesium, Carbonat, Zn; Vit. B-Komplex; Symbionten; HCl
M. coracobrachialis	Lunge/Lunge	Mangan, Zn; Vit. A, C; Wasser!
M. deltoideus	Lunge/Lunge	Mangan, Zn; Vit. A, C; Wasser!
M. infraspinatus	3-Erwärmer/Thymus	Zn; Ω-Fetts.; Symbionten; Vit. A, C
M. latissimus dorsi	Milz-Pankreas/ Pankreas	Chrom, Selen, Zn; Ω-Fetts.; Symbionten; Vit. A; Pankreatin
M. pectoralis major pars clavicularis	Magen/Magen	Mg-Ca-Carbonat, Zn; Vit. B-Komplex; Symbionten; HCl
M. pectoralis major pars sternalis	Leber/Leber	Vit. A, Vit. B-Komplex; Zn, Molybdän, Kobalt; Ω-Fetts.; Symbionten
M. pectoralis minor	Lunge/Lunge	Mangan, Zink; Wasser; Vit. B-Komplex, Vit. C
M. rhomboidei	Leber/Leber	Vit. A, Vit. B-Komplex; Zn, Molybdän, Kobalt; Ω-Fetts.; Symbionten
M. subscapularis	Herz/Herz	Vit. A, C, E, Vit. B-Komplex; Zn, Selen, Kobalt, Ca, Mg, Kalium; Q10
M. supraspinatus	Konzeptionsgefäße/Hirn	Ω-Fetts.; Vit. A, C, E, Vit. B-Komplex; Zn; Ω-Liponsäure; Wasser
M. teres major	Lenkergefäße/Wirbelsäule	Vit. B-Komplex; Zn, Ca, Mg; Säure-Base
M. teres minor	3-Erwärmer/Schilddrüse	Jod, Kobalt, Molybdän, Selen, Zn
M. trapezius pars inferior	Milz-Pankreas/Milz	Ca, Zn; Vit. C; Organextrakt, Nosoden
M. trapezius pars superior	Niere/Ohr, Auge Tinnitus!	Vit. A, E, Vit. B-Komplex; Mangan, Ca, Mg, Molybdän, Zn; Ω-Fetts.
M. triceps brachii	Milz-Pankreas/ Pankreas	Ω-Fetts.; Chrom, Selen, Zn; Symbionten; Vit. A; Pankreatin

Tab. 24: Wichtige Schultermuskeln – häufige Zusammenhänge

Muskeln	Organ	Regulative Zusammenhänge
M. bizeps brachii	**Magen**	Ernährung, Anazidität, Dysbiose
M. deltoideus	**Lunge**	Trinkmenge!
M. latissimus dorsi	**Pankreas**	Ernährung, Dysbiose
M. pectoralis major pars clavicularis	**Magen**	Ernährung, Anazidität, Dysbiose
M. pectorais major pars sternalis	**Leber**	Darmdysbiosen, Umwelttoxikologie
M. teres major	**Wirbelsäule**	Osteoporose, Säure-Base, Dysbiose
M. trapezius superior	**Niere**	Trinkmenge?

Die Grundlagen der oben dargestellten Zusammenhänge kommen aus der Applied Kinesiology nach Dr. George Goodheart. Sie sind von mir aktualisiert und hinsichtlich der hoT nach meinen Praxiserfahrungen mit Schmerztesten bei mehr als 1500 chronisch Schmerzkranken erweitert worden.

hoT-Therapieschemata

Allgemeiner Einnahmehinweis:
„Vor dem Essen“ bedeutet, dass die Kapseln mit dem ersten Bissen einer Mahlzeit genommen werden. Alle hoT-Einnahmen sollten im Zusammenhang mit einer Nahrungsaufnahme erfolgen. Zink *ohne feste Kost* kann Übelkeit verursachen!
Trinkmenge ca. 2 l reines Wasser pro Tag!

Das erste hoT-Regime ist meine orthomolekulare Basis in der Behandlung chronisch Kranker. Dieser Ansatz allein führt bei etwa 40 % meiner Patienten zu einer deutlichen Besserung von oft unklaren bzw. wechselnden Befindlichkeitsstörungen oder Beschwerden. Die Göttinger Studie (siehe S. 126ff.) hat diese Erfolge eindrucksvoll bestätigt.

Wohlfühlpaket plus bzw. Reha 1 Paket als Basisversorgung

Das Reha 1 Paket ist durch Erweiterung des Wohlfühlpakets um den Vitamin B-Komplex plus entstanden und wird daher auch Wohlfühlpaket plus genannt.
Wird das Reha 1 Paket mit den nachfolgenden hoT-Darmsanierungen kombiniert, regeln sich ohne eine Candida-Diät meistens auch Belastungen durch chronische Darmpilzerkrankungen bei mehr als 2/3 der Patienten. Die hoT verbessert durch die Zufuhr reiner essenzieller Substanzen wie Mineralien, Vitamine usw. die biologische Wertigkeit der modernen Ernährung.
Viele Therapeuten wundern sich, dass in meinen Therapieregimen Magnesium und Calcium gemeinsam verabreicht werden. Hintergrund ist der Irrglaube, dass sich Calcium und Magnesium in der Aufnahme behindern und daher getrennt eingenommen werden sollten. 2007 stellte die Gesellschaft für Biofaktoren jedoch in einer Pressemeldung klar, dass die Aufnahme der beiden Mineralien aus dem Darm über unterschiedliche Transportsysteme erfolgt und Magnesium und Calcium durchaus gemeinsam eingenommen werden dürfen!

Tab. 25: Wohlfühlpaket plus / Reha 1 Paket

Präparat	1. + 2. Woche	3. + 4. Woche	Ggf. weiterhin
hypo-A Lachsölkapseln	3 x 1-2 Kps. vor dem Essen	3 x 1-2 Kps. vor dem Essen	3 x 1-3 Kps. vor dem Essen
hypo-A[1] Spurenelemente	3 x 1-2 Kps. zum Essen	3 x 1 Kps. zum Essen	1-2 Kps. pro Tag zum Essen
hypo-A[2] Vitamin B-Komplex plus	3 x 1-2 Kps. zum Essen	3 x 1 Kps. zum Essen	1-2 Kps. pro Tag zum Essen
hypo-A Magnesium-Calcium	3 x 1 Kps. nach dem Essen und ggf. 2 zur Nacht	3 x 1 Kps. nach dem Essen und ggf. 2 zur Nacht	3 x 1 Kps. nach dem Essen und ggf. 2 zur Nacht[3]

1 + 2 im täglichen Wechsel
3 bei dauerhaft saurem Urin-pH-Wert unter pH 7,0, ggf. max. 10 Kps./Tag, oft Kartoffelsuppe empfehlen!

Darmsanierungs-Paket ODS 1K zur Dünndarmsanierung

ODS 1K wird bei Candida und anderen Dysbiosen des Magens und Dünndarmes mit der u.a. Dosierung eingesetzt.

Tab. 26: ODS 1K zur Dünndarmsanierung[1]

Präparat	1. + 2. Woche	3. + 4. Woche	Ggf. weiterhin
hypo-A Schwarzkümmelöl	3 x 1-2 Kps. vor dem Essen	3 x 1-2 Kps. vor dem Essen	3 x 1-3 Kps. vor dem Essen
hypo-A 3-SymBiose	3 x 1 Kps. zum Essen	3 x 1 Kps. zum Essen	2 x 1 Kps. pro Tag zum Essen
hypo-A Kalium spe	3 x 1 Kps. zum Essen	3 x 1 Kps. zum Essen	3 x 1 Kps. zum Essen

1 Bei Hormon- oder Leberstörungen bzw. Umweltbelastungen zusätzlich Vitamin AE + Lycopin 2-3 x 1 Kps. zum Essen

Darmsanierungs-Paket ODS 2 zur Dickdarmsanierung

Auf die ODS 1K folgt die ODS 2 als zweiter Schritt zu einem gesunden Darm bis in den Dickdarm und z.B. bei Colitis oder Histaminose, einer allergischen Immunstörung.

Tab. 27: ODS 2 zur Dickdarmsanierung

Präparat	1. + 2. Woche	3. + 4. Woche	Ggf. weiterhin
hypo-A Lachsölkapseln im tägl. Wechsel mit hypo-A Schwarzkümmelöl	3 x 2-3 Kps. vor dem Essen	3 x 2-3 Kps. vor dem Essen	3 x 1-2 Kps. vor dem Essen
hypo-A 3-SymBiose plus	3 x 1 Kps. zum Essen	3 x 1 Kps. zum Essen	3 x 1 Kps. pro Tag zum Essen
hypo-A Magnesium-Calcium	3 x 1 Kps. nach dem Essen	3 x 1 Kps. nach dem Essen	3 x 1 Kps. nach dem Essen

Frische Ökokost vom Erzeuger aus der Region ist neben dem o.a. Regime die Grundlage des Erfolges. Gesunde biologisch hochwertige Vollwertnahrung ist die Voraussetzung für eine allgemein gute Regulationsfähigkeit des Körpers und damit der Gesundheit.

hoT im Anti-Aging

Nach der Basistherapie mit dem Wohlfühlpaket plus und daran anschließender Darmsanierung ist gerade heute für Patienten ab 50 Jahren aufwärts eine besondere Regulationstherapie sinnvoll. Ziel ist eine möglichst niedrige Einstellung des Homocysteins, eines Altersmarkers. Speziell zur Vorbeugung in diesem Bereich wurde das 3-SymBiose plus entwickelt. Es wirkt Symbiose lenkend und ist ein spezieller Altersschutz durch die zusätzlichen Vitamine B5, B6, B12 sowie Folsäure. Vitamin D3 wirkt prophylaktisch bei Osteoporose. Diese Kombination ist die Grundlage für neue Vitalität, Kreativität und Lebensfreude.

Tab. 28: Anti-Aging-Paket

Präparat	1. + 2. Woche	3. + 4. Woche	Ggf. weiterhin
hypo-A ADEK	3 x 1 Kps. vor dem Essen	3 x 1 Kps. vor dem Essen	2-3 x 1 Kps. vor dem Essen
hypo-A Lachsölkapseln[1]	3 x 2-3 Kps. vor dem Essen	3 x 1-2 Kps. vor dem Essen	3 x 1-2 Kps. vor dem Essen
hypo-A 3-SymBiose plus	3 x 1 Kps. zum Essen	3 x 1 Kps. zum Essen	2 x 1 Kps. pro Tag zum Essen
hypo-A Mineral plus	3 x 1-2 Kps. nach dem Essen	3 x 1-2 Kps. nach dem Essen	2-3 x 1 Kps. nach dem Essen

1 Nachtkerzen-Borretschöl, Nachtkerzenöl und Schwarzkümmelöl sollte abwechselnd zum Lachsöl zugeführt werden. Gelegentlich wechselnde Vitamingaben mit Q10 Vit. C für das Herz oder Nervenvitamine B-Komplex plus sowie Vitamin AE+Lycopin zur Verbesserung der Sehleistung und als Antioxidanz sind sinnvoll. Im monatlichen Wechsel zum Mineral plus ggf. Kalium spe (3x 1 Kps.).

Hautsanierungs-Paket

Bei Neurodermitis und chronischen Ekzemen, die auf Salbentherapien dauerhaft nicht ansprechen, wird das Hautsanierungs-Paket nach der Basistherapie eingesetzt. Gerade bei chronischen Hauterkrankungen sind die Ernährungsgewohnheiten zu berücksichtigen!

Tab. 29: Hautsanierungs-Paket

Präparat	1. + 2. Woche	3. + 4. Woche	Weiterhin
hypo-A Lachsölkapseln[1]	3 x 2-3 Kps. vor dem Essen	3 x 2-3 Kps. vor dem Essen	3 x 1-2 Kps. vor dem Essen
hypo-A Nachtkerzen-Borretschöl[2]	3 x 2-3 Kps. vor dem Essen	3 x 1-2 Kps. vor dem Essen	3 x 1-2 Kps. vor dem Essen
hypo-A 3-SymBiose plus[3]	3 x 1 Kps. zum Essen	3 x 1 Kps. zum Essen	3 x 1 Kps. pro Tag zum Essen
hypo-A Magnesium-Calcium	3 x 1-2 Kps. nach dem Essen und 2 zur Nacht	3 x 1-2 Kps. nach dem Essen und 2 zur Nacht	3 x 1 Kps. nach dem Essen, ggf. 2 zur Nacht

1 + 2 im täglichen Wechsel
3 Ggf. im Wechsel mit 3-SymBiose

Allergie- und Infektpaket

Es hilft bei vielen akuten allergischen und entzündlichen Erkrankungen innerhalb weniger Stunden oder Tage. Eine ausreichende Trinkmenge von mindestens 1,5 bis 2 l heiße Flüssigkeit zur optimalen Ausleitung ist empfehlenswert. Zur optimalen Ausleitung ist reines Wasser zu empfehlen. Auf Wunsch kann das Magnesium-Calcium auch mehrfach am Tage in heiße frische Zitrone eingerührt getrunken werden.

Tab. 30: Allergie- und Infektpaket

Präparat	1. bis 4. Tag	5. bis 10. Tag	Weiterhin
hypo-A Vitamin AE + Lycopin	3 x 2-3 Kps. vor dem Essen	3 x 1-2 Kps. vor dem Essen	2-3 x 1 Kps. vor dem Essen
hypo-A Acerola-Zink	3-5 x 1-2 Kps. zum Essen	3 x 1-2 Kps. zum Essen	1-2 Kps. pro Tag zum Essen
hypo-A Magnesium-Calcium	3-5 x 1-3 Kps. nach dem Essen	3 x 1 Kps. nach dem Essen	3 x 1 Kps. nach dem Essen, ggf. 2 zur Nacht

Anti-Stress Paket oder Vitaminkur

Diese Kombination füllt die leeren Vitaminspeicher wieder auf und verbessert darüber die Regulationsfähigkeit im Körper. Die Ausleitung von fettlöslichen wie von wasserlöslichen Giftstoffen aus der Grundsubstanz wird optimiert und eine bessere Regulation der oxidativen Stoffwechselprozesse durch die Antioxidanzien AE + Lycopin gesichert. Das Q10 ist darüber hinaus eine wichtige Substanz im Muskelstoffwechsel, vor allem im Herzmuskel.

Tab. 31: Anti-Stress Paket/Vitaminkur

Präparat	1. und 2. Woche	3. und 4. Woche	Weiterhin
hypo-A Vitamin AE + Lycopin	3 x 2 Kps. vor dem Essen	2-3 x 1 Kps. vor dem Essen	2-3 x 1 Kps. vor dem Essen
hypo-A Q10 Vitamin C	2-3 x 1-3 Kps. zum Essen	1-2 x 1-2 Kps. zum Essen	1-3 Kps. pro Tag zum Essen
hypo-A Vitamin B-Komplex plus	3 x 1 Kps. zum Essen	2-3 x 1-2 Kps. zum Essen	1-2 Kps. pro Tag zum Essen
hypo-A Mineral plus	3 x 1-2 Kps. nach dem Essen	3 x 1 Kps. nach dem Essen	2-3 x 1 Kps. nach dem Essen

Paket zur hormonellen Regulation

Es findet erst nach der Basisversorgung sowie der Darmsanierung seine Anwendung, soweit die Patienten hormonelle Regulationsstörungen oder Kinderwunsch haben. Es gilt sowohl für Frauen als auch Männer. Eine verminderte Spermienzahl lässt sich damit zumeist sehr gut normalisieren.

Tab. 32: Paket zur hormonellen Regulation

Präparat	1. + 2. Woche	3. + 4. Woche	Ggf. weiterhin
hypo-A Lachsölkapseln	3 x 2-3 Kps. vor dem Essen	3 x 2-3 Kps. vor dem Essen	3 x 1-2 Kps. vor dem Essen
hypo-A ADEK	3 x 2 Kps. vor dem Essen	3 x 1 Kps. vor dem Essen	3 x 1 Kps. vor dem Essen
hypo-A Spurenelemente	3 x 1-2 Kps. zum Essen	2-3 x 1 Kps. zum Essen	1-2 Kps. pro Tag
hypo-A Kalium spe	3 x 1-2 Kps. zum Essen	3 x 1-2 Kps. zum Essen	1-2 Kps. pro Tag
hypo-A 3-SymBiose plus	3 x 1 Kps. zum Essen	3 x 1 Kps. zum Essen	3 x 1 Kps. zum Essen
hypo-A Magnesium-Calcium	3 x 1-2 Kps. nach dem Essen und 2 zur Nacht	3 x 1-2 Kps. nach dem Essen und 2 zur Nacht	3 x 1 Kps. nach dem Essen und ggf. 2 zur Nacht

Kardiomyopathie-Therapie mit der hoT

Die orthomolekulare Therapie der Kardiomyopathie benötigt normalerweise einen längeren Zeitraum. Sie sollte erst nach der Basistherapie und Darmsanierung eingesetzt werden. Reine frische Ökokost, wenig oder keine Genussgifte und ein Zeitraum von mindestens 4-6 Monaten Ruhe und aktiver Stressabbau sind die Voraussetzung für ein Gelingen dieser Therapie, die immer naturheilkundlich durch einen Therapeuten begleitet werden sollte.

Tab. 33: Kardiomyopathie-Therapie

hypo-A Präparate	1. Mo	2. Mo	3. Mo	4. Mo	5. Mo	6. Mo	
Lachsöl	x	z	z	x	z	z	
Schwarzkümmelöl	–	x	–	z	z	–	
Nachtkerzen-Borretschöl	–	–	x	–	z	z	**Öle im täglichen Wechsel!**
Vitamin AE + Lycopin[1]	x	z	x	z	x	z	
ADEK[1]	x	z	x	z	x	z	
Vitamin B-Komplex plus	–	x	z	–	z	z	
3-SymBiose[2]	x	–	–	–	–	–	
3-SymBiose plus[3]	–	x	x	x	x	x	**x** = hohe Dosis
Q10 Vitamin C	x	x	z	x	z	x	
Spurenelemente	z	z	–	z	–	z	**z** = niedrige Dosis
Selen	z	z	z	z	z	z	
Magnesium-Calcium	z	z	z	z	z	z	
Kalium spe	z	z	z	z	z	z	

1 ADEK im monatlichen Wechsel mit Vitamin AE + Lycopin

2 + 3 3-Symbiose nur im ersten Monat, dann alle weiteren Monate 3-SymBiose plus in gleichbleibender hoher Dosis, d.h. 3x1 Kapsel täglich

Hormonelle Regulation im Oberbauch

Auf S. 232ff. wurde bereits die Regulation der Bauchspeicheldrüse im Zusammenspiel mit Leber und Darm beschrieben. Die folgende Tabelle bietet einen Überblick über die hormonelle Regulation im Oberbauch, bei der auch der Magen eine wichtige Rolle spielt.

Tab. 34: Oberbauchregulation

Wirkstoff	Quelle	Zielorgan	Wirkung
Grehlin[1]	Magen	Gehirn	Hunger ↑, Wachstumshormon Somatostatin ↑
Gastrin	Magen/Dünndarm	Magen	Salzsäureproduktion ↑
		Pankreas	Ausschüttung von Insulin ↑, Glukagon ↑, Somatostatin ↑
Cholecystokinin	Dünndarm	Pankreas	Sekretion ↑, alkalischer Pankreassaft ↑
		Gallenblase	Kontraktion ↑, alkalischer Gallefluss ↑
		Dünn-/Dickdarm	Motorik ↑
		Darmhirn	beteiligt an der Entstehung von Angst, Panik und Sättigungsgefühl
Sekretin[2]	Dünndarm	Pankreas/Galle/ Dünndarm	Bildung von Natriumhydrogencarbonat ↑
		Magen/Dünndarm	Gastrinsekretion ↓, Magenentleerung ↓
		Gallenblase	Kontraktion ↓
		Pankreas	Ausschüttung von Insulin ↑, Somatostatin ↑

1 Ghrelin steht für Growth Hormone Release Inducing

2 Die Ausschüttung von Sekretin erfolgt als Reaktion auf einen niedrigen pH-Wert im Dünndarm.

Nahrungsmittelunverträglichkeitstestbogen (NMU)

Ich wünsche diese Untersuchung auf eigene Kosten und bin über das selbst zu tragende Honorar mündlich und durch die Praxis-Info informiert.

Datum: **200 .**

Unterschrift Patient

Bei Ihnen vermuten wir aufgrund verschiedener Anzeichen wie häufigen Blähungen, Bauchschmerzen, Rückenschmerzen, Regelschmerzen, Migräne, Hautkrankheit oder Durchfällen eine Nahrungsmittelunverträglichkeit. Um schnell einen Überblick über Ihr eigenes Essverhalten zu haben, vereinbarten Sie einen Testtermin mit Ihren eigenen Speisen und Getränken.

Zu diesem Test bringen Sie **bitte kleine Portionen in speisefertiger Form einzeln verpackt** mit. D.h. dass z.B. Nudeln oder Gemüse getrennt, d.h. sortenrein gekocht sein sollten, dass Tee usw. trinkfertig zubereitet sein sollte. Als Verpackung kommen kleine Gläser oder Pergamentpapier infrage. **Bitte keine Folien oder Kunststoffgefäße verwenden,** weil sie Chemikalien abgeben, die Sie auch belasten könnten!

Füllen Sie bitte den Plan aus, nachdem Sie die Nahrungsmittel gekennzeichnet haben. Bei Brot können Sie z.B. Brot 1, Brot 2, Brot 3 für die Sorten eintragen, die Sie stets essen. **Finden Sie etwas für Sie Wichtiges im Plan nicht, tragen Sie es bitte in einer leeren Spalte zusätzlich ein! Sie sollten jedoch keinesfalls mehr als ca. 60 Proben mitbringen!!!**

Speisen	Befund	Speisen	Befund	Speisen	Befund
Getreide		Obst/Saft		Tee	
				Kaffee	
				Bier/Wein	
Brot				Mineralwasser	
				Milch	
Brötchen		Gemüse		Joghurt	
				Käse	
Nudeln					
		Fleisch		Marmelade	
Reis					
Kartoffel					
Gewürze		Wurst			
gekochtes Ei		Fisch			

↓ *unverträgliches* Ø *verträgliches Lebensmittel*

Du bist so gesund wie Du isst ! – Und so fühlen Sie sich auch !

Nach dem Testergebnis sollten Sie Ihre Ernährung mindestens 4-6 Wochen umstellen. Sie werden feststellen, dass es Ihnen dann plötzlich wesentlich besser geht!

Zahnersatzmaterialunverträglichkeittestbogen (ZMU)

Patient:	**geb.:**		
Bef.-Datum:	ZA	AK	Stempel der Zahnarztpraxis

- Appl. Kinesiologie																		
Zahnarzt – Befund																		
Rechts oben	8	7	6	5	4	3	2	1	1	2	3	4	5	6	7	8		
AK ↓ pos. Ø neg.	8	7	6	5	4	3	2	1	1	2	3	4	5	6	7	8		
ZA - Befund																		
Appl. Kinesiologie																		

AK positiv heißt, es liegt eine Störung unklarer Ursache vor. (ohne weitere Austestung !)

Bei Ihrem o.g. Patienten soll eine Amalgamsanierung, Inlayversorgung oder ein Austausch der Prothetik vorgenommen werden. Insbesondere wegen Allergien sollte bioenergetisch *vor einer Sanierung* geprüft werden, welche Ersatz-Materialien für den Patienten verträglich sind. Um zu einem aussagefähigen Ergebnis zu kommen, sind von jedem Material mindestens 2 verschiedene Fabrikate für die Testung zur Verfügung zu stellen. Bei den Mustern der Goldlegierungen ist eine Analysenangabe hilfreich, um auf mögliche Metallunverträglichkeiten der Legierungsanteile rückschließen zu können. Zur Untersuchung, die in meiner Praxis naturheilkundlich über Vegatest und Applied Kinesiologie (AK) durchgeführt wird, benötigt der Patient getrennt asservierte und beschriftete Proben folgender Materialien gemäß Ihrer Planung:

Ggf. bitte Überschriften Ihren Materialproben anpassen / ändern !

Zahnzement	**p/n**	**Prothesenkstf.**	**p/n**	**Keramik**	**p/n**	**Sonstiges**	**p/n**
Kunststoff	**p/n**	**Provisorien**	**p/n**	**Zahngold**	**p/n**		

Interpretation: **p - positiv,** d.h. Patient reagiert auf **unverträgliche Substanz.**
n - negativ, d.h. keine Reaktion mit **verträglicher Substanz.**

Die Testung wird umgehend durchgeführt und dieser Ergebnisbogen vom Patienten zurückgegeben werden. Bei Rückfragen stehe ich gern auch online zur Verfügung.

Bitte beachten Sie, dass jeweils die aktuellen Material-Chargen, die tatsächlich in den Mund eingebracht werden, getestet werden. Bestehende Testkits einer Zahnarztpraxis mit veralteten Chargen der Materialien sind völlig ungeeignet, weil sich mit jeder CHARGENÄNDERUNG DIE BIOENERGETISCHE VERTRÄGLICHKEIT eines Materials ändern kann!

Vielen Dank für die kollegiale Zusammenarbeit.
Mit freundlichen Grüßen, P.H.Volkmann

Abbildungsverzeichnis

Tabellenverzeichnis

Verzeichnis der Praxisfälle

Fremdwort- und Abkürzungsverzeichnis

A

Abakteriell ohne Bakterien

ADHS Aufmerksamkeits-Defizit-Hyperkinetisches Syndrom, Zappelphilipp

AK Angewandte Kinesiologie – Applied Kinesiology

Akupunktur chinesische Nadelstichbehandlung von Meridianpunkten

Allergen Allergie-/Unverträglichkeitsreaktion auslösend

Allergie überschießende ungesunde körperliche Unverträglichkeitsreaktion

Amalgam Gesundheitsgefährdender Zahnfüllstoff aus Quecksilber und anderen Metallen

Aminkolpitis fischig übelriechende Scheidenentzündung

Ampulle zugeschmolzene Glasflasche für Medikamentenlösungen

ANS – Autonomes Nervensysten unwillkürliches, selbständig regulierendes System der Nerven vom Kopf bis zu den Eingeweiden

Antibiose Behandlung mit Antibiotika, mit Bakterien tötenden Substanzen

Antibiotika keimtötende Stoffe gegen Bakterien

Antimykotika keimtötende Stoffe gegen Pilze

Antioxydanz Stoff, der Elektronentransport bei chemischer Reaktion blockiert

Atom kleinstes „unteilbares" Teil bei der Molekülbildung

Autochthon am Ort liegend, gebildet

Autoimmunkrankheit körpereigenes Gewebe zerstörende Krankheit wie z.B. Rheuma, Colitis ulcerosa, Fibromyalgie

Autonom selbständig, unabhängig

B

Bioenergetisch bezüglich Nerven- oder Muskelenergie

Bioresonanztherapie bioelektromagnetische Schwingungs – Resonanzbehandlung

C

Ca Calcium

Candida albicans bekanntester Pilz in Darm und Scheide, häufige Ursache chronischer Krankheiten

CED chronisch entzündliche Darmerkrankung
CFS Chronic fatigue syndrome, chronisches Müdigkeitssyndrom
Chi Lebensenergie/-kraft in der Akupunkturlehre
Chirotherapie manuelle Technik zur Gelenkbehandlung
Co Kobalt
Colitis ulcerosa chronisch entzündliche Dickdarmerkrankung
Colon Dickdarm
Compliance bzw. Non-Compliance Einhaltung ärztlicher Empfehlungen, „Non-" steht für aktive Verweigerung einer Therapie – oft sehr vernünftig
Convenience Food Vorgefertigtes Gericht in der gehobenen Gastronomie, das zumeist reichlich Stabilisatoren und Schönungsmittel enthält – ungesund!
Cr Chrom
Craniomandibuläre Dysfunktion (CMD) muskuläre Störung der Bissregulation mit Kiefergelenkschmerzen und Arthroserisiko
Craniosacral Kopf-Kreuzbein (Therapie)

D

Darmflora Darmbesiedelung, Bakterien im Darm
Darmmilieu Darmflora mit Säure-Basen Regulation
Darm-Resonanz-Syndrom (DRS) Aktivitäts-Störungen aus Darmsegmenten durch Reaktionen auf unverträgliche Nahrungssubstanzen
Darmsanierung Einstellung einer gesunden Darmflora, Bekämpfung störender Keime oder Pilze
Deblockieren Bewegungseinschränkung an Gelenken lösen
Denaturierung Naturform zerstören, minderwertig machen
Desensibilisieren nicht ungefährliche schulmedizinische Allergiebehandlung meistens mit Spritzen
Digeston Abschnitt bzw. funktionelles Segment im Dünndarm
Divertikulose krank machende Aussackungen im Dickdarm
Dysbalance Ungleichgewicht, z.B. muskulär
Dysbiotisch Fehlbesiedelung z.B. im Darm

E

EAV Elektroakupunktur nach Dr. Voll
EEG Elektroenzephalografie/Hirnstrommessung

EHS elektromagnetische Hypersensibilität

EKG Elektrokardiografie/Herzstrommessung

Ekzemation Bildung einer Hauterkrankung, eines Ekzems

Elektromagnetische Sensibilität (EMS) schwer fassbares Krankheitsbild, das durch elektrische oder magnetische Felder z.B. von Halogenleuchten-Transformatoren, Handys usw. ausgelöst wird, eigentliche Ursache ist meistens hoT-Mangel!

Elektrosmog Belastung durch elektromagnetische Wellen

Engpasssyndrom Nerveinklemmung mit Nervenstörung

Enzymsystem Gruppe von Eiweißen, z.B. zur Verdauung

Epilepsie Hirnorganisches Krampfleiden

Epiphyse höchste Hormon-Steuerdrüse im Gehirn, Zirbeldrüse

Extrazellulär außerhalb der Zellen

F

Fakultativ gelegentlich

Faszien Muskeln umgebende, schlauchartige Bindegewebe, die den ganzen Körper durchziehen und auch Informationen speichern oder leiten können

Fauna Tierwelt

Fibromyalgie Schmerzerkrankung durch Fehlernährung und hoT-Mangel

Flora Pflanzenwelt

Friktionsmassage eine harte Massage mit Fingerknöcheln oder Holzstäbchen an gelenknahen Muskeln und Bändern

Funktionelle Störung schulmedizinisch nicht fassbare Störung der Grundregulation

G

Genfood genmanipulierte Rohstoffe in Speisen

Gonaden Keim- oder Geschlechtsdrüsen: Hoden beim Mann, Eierstöcke bei der Frau

Grundsubstanz alle Zellen umfließendes unstrukturiertes Grundgewebe um die Einzelzellen in Geweben und Organen

H

Hirnorganisch die anatomische Hirnstruktur betreffend

Hoden Spermien-Bildungsort des Mannes

Homogenisieren gleichmäßig oder mischbar machen

Hormone Steuerstoffe im Körper
Hormonell auf die Hormone bezogen
Hormonelle Regelkreise Zusammenwirken der Funktionen der Hormondrüsen im Körper
hoT hypoallergene orthomolekulare Therapie – Behandlung mit Vitaminen, Mineralstoffen, Spurenelementen usw.
HWS Halswirbelsäule
Hyperkinetisch übersteigerter Bewegungsdrang
Hyperton Stressregulation in der AK, aber auch Hypertonus für Bluthochdruck
Hypoallergen unter der Unverträglichkeitsschwelle
Hypophyse Hirnanhangdrüse, Hormondrüse im Kopf
Hypothalamus entwicklungsgeschichtlich alte Hirnstammregion
Hypoton in der Applied Kinesiology (AK) schwach, kraftlos, unter der normalen Regelung, auch zu niedriger Blutdruck

I

Immunsuppression Unterdrückung des Immunsystems, der Abwehr, z.B. mit Cortison
Immunsystem körpereigenes Abwehrsystem
Infertilität Unfruchtbarkeit
Insulin Hormon der Bauchspeicheldrüse für den Zuckerstoffwechsel
Interferenz Auslöschung, elektromagnetische Überlagerung, Auslöschung von Welleninformationen z.B. beim Licht
Interpretation Auslegung, Deutung
Intrazellulär in den Zellen

J

J Jod

K

K Kalium
Karpaltunnel Nervenkanal im Handgelenk
Katalysator Stoff, der eine chemische Reaktion ermöglicht
Kausal ursächlich, auf die Ursache bezogen
Kompensation Ausgleich
Kompression Druck, Zusammendrücken

Kontraktion Zusammenziehung
Kps. Kapsel(n)
Kurieren heilen

L

Lipase Enzym aus der Bauchspeicheldrüse zur Kohlenhydratverdauung
Lokalanästhetikum örtliches Betäubungsmittel zur Schmerzstillung, z.B. zur Wundversorgung oder bei der PEB
Lumbal im Bereich der Lendenwirbelsäule

M

M. Musculus
MCS multiple chemical sensitivity, Umwelterkrankung
Megadosen sehr große Mengen, z.B. Medikamente
Membranpotential elektrischer Spannungsunterschied an Zellwänden zwischen innen und außen
Meridian chinesische Energiebahn mit Organbezug
Mg Magnesium
Mn Mangan
Mo Molybdän
Mobilität Beweglichkeit
Molaren Mahlzähne im Backenzahnbereich
Molekül chemische Verbindung von Atomen
Morbus Crohn chronisch entzündliche Dünndarmerkrankung
MRT Magnetresonanztomographie: ein Bildverfahren der Radiologen ohne Strahlenbelastung mit Magnetfeldern

N

Na Natrium
Nebennieren Stresshormondrüsen an den Nieren
Nervosität Übererregbarkeit der Nerven, Unruhe
Neurodermitis allergisch-infektiöse ansteckende Hauterkrankung
Neurogen auf die Nerven bezogen
Normoton in der Applied Kinesiology (AK) normale Regelung und Kraft der Muskulatur
Noxe störender Einfluss, z.B. Strahlung, unverträgliche Nahrung, Stress, Chemikalie, Umweltgift

O

Ödeme Wassereinlagerungen im Körper
ODS orthomolekulare Darmsanierung
Orthomolekular fallbezogen das richtige Molekül
Osteopathie sanfte Technik zur Muskel-Gelenkbehandlung
Ovar Eierstock, Eizellen-Bildungsort der Frau
Ozonisieren mit Ozon (O_3) haltbar machen

P

Palladium giftiges Metall in Zahnersatzmaterial
Palpation Tastuntersuchung mit den Fingern
Pankreas Bauchspeicheldrüse
Pankreatitis Bauchspeicheldrüsenentzündung
Paravertebral neben der Wirbelsäule
Parodontium Zahnhalteapparat, „um den Zahn"
Pathogen krank machend
PEB Potenzierte Eigenblutbehandlung
Periimplantitis Entzündung um ein Implantat herum, z.B. um eine Keramik- oder Metallschraube im Kiefer
Phänomen Zeichen, Krankheitszeichen
Physiologisch normale Stoffwechselvorgänge betreffend
Plasma Blutflüssigkeit mit Gerinnungsfaktoren und ohne Zellen
PMS Prämenstruelles Syndrom – Schmerzsyndrom vor der Regel
PNS – peripheres Nervensystem Hirnnerven und Nerven, die den Schädel und das Rückenmark in die Peripherie verlassen
Psychopharmaka chemische Geist-Seele-Medikamente
PVC Polyvinylchlorid; Kunststoff, der nach Zusatz von Weichmachern usw. vor allem als Fußbodenbelag, aber auch als Kinderspielzeug eingesetzt wird

R

Radiologisch die Röntgenuntersuchung betreffend
Raffination fabrikmäßige chemische Zerstörung und Veränderung gesunder Lebensmittel
RC (Rapid Cycling) bipolare Störungen, manisch-depressiv mit mindestens vier Stimmungsumschwüngen im Jahr

Resonanz Mitschwingung, z.B. Trommelfell, aber auch zustimmende Erkenntnis oder Freude an Klängen und Farben
Rheuma entzündliche Weichteil- oder Gelenkerkrankung unklarer Herkunft

S

Schilddrüse Hormondrüse am Hals
Schmerzsyndrom chronische Schmerzen unklarer Ursache
Se Selen
Segment abzugrenzendes Teil, z.B. Wirbelkörper, Darmabschnitt
Serum Blutflüssigkeit ohne Gerinnungsfaktoren und Zellen
Sexualhormone Hormone von Hoden, Eierstöcken usw. zur Zeugung
Somatotop Bild eines großen Ganzen im Kleinen, ähnlich einem Laser-Hologramm, das in kleinen Ausschnitten immer wieder das Ganze enthält
Spastik unwillkürliche Muskelverkrampfung
Spinalkanal Nervenkanal in der Wirbelsäule
Stenose Verengung, z.B. eines Herzkranzgefäßes oder des Gallengangs
Sterilisieren keimfrei, haltbar machen, unfruchtbar machen
Störfeld Störquelle oder Kurzschluss im Nervensystem
Stresshormon Hormone der Nebenniere zur Verarbeitung von Stress
Subluxation minimale Verrenkung eines Gelenkes, das im Röntgenbild nicht sichtbar ist, jedoch energetische Störungen im Meridiansystem verursachen kann, Störfeld
Substituieren ergänzen, hinzufügen
Substitution Ergänzung, z.B. hoT – Mikronährstoffe
Substrat Stoff, z.B. für eine chemische Reaktion
Surrogat Ersatz, im AK-Test z.B. die Mutter im Handkontakt zu ihrem Kind, um das Kind bioenergetisch zu testen
Symbiose gegenseitige Hilfe, vorteilhafte Wechselbeziehung
Symbioselenkung Beeinflussung der Zusammensetzung der Darmbakterien durch zugeführte Keime und basisch Milieulenkung
Symptom Zeichen, Krankheitszeichen
Syndrom Zusammenfassung verschiedener Krankheitszeichen zu einer Krankheit
Synthese Herstellung von Stoffen, Zusammenfassung

T

Tabatiere Tabaksdose, anatomisch Grube zwischen Daumen und Zeigefinger, aus der man früher Schnupftabak schnupfte

Therapielokalisation (TL) Finger- oder Handkontakt in der AK zu einer Körperzone oder z.B. zu einem Zahn, um Ursachen von Erkrankungen zu klären

Thymusdrüse Abwehrdrüse hinter dem Brustbein

Toxine Gifte, die von einem Lebewesen gebildet werden

Tumor Schwellung, Gewebevermehrung, gut- oder bösartig

U

Unspezifisch allgemein, nicht sicher zuzuordnen

V

Vegatest bioenergetische elektrische Schwingungsuntersuchung

Virustatika Viren im Wachstum hemmende Mittel

Visceral die Organe und Eingeweide des Bauches betreffend

Viscerale Osteopathie (VO) eine Kombination von Akupressur und manueller Behandlung der Bauchorgane in meiner Praxis

Vollblut vollständiges, sämtliche natürlichen Teile enthaltenes Blut, im Gegensatz zu Plasma ohne feste Bestandteile oder Serum

W

Wirbelsäulensyndrom Erkrankung der Wirbelsäule ohne exakte Diagnosestellung

Z

Zentralnervensystem (ZNS) Anteile des Nervensystems im Hirn und Rückenmark

Zn Zink

Zyklus Zeit vom ersten Tag der Regelblutung bis zum ersten Tag der Folgeregel der Frau, normalerweise an den Mond gekoppelt 28 Tage, Dauer eines wiederkehrenden Ereignisses

Literaturverzeichnis

Biesalski, Hans Konrad: Vitamine – Bausteine des Lebens, Beck'sche Reihe 1997, ISBN: 978-3-406-41860-0

Biesalski, Hans Konrad; Grimm, Peter: Taschenatlas der Ernährung, 3. erweiterte Auflage 2004, Georg Thieme-Verlag, Stuttgart, ISBN: 3-13-115353-9

Budwig, Johanna: Das Fettsyndrom, letzte Auflage 1996 (vergriffen), Hyperion-Verlag, Freiburg

DACH: Referenzwerte für die Nährstoffzufuhr, 1. Auflage 2000, Umschau/ Braus, ISBN: 978-3-829 57 114-2

Dietl, Hans; Ohlenschläger, Gerhard: Handbuch der Orthomolekularen Medizin, 2. Auflage 2001 (vergriffen), Haug GmbH & Co., Heidelberg

Gleditsch, Jochen M.: Reflexzonen und Somatotopien, als Schlüssel zu einer Gesamtschau des Menschen, 9. Auflage 2005, Urban & Fischer bei Elsevier, ISBN: 978-3-437-55381-3

Grimm, Hans-Ulrich: Die Suppe lügt, Die schöne neue Welt des Essens, Droemer Knaur Verlag, München, ISBN: 978-3-426-78076-3

Kobau, Christian: Ganzheitlich und Naturheilkundlich Orientierte Zahnmedizin, A-9020 Klagenfurt, Pfarrplatz 5, ISBN: 978-3-9500303-4-1

Schmidt, Edmund; Schmidt, Nathalie: Leitfaden der Mikronährstoffe, Urban & Fischer bei Elsevier, ISBN: 978-3-437-56540-0

Worlitschek, Michael: Praxis des Säure-Basen-Haushaltes, Grundlagen und Therapie 6. Auflage, ISBN: 978-3-8304-7217-9

Werbach, Melvyn R.: Nutriologische Medizin, übersetzt von H. Kapuste 1996, Hädecke-Verlag, ISBN: 978-3-7750-0238-7

Silbernagl, Stefan; Despopoulos, Agamemnon: Taschenatlas der Physiologie, Georg Thieme-Verlag, Stuttgart, ISBN: 978-3-13-567707-1

Literatur und DVDs zur hoT von P.-H. Volkmann

Orthomolekulare Therapie – hypoallergen! Der Naturheilkundliche Patienten-Ratgeber, www.VBN-Verlag.de, Verlag für Bioenergetik und Naturheilkunde, ISBN: 978-3-9806850-5-4

6. Lübecker hoT-Workshop 2005, Gesundheit ist möglich, DVD-Box (Vortragsmitschnitte verschiedener Autoren), www.VBN-Verlag.de, ISBN: 978-3-9806850-3-0

Drei Schritte zum Gesunden Darm, DVD-ROM + 16 Seiten mit Vortragsfolien, www.VBN-Verlag.de, ISBN: 978-3-9806850-2-3

Biss-Störungen und CMD – ganzheitlich integrativ, Paperback mit DVD (Vortragsmitschnitte verschiedener Autoren), www.VBN-Verlag.de, ISBN: 978-3-9806850-6-1

Parodontose – ganzheitlich integrativ, Paperback mit DVD (Vortragsmitschnitt verschiedener Autoren vom 6. Lübecker hoT-Workshop), www.VBN-Verlag.de, ISBN: 978-3-9806850-7-8

Frauenkrankheiten – ganzheitlich, Paperback mit DVD (ca. 60 min Vortragsmitschnitte verschiedener Autoren), www.VBN-Verlag.de, ISBN: 978-3-9806850-8-5

Ökosystem Mensch – Gesundheit ist möglich, Orthomolekulare Schmerztherapie, DVD (ca. 60 min Vortragsmitschnitt von P.-H. Volkmann), www.VBN-Verlag.de, ISBN: 978-3-9806850-9-2

Weitere Informationen zur hoT sowie Studien bzw. Artikel des Autors finden Sie unter www.orthomolekularia.info.

Literatur und Ausbildung zur Applied Kinesiology

Garten, Hans: Lehrbuch Applied Kinesiology, Muskelfunktion – Dysfunktion – Therapie, Urban & Fischer bei Elsevier, ISBN: 3-437-56850-7

Gerz, Wolfgang: Lehrbuch der Applied Kinesiology (AK) in der naturheilkundlichen Praxis, AKSE Verlag, ISBN: 3-00-000616-8

Goodheart, George: You'll be Better – The story of Applied Kinesiology, AK-Print, Geneva, Ohio 344041, USA

Leaf, David: Applied Kinesiology, Flowchart Manual III 1995, 159 Samoset St. Plymouth, MA 02360, USA

AK-Ausbildung für Ärzte und Zahnärzte:

in Deutschland: http://www.daegak.de,

in Österreich: http://www.icak-a.at/joomla/

AK-Ausbildung für Heilpraktiker:

in Deutschland: http://www.icak.de/

Bezugsquellen

Ernährung – ökologisch

Demeter e.V. (Anbieter besonders hochwertiger Nahrungsmittel): Brandschneise 1, 64295 Darmstadt, Tel.: 06155-8469-0, Fax: 06155-8469-11, E-Mail: info@demeter.de, www.demeter.de

Bioland e.V. (normale Bio-Kost): Kaiserstr. 18 55116 Mainz, Tel.: 06131/23979-0, Fax: 06131/23979-27, E-Mail: info@bioland.de, www.bioland.de

Homöopathische Arzneimittel

ALCEA GmbH, Alfred-Nobel-Str. 5, 50226 Frechen, Tel.: 02234-93341-0, E-Mail: info@alcea.info, www.alcea.info

Deutsche reine Orthomolekularia

hypo-A GmbH, Hauptstr. 53, 23569 Lübeck, Tel: 0451/3072121, E-Mail: info@hypo-a.de, www.hypo-a.de

Literatur und DVDs zur hoT

Verlag für Bioenergetik und Naturheilkunde (VBN-Verlag), Kücknitzer Hauptstr. 53, 23569 Lübeck, www.vbn-verlag.de

www.orthomolekularia.info (z.B. Sonderdrucke zu Studien; im Diskussionsforum ist auch eine Stichwortsuche möglich)

Stichwortverzeichnis

C

E

F

G

H

I

J

L

M

N

O

P

Q

R

S

T

U

V

W

X

Y

Z